Aldous Huxley

MOKSHA

Auf der Suche nach der Wunderdroge

Herausgegeben von
Michael Horowitz und Cynthia Palmer

Mit einem Nachwort
von Oskar Sahlberg

Piper
München Zürich

Autorisierte Übersetzung aus dem Englischen von Kyra Stromberg

Die Originalausgabe erschien 1980 unter dem Titel »Moksha.
Writings on Psychedelics and the Visionary Experience 1931–1963«
bei Chatto & Windus, London.

Von Aldous Huxley liegen in der Serie Piper bereits vor:
Die Pforten der Wahrnehmung/Himmel und Hölle (6)
Die Kunst des Sehens (216)
Narrenreigen (310)
Affe und Wesen (337)
Eiland (358)
Glücklich bis ans Ende ihrer Tage (423)
Der kleine Mexikaner (456)
Nach vielen Sommern (496)
Weitere Werke sind in Vorbereitung.

ISBN 3-492-10287-5
Deutsche Erstausgabe
2. Auflage, 9.–11. Tausend Februar 1987

Umschlag: Federico Luci
Gesamtherstellung: Clausen & Bosse, Leck
Printed in Germany

Sunyata, Jubal, Winona, Yuriel,
Joaquin und allen anderen
Kindern der Zukunft gewidmet

Inhalt

»Aber derjenige, der das dritte Mantra von OM betrachtet, erblickt Gott, wie er wirklich ist, wird ein Erleuchteter und gewinnt *moksha*. Ebenso wie die Schlange von ihrer gealterten Haut befreit und wieder neu wird, so genießt der Jogi, der das dritte Mantra verehrt, befreit von irdischer Mühsal, von seinen Sünden und weltlichen Schwächen und frei, um mit seinem Geistleib durch das ganze Universum Gottes zu streifen, für alle Zeiten die Herrlichkeit des Alles-durchdringenden-alles-wissenden-Geistes. Die Betrachtung des letzten Mantra beglückt ihn mit *moksha* oder Unsterblichkeit.«

Aus dem *Mandukyopanishat. Das ist Die Darstellung des OM des Großen Heiligen Namens des Höchsten Wesens in den Veden.*

»Und jetzt öffnet nochmals die Augen und schaut auf Nataraja dort oben auf dem Altar. Schaut genau hin. Ihr habt bereits gesehn, daß er in seiner oberen Rechten die Trommel hält, mit der er die Welt ins Dasein ruft, und in seiner oberen Linken trägt er das zerstörende Feuer. Leben und Tod, Ordnung und Verfall, völlig unvoreingenommen. Aber schaut jetzt auf das andre Paar von Shivas Händen. Die untere Rechte ist erhoben und die Handfläche nach außen gewendet. Was bedeutet diese Gebärde? Sie bedeutet: ›Fürchtet euch nicht; es ist *gut so*.‹ Aber wer, bei gesundem Menschenverstand, würde sich *nicht* fürchten? Wer könnte vorgeben, daß das Böse und das Leiden gut sind, wenn sie doch ganz offenbar das gerade Gegenteil davon sind? Nataraja kennt die Antwort. Schaut jetzt auf seine untere linke Hand. Mit ihr weist er auf seine Füße. Und was tun seine Füße? Schaut genau hin, und ihr werdet sehn, daß er seinen rechten Fuß – platsch! – auf ein greuliches kleines, kaum menschliches Geschöpf gesetzt hat – den Dämon Muyalaka. Muyalaka ist ein Zwerg, aber ungeheuer mächtig in seiner Bösartigkeit, die Verkörperung der Unwissenheit, die Offenbarung besitzgieriger Selbstsucht. Zertreten wir ihn, brechen wir ihm das Rückgrat! Und genau das tut Nataraja. Mit seinem rechten Fuß zertritt er das kleine Ungeheuer. Aber gebt acht, es ist nicht der rechte, nicht der Fuß, der zertritt, auf den er mit dem Finger weist; er weist auf seinen linken, den Fuß, den er im Tanz sogleich vom Boden heben wird. Und warum weist er auf ihn? Warum? Dieser erhobene Fuß, diese tänzerische Herausforderung an die Anziehungskraft der Erde – er ist das Symbol der Erlösung, des *moksha*, der Befreiung. Nataraja tanzt in allen Welten zugleich – in der Welt der Physik und Chemie, die Welt alltäglicher, allzu menschlicher Erfahrung und endlich in der Welt des So-Seins, des GEISTES, des HELLEN LICHTS.

Aus Aldous Huxleys *Eiland*

Vorwort

Als Mitte der fünfziger Jahre Aldous Huxleys Essays *Die Pforten der Wahrnehmung* und *Himmel und Hölle* erschienen, fand ich darin Erfahrungen beschrieben und Ideen formuliert, die mich seit der Entdeckung des LSD elf Jahre zuvor in Gedanken unausgesetzt beschäftigt hatten.

Zu jener Zeit war LSD bereits im Zusammenhang mit der Medizin, der Biologie, der Pharmakologie und der Psychiatrie in großem Rahmen wissenschaftlich erforscht worden, und es waren bereits über tausend Arbeiten darüber publiziert worden. Aber mir schien, daß eine wesentliche Wirkungskraft dieser chemischen Verbindung noch nicht hinreichend beachtet oder erkannt worden war, nämlich ihr Vermögen, visionäre Erlebnisse hervorzurufen. Ich war daher sehr froh zu erfahren, daß eine Persönlichkeit von so hohem literarischen und geistigen Rang wie Aldous Huxley Meskalin genommen hatte, das ähnliche Wirkungen zeigt wie LSD, und diesem Phänomen eine sehr gründliche Studie gewidmet hatte. Meskalinforschung hat es bereits um die Jahrhundertwende gegeben, aber das Interesse an der Droge hat später stark nachgelassen.

Zur gleichen Zeit, zu der Huxley seinen Meskalinversuch durchführte, hielt ich LSD-Sitzungen mit dem weitbekannten deutschen Schriftsteller Ernst Jünger ab, um tiefere Erkenntnisse über die visionären Erlebnisse zu gewinnen, die diese Droge im menschlichen Bewußtsein hervorruft. Ernst Jünger berichtete über seine Erfahrungen in einem Essay mit dem Titel *Besuch auf Godenholm* (Frankfurt a. M., 1952), der in literarischer Form das Wesentliche seiner Interpretationen enthält. Aldous Huxley liefert hingegen in den genannten Arbeiten nicht nur eine meisterhafte Beschreibung seiner ersten Erfahrungen mit Meskalin, sondern auch eine Bewertung dieser Art von Drogen vom höchsten seelischen und geistigen Standpunkt aus, wobei er soziologische, ästhetische und philosophische Aspekte einbezieht.

Aldous Huxley plädierte in der Tat für den Gebrauch bestimmter Drogen, was einige Leute, die seine Arbeiten nur oberflächlich oder gar nicht kannten, dazu brachte, ihm vorzuwerfen, er sei in gewissem Maße schuld an dem steigenden Drogenmißbrauch oder sogar selbst drogensüchtig. Diese Anklage hat selbstverständlich keinerlei vernünftige Basis, da sich Huxley nur mit Substanzen beschäftigt hat, für die Humphry Osmond den Begriff »psychedelisch« erfunden hat. Das sind die psychotropen Mittel, die bislang in der wissenschaftlichen Literatur als »Phantastika«, »Halluzinogene« oder »Psychotomimetica« bezeichnet wurden. Es sind keine narkotischen suchterzeugenden Substanzen wie das Opiat Heroin oder wie Kokain mit ihren zerstörerischen Folgen für Körper und Geist, vor denen Huxley nachdrücklich warnte.

Psychotrope Substanzen pflanzlichen Ursprungs waren in Mexiko bereits seit Tausenden von Jahren als heilige Drogen bei religiösen Zeremonien und als magische Tränke mit Heilwirkung in Gebrauch. Die wichtigsten dieser psychedelischen Substanzen sind: Meskalin, das im Peyote-Kaktus vorkommt; Psilocybin, das ich aus den heiligen mexikanischen Pilzen, Teonanacatl mit Namen, isoliert habe; und natürlich LSD. Trotz der Tatsache, daß LSD (Lysergsäurediäthylamid) eine halbsynthetische Substanz ist, die ich im Labor aus Lysergsäure herstellte, die im Mutterkorn, einem Pilz, der Roggen befällt, enthalten ist, gehört es aufgrund seiner chemischen Zusammensetzung wie auch seiner psychotropen Wirkungsweise zu der Gruppe der heiligen mexikanischen Drogen. Diese Klassifizierung ist außerdem noch dadurch gerechtfertigt, daß wir in einer anderen heiligen mexikanischen Droge, im Ololiuqui, die Wirkstoffe Lysergsäureamid und Lysergsäurehydroxyäthylamid festgestellt haben, die, wie die chemischen Bezeichnungen zeigen, dem Lysergsäurediäthylamid eng verwandt sind.

Ololiuqui ist der aztekische Name für den Samen einer bestimmten Art der Purpurwinde. LSD kann als eine Ololiuqui-Droge mit stärkerer Wirkung gelten. Denn während die aktive Dosis des Ololiuquibestandteils Lysergsäure 2 mg ausmacht (0,002 g), läßt sich die gleiche Wirkung mit nur 0,05–0,1 mg LSD erreichen.

Es waren die tiefen bewußtseinsverändernden psychischen Wirkungen von Peyote, Teonanacatl und Ololiuqui, welche die Indianer Lateinamerikas mit solcher Hochachtung und Ehrfurcht vor diesen Drogen erfüllten und sie veranlaßten, sie mit einem Tabu zu belegen. Nur eine im rituellen Sinne reine Person, jemand, der durch langes Fasten und Beten vorbereitet war, hatte das Recht und die Qualifikation, diese Drogen zu nehmen, und nur in so einem gereinigten Körper konnte sich die göttliche Natur der Drogen entfalten, während die Unreinen das Gefühl hatten, wahnsinnig oder todkrank zu werden.

Es war Aldous Huxleys Bestreben, zu zeigen, wie die diesen heiligen Drogen innewohnende Kraft für das Wohl der Menschen genutzt werden könnte, die in einer technologischen, mystischer Offenbarung feindlichen Gesellschaft leben. Die in diesem Band versammelten Essays und Vorträge werden ein besseres Verständnis seiner Ideen bewirken. Nach Huxleys Ansicht sollte die Einnahme von psychedelischen Substanzen Teil eines »angewandten Mystizismus« sein, den er mir in einem Brief vom 29. Februar 1962 so beschrieb:

> ... eine Methode, die dem einzelnen helfen soll, das Beste aus seinem transzendentalen Erlebnis zu gewinnen und von seinen Einsichten in die »andere Welt« bei den Angelegenheiten »dieser Welt« Gebrauch zu machen. Meister Eckhart schrieb, daß das, »was durch Kontemplation gewonnen wird, mit Liebe weitergegeben werden muß«. Im wesentlichen müssen wir das entwickeln – die Kunst, mit Liebe und Verstand das weiterzugeben, was wir in der Vision und in dem Erlebnis der Selbsttranszendenz und des Einsseins mit dem Universum gewonnen haben.

In seinem letzten, äußerst bewegenden Buch *Eiland* beschreibt Aldous Huxley, wie eine Kultur beschaffen sein muß, in der psychedelische Substanzen – in dem Roman nennt er sie *moksha*-Medizin – auf eine zuträgliche Weise angewandt werden könnten. *Moksha* ist daher ein sehr passender Titel für dieses Buch, für das wir den Herausgebern sehr dankbar sein müssen.

Albert Hofmann
Burg i. L., Schweiz

TEIL I

VORKENNTNIS

KAPITEL 1

1931
Eine Abhandlung über Drogen

Aldous Huxley

Phantastica, *Louis Lewins epochemachender Bericht über die weltweit konsumierten psychedelischen Drogen, erschien 1931 in englischer Sprache. Irgendwann in jenem Jahr – entweder als in London sein erstes Stück* Die Welt des Lichts *herausgebracht wurde, oder als er an der französischen Riviera* Schöne neue Welt *schrieb – entdeckte Aldous Huxley dieses Buch. Es ist anzunehmen, daß Lewins Abhandlung Aldous Huxley als Einführung in die Geschichte der Drogen und ihrer Wirkungen diente, obwohl noch zweiundzwanzig Jahre vergehen sollten, bis er seine ersten Selbstversuche mit Meskalin machte – und Lewin mit der ersten Zeile des Buches, das aus diesem Experiment hervorging, Tribut dafür zollte. (Es gibt keinerlei Beweis für Francis Kings Behauptung, daß Aleister Crowley in den zwanziger Jahren Huxley in Berlin mit Meskalin bekannt machte). Huxleys erste Veröffentlichung über den Konsum von Drogen berührt Themen, zu denen er in seinen späteren Arbeiten immer wieder zurückkehren wird, so: den weitverbreiteten und tiefgreifenden Gebrauch von Drogen; die Bedeutung von Drogen bei religiösen Zeremonien; die menschliche Neigung, gelegentlich der Alltagswelt zu entfliehen; das Problem der Abhängigkeit; das Versagen von Verboten; und die Drogen der Zukunft.*

Gestern entdeckte ich in einem Buchladen, verstaubt und unbeachtet auf einem der oberen Regale, die schwergewichtige Arbeit eines deutschen Pharmakologen. Das Buch war nicht teuer. Ich bezahlte und trug den nicht gerade vielversprechend aussehenden Schatz nach Hause. Es war ein dickes Buch, reich an Material und in seiner Art ein Schulbeispiel dafür, wie literarischer Stil keinesfalls sein sollte. Strenggenommen ein unlesbares Buch. Trotzdem las ich es von Anfang bis Ende mit wachsendem leidenschaftlichem Interesse. Denn dieses Buch war eine Art Enzyklopädie der Drogen. Opium und seine neuen Derivate; Morphium und Heroin; Kokain und das mexikanische Peyote; Haschisch aus Indien und dem Nahen Osten; das Agarik aus Sibirien; der Kawa aus Polynesien; der Betel Ostindiens; der jetzt überall verbreitete Alkohol; Äther, Chloralhydrat, das Veronal unserer westlichen Welt – keine einzige Droge war vergessen. Als ich auf der letzten Seite angekommen war, wußte ich einiges über Geschichte, Verbreitungsgebiete und Art der Zubereitung sowie über die körperlichen und seelischen Wirkungen all der köstlichen Gifte, mit deren Hilfe sich Menschen in einer unfreundlichen Welt ihre flüchtigen und fragwürdigen Paradiese errichtet haben.

Die Geschichte des Drogenkonsums stellt eines der merkwürdigsten und auch – wie mir scheint – der bezeichnendsten Kapitel in der Naturgeschichte der Menschheit dar. Überall und zu allen Zeiten haben Menschen Mittel gesucht und auch gefunden, um der Wirklichkeit ihrer gewöhnlich langweiligen und oft auch äußerst unerquicklichen Existenz für kurze Zeit zu entkommen: zu einem Urlaub außerhalb von Raum und Zeit, in der Ewigkeit von Schlaf oder Ekstase, im Himmel oder in einem Zwischenreich visionärer Phantasien. »Irgendwo, irgendwo außerhalb der Welt.«

Drogengenuß spielt, das ist bedeutsam, eine wichtige Rolle in fast allen primitiven Religionen. Die Perser, vor ihnen die Griechen und wahrscheinlich die alten Hindus, benutzten Alkohol, um religiöse Ekstase zu erreichen; die Mexikaner verschafften sich ihre beseligenden Visionen durch den Genuß eines giftigen Kaktus. Ein Giftpilz erfüllte die sibirischen Schamanen mit Begeisterung und ermöglichte ihnen, in Zungen zu reden. Und so fort. Alle Andachtsübungen der späteren Mystiker sind dazu bestimmt, die wundersamen Wirkungen der Drogen allein durch psychische Kräfte hervorzurufen. Wie viele der gegenwärtigen Vorstellungen über Ewigkeit, Himmel, übernatürliche Zustände stammen letztlich von Drogenkonsumenten?

Der primitive Mensch untersuchte die pharmakologischen Möglichkeiten, dieser Welt zu entkommen, mit wirklich erstaunlicher Gründlichkeit. Unsere Vorfahren ließen kaum ein natürliches Stimulans, Rausch- oder Betäubungsmittel unentdeckt. Not macht erfinderisch; der Primitive verspürte, genau wie sein zivilisierter Nachfahr, ein so dringendes Bedürfnis, gelegentlich der Realität zu entkommen, daß die Entdeckung der Drogen ihm nahezu aufgezwungen wurde.

Alle bekannten Drogen sind heimtückisch und schädlich. Der Himmel, in den sie ihre Opfer führen, verwandelt sich schnell in eine Hölle von Krankheit und moralischem Verfall. Zuerst töten sie die Seele, dann nach wenigen Jahren den Körper. Wie kann man dem abhelfen? »Verbot«, antworten alle heutigen Regierungen im Chor. Aber die Ergebnisse von Verboten sind nicht ermutigend. Die Menschen empfinden ein so dringendes Bedürfnis, gelegentlich Urlaub vom Alltag zu nehmen, daß sie fast zu allem bereit sind, um sich die Mittel zur Flucht zu verschaffen. Die einzige Rechtfertigung für Verbote wäre ihr Erfolg; aber Verbote sind nicht erfolgreich und können es, so wie die Dinge liegen, auch nicht sein. Der einzige Weg, die Menschen vor zu hohem Alkoholkonsum oder der Abhängigkeit von Morphium oder Kokain zu bewahren, wäre, ihnen einen wirksamen, aber unschädlichen Ersatz für diese köstlichen und (in der gegenwärtigen unvollkommenen Welt) notwendigen Gifte zu verschaffen. Der Mensch, der ein solches Mittel erfindet, wird zu den größten Wohltätern der leidenden Menschheit gezählt werden.

KAPITEL 2

1931
Auf der Suche nach einem neuen Lustgefühl

Aldous Huxley

Huxley lebt an der französischen Riviera und beobachtet die Sitten und Gewohnheiten einer genußsüchtigen Gesellschaft, für die Alkohol und Kokain die bevorzugten Drogen sind, als er in diesem kurzen Essay – einem Nebenprodukt der Arbeit an Schöne neue Welt *– im Ton spielerischer Ironie eine »himmlische, weltverändernde Droge« beschreibt, die Wissenschaftler der Zukunft entdecken könnten.*

Die Wissenschaft des 19. Jahrhunderts entdeckte die Methode des Entdeckens, und unser Zeitalter ist folgerichtig das Zeitalter der Erfindungen. Ja, das Zeitalter der Erfindungen; wir werden nicht müde, diese Tatsache zu verkünden – und dennoch ist es noch keinem gelungen, ein neues Lustgefühl zu erfinden.

Kürzlich, während eines Aufenthalts an der französischen Riviera, einer Gegend, die in den Reiseprospekten als die eigentliche Heimat des Vergnügens angepriesen wird, ging mir diese merkwürdige und ziemlich bedrückende Tatsache zum erstenmal auf. Rund fünfundsechzig Kilometer entlang der Mittelmeerküste – von der italienischen Grenze bis zu den Bergen von Esterel – haben sich in ein ungeheures Vergnügungsgebiet verwandelt. Oder, um genauer zu sein: man hat daraus einen ungeheuren, weit auseinandergezogenen Vorort gemacht – den Vorort von ganz Europa und den beiden Amerikas –, der sich hier und da zu städtischen Kernen wie Menton, Nizza, Antibes, Cannes konzentriert. Die Franzosen haben eine hohe Begabung für Eleganz, aber auch für Häßlichkeit. Es gibt keine scheußlicheren Vororte auf der ganzen Welt als die rund um die französischen Städte. Die ausgedehnte *banlieue* der Riviera macht keine Ausnahme von der Regel. Die chaotische Verkommenheit dieser sich lang hinziehenden bürgerlichen Slums ist glücklicherweise einzigartig. Die Städte sind natürlich sehr viel gelungener als die mit ihnen verbundenen Vororte. Eine gewisse, auf gefällige und absurde Weise altmodisch-kitschige Großartigkeit ziert Monte Carlo; Nizza ist weiträumig, hell und lebendig; Cannes feierlich-pompös, so als sei es sich seiner teuren Eleganz bewußt. Und alle sind sie mit den ausgefeiltesten und teuersten Möglichkeiten ausgestattet, um ihren Gästen Vergnügungen zu bieten.

Während ich mich amüsierte, oder vielmehr versuchte, mich inmitten dieses Vergnügungsbetriebs zu amüsieren, kam ich zu dem niederdrückenden Schluß, daß es keine neuen Vergnügungen gibt. Der Gedanke kam mir, wie ich mich erinnere, an einem düsteren Winterabend, als ich aus dem Restaurant des Ambassadeurs in Cannes heraustrat und in einen dieser heulenden halb alpinen, halb maritimen Winde geriet, die an bestimmten Tagen die Croisette und die Promenade des Anglais zu einer unangenehm genauen Nachahmung der Wuthering Heights machen. Ich stellte plötzlich fest, daß wir, soweit es Vergnügungen betrifft, nicht besser dran sind als die Römer oder die Ägypter. Galilei und Newton, Faraday und Clerk Maxwell haben, was das betrifft, umsonst gelebt. Die großen, die moderne Vergnügungsindustrie beherrschenden Aktiengesellschaften können uns nichts bieten, was sich wesentlich von den Zerstreuungen unterscheidet, die einst die Konsuln dem römischen Volk offerierten, oder von dem, was Trimalchios' Kuppler für das Amüsement der gelangweilten und übersättigten Reichen zur Zeit Neros inszenieren konnten. Und das, obwohl es mittlerweile Kino, Grammophon, Radio und alle möglichen anderen Mittel zur Unterhaltung der Menschheit gibt. Die Apparate, die diese Unterhaltung vermitteln, sind zweifellos ganz modern; nichts Ähnliches hat es früher gegeben. Aber daraus folgt noch nicht, daß die Art der Unterhaltung, die sie reproduzieren und verbreiten, ebenfalls modern ist. Sie ist es keineswegs. Diese neuen Geräte machen einzig und allein Drama, Pantomime und Musik – womit sich die Menschheit seit undenklichen Zeiten unterhalten hat – einem breiteren Publikum zugänglich.

Eine derartige mechanisch reproduzierte Unterhaltung ist billig und wird deshalb in solchen Vergnügungszentren wie der Riviera nicht gefördert. Deren einziger Zweck ist es, die Reisenden zu veranlassen, in einem Minimum an Zeit ein Maximum an Geld auszugeben. Deshalb werden an derlei Plätzen Drama, Pantomime und Musik in der ursprünglichen Form – wie einst unseren Vorfahren – dargeboten, ohne Zwischenschaltung mechanischer Wiedergabegeräte. Und auch die übrigen Vergnügungen dort sind nicht weniger traditionell. Es wird zuviel gegessen und getrunken; man starrt auf halb oder völlig nackte Tänzerinnen und Akrobaten in der Hoffnung, den abgestumpften sexuellen Appetit anzuregen; es wird getanzt; man veranstaltet Spiele oder sieht ihnen zu. Vorzugsweise sind es recht grausame und wilde Spiele; Tiere zu töten, war schon immer der Sport der Reichen und, wenn sie die Möglichkeit hatten, auch der Armen. Nicht weniger traditionell ist das andere seltsame, für die Riviera so charakteristische Amüsement – das Glücksspiel. Glücksspiele müssen mindestens so alt sein wie das Geld; ja, ich könnte mir vorstellen, noch viel älter – so alt wie die Menschheit selbst oder jedenfalls so alt wie die Langeweile, so alt wie das Verlangen nach künstlichen Erregungen und Gefühlen.

Offiziell beschließt das die Liste der von der Unterhaltungsindustrie an der Riviera angebotenen Vergnügungen. Aber man darf nicht vergessen, daß all dieses für diejenigen, die dafür zahlen, sozusagen in einem ganz bestimmten Gefühlsbereich angesiedelt ist – im Lust-Schmerz-Komplex des Snobismus. Die Tatsache, daß man fähig ist, den Zutritt zu exklusiven (sprich teuren) Unterhaltungsetablissements zu bezahlen, verschafft den meisten Menschen eine beträchtliche Befriedigung. Sie finden es schön, an die arme und vulgäre Masse draußen zu denken, genauso, wie laut Tertullian und anderen Kirchenvätern die Seligen es genießen, von Himmelsbalkonen auf die Verrenkungen der Verdammten unten in der Hölle hinabzusehen. Stolzgebläht genießen sie es, unter den Erwählten zu sitzen oder selbst die Erwählten zu sein, deren Namen in den Gesellschaftsspalten der kontinentalen Ausgabe der *Daily Mail* oder der in Paris erscheinenden *New York Herald Tribune* stehen. Snobismus ist zwar oft die Quelle qualvoller Schmerzen, aber er ist ebenso die Quelle eines erlesenen Vergnügens. Dieses spezielle Amüsement wird in solchen Gegenden großzügig angeboten und bildet eine Art Hintergrund für alle anderen Vergnügungen.

Nun gibt es diese für solche Orte typischen Vergnügungen, einschließlich des Snobismus, seit undenklichen Zeiten – bestenfalls sind es Variationen althergebrachter Themen. Wir leben im Zeitalter der Erfindungen; aber die professionellen Entdecker waren nicht fähig, sich eine völlig neue Art auszudenken, unsere Sinne zu reizen oder in uns angenehme Gefühle hervorzurufen.

Aber das ist schließlich nicht so erstaunlich, dachte ich weiter, als ich, gegen den Sturm ankämpfend, meinen Weg auf der Croisette fortsetzte. Unsere physische Ausstattung ist annähernd so geblieben, wie sie vor zehntausend Jahren war. Zwar hat sich unser Bewußtsein beträchtlich verändert; ganz offensichtlich werden niemals alle Möglichkeiten der menschlichen Psyche gleichzeitig verwirklicht. Geschichte ist, neben vielem anderen, die Aufzeichnung aufeinanderfolgender Verwirklichungen, Versäumnisse und neuer Verwirklichungen dieser nahezu unzähligen Möglichkeiten in jeweils anderem Zusammenhang und in verschiedenster Zusammensetzung. Aber trotz dieser Veränderungen (die üblicherweise, wenn auch zu Unrecht, psychische Evolution genannt werden) sind die einfachen, instinktiven Gefühle, ebenso wie die Sinne, an die sich die Veranstalter solcher Vergnügungen richten, bemerkenswert beständig geblieben. Es ist die Aufgabe der Veranstalter, eine Art kleinsten gemeinsamen Nenner für die Unterhaltung zu finden, die eine möglichst große Zahl von Menschen, ungeachtet ihrer besonderen psychischen Zu- oder Abneigungen, befriedigen soll. Eine derartige Unterhaltung darf, soviel ist sicher, nicht differenziert sein. Sie muß auf die einfachsten der allen Menschen gemeinsamen Eigenschaften wirken, auf die körperlichen und seelischen Grundzüge einer Person, nicht auf die Persönlichkeit. Nun ist die Zahl der Wirkungen auf das, was ich das »große Unpersönliche« nennen möchte und was alle menschlichen Wesen gemein haben, eng begrenzt, so eng, daß, wie sich herausgestellt hat, unsere Erfinder bisher unfähig waren, irgend etwas Neues zu erfinden. Es gibt ein einziges – zweifelhaftes – Beispiel für ein neues Vergnügen; ich werde darauf noch zu sprechen kommen. Wir sind immer noch mit den Amüsements zufrieden, die unsere Vorfahren in der Bronzezeit entzückt haben. (Nebenbei, einige gute Gründe sprechen dafür, daß unsere Arten des Zeitvertreibs denen der Bronzezeit tatsächlich unterlegen sind. Die modernen Vergnügungen sind völlig profan und besitzen nicht die geringste kosmische Bedeutung, wogegen die der Bronzezeit meistens religiöse Riten darstellten und von denen, die an ihnen teilnahmen, als höchst bedeutungsträchtig empfunden wurden.)

Soweit ich erkennen kann, müßte das einzig mögliche neue Vergnügen durch die Erfindung einer neuen Droge herbeigeführt werden – einen wirkungsvolleren und weniger gefährlichen Ersatz für Alkohol und Kokain. Wäre ich Millionär, würde ich eine Gruppe von Wissenschaftlern damit beauftragen, nach dem idealen Rauschmittel zu forschen. Wenn wir etwas einatmen oder schlukken können, das fünf oder sechs Stunden täglich unsere Vereinsamung als Einzelwesen aufheben und uns mit unseren Mitmenschen in einer Aufwallung glühender Zuneigung versöhnen könnte, etwas, das uns das Leben in jeder Hinsicht nicht nur lebenswert, sondern göttlich schön und bedeutend erscheinen ließe, und wenn diese himmlische, die Welt verändernde Droge so wäre, daß wir am nächsten Morgen frisch und munter aufwachten – dann, so scheint mir, wären all unsere Probleme (und nicht nur das eine kleine Problem der Entdeckung eines neuen Vergnügens) vollkommen gelöst und die Erde würde zum Paradies werden.

Einer solchen neuen Droge am nächsten käme – und wie unermeßlich weit entfernt ist das vom idealen Rauschmittel! – die Geschwindigkeitsdroge. Geschwindigkeit, scheint mir, verschafft uns das einzige wirklich moderne Vergnügen. Zugegeben, die Menschen haben Geschwindigkeit immer genossen; aber ihre Freude war, bis vor ganz kurzer Zeit, begrenzt durch die Höchstgeschwindigkeit des Pferdes, die bei knapp fünfzig Kilometer pro Stunde liegt. Nun kommt uns diese Geschwindigkeit auf einem Pferd viel schneller vor als hundert Kilometer im Zug oder hundertsechzig Kilometer im Flugzeug. Der Zug ist zu groß und fährt zu gleichmäßig, das Flugzeug ist zu weit entfernt von einer unbeweglichen Umgebung, um dem Reisenden eine sehr intensive Empfindung der Geschwindigkeit zu verschaffen. Das Auto ist klein und dem Erdboden nahe genug, um als berauschender Geschwindigkeitserzeuger mit dem galoppierenden Pferd konkurrieren zu können. Die Rauschwirkung der Geschwindigkeit ist auf dem Pferderükken bei etwa dreißig Stundenkilometern, im Auto bei zirka hundert bemerkbar. Wenn das Auto etwa hundertzwanzig überschritten hat, empfindet man ein noch nie dagewesenes Gefühl – ein Gefühl, das kein Mensch je empfunden hat, der nur die Fortbewegung auf dem Pferderücken kannte. Es wird stärker und stärker mit zunehmender Geschwindigkeit. Ich selbst bin mit dem Auto nie viel schneller als hundertdreißig Kilometer pro Stunde gefahren; aber diejenigen, die einen stärkeren Schnelligkeitsrausch genossen haben, sagen, daß jeden, der die Möglichkeit hat, die Hundertsechzig-Kilometer-Grenze zu überschreiten, neue Wunder erwarten. Wann das Vergnügen zu Unbehagen wird, weiß ich nicht. Jedenfalls lange bevor die phantastischen in Daytona Beach[1] üblichen Geschwindigkeiten erreicht werden. Dreihundertundzwanzig Stundenkilometer zu fahren – das muß eine absolute Tortur sein.

Hierin gleicht natürlich die Geschwindigkeit allen anderen Vergnügungen; frönt man ihnen bis zum Exzeß, schlagen sie in ihr Gegenteil um. Jedes einzelne Vergnügen hat sein entsprechendes Mißvergnügen, kann sich in Langeweile oder Abscheu verkehren. Die ausgleichende Kehrseite des zu großen Geschwindigkeitsrausches muß, so vermute ich, eine schreckliche Kombination aus heftigem physischem Unbehagen und sehr starker Angst sein. Nein, wenn man sich schon auf Exzesse einläßt, ist man wahrscheinlich besser beraten, sich an das althergebrachte Überfressen zu halten.

Anmerkungen

1 Daytona Beach = berühmte Rennstrecke an der Küste von Florida. (A. d. Ü.)

KAPITEL 3

1932
Soma

Aldous Huxley

In dem futuristischen Roman Schöne neue Welt *wird eine angeblich »vollkommene Droge« kommerziell entwickelt und in großem Umfange vertrieben. Huxley nannte sie »Soma« nach der ältesten bekannten Droge, die in der* Rigveda, *der alten Hindu-Schrift, als berauschender Trank erwähnt wird: »Ein sehr starkes alkoholisches Getränk ... das durch Gärung einer Pflanze gewonnen und wie die Pflanze selbst als heilig verehrt wird.« (Lewin,* Phantastica*). R. G. Wasson hat später nachzuweisen versucht, daß für das Soma-Gebräu der die Psyche anregende Pilz Amanita muscaria verwendet wurde. In einem Interview im Jahre 1960 hat Huxley erklärt, das »Soma« seines Romans sei eine »frei erfundene Droge«, die keinerlei Ähnlichkeit mit Meskalin oder LSD habe und »auf dreierlei Weise wirkt: euphorisierend, halluzinogen und beruhigend – eine völlig unmögliche Kombination«.*

»Jetzt haben wir den Weltstaat, Fordtagsfeiern, Vereinigungssingereien und Eintrachtsandachten.«

»Herrford, wie ich sie hasse!« dachte Sigmund Marx.

»Und es gab einen sogenannten Himmel. Das hielt aber die Menschen nicht ab, ungeheuer viel Alkohol zu trinken.«

»Wie Fleisch, wie ein Stück Fleisch.«

»Und es gab eine sogenannte Seele und eine sogenannte Unsterblichkeit.«

»Frag doch Henry, woher er ihn hatte!«

»Trotzdem spritzten sie sich Morphium ein und schnupften Kokain.«

»Das allerschlimmste ist, daß sie selbst sich als ein Stück Fleisch betrachtet.«

»Zweitausend Pharmakologen und Biochemiker erhielten einhundertachtundsiebzig nach Ford Forschungsmittel aus öffentlichen Geldern.«

»Wie finster der Mensch dreinsieht«, sagte der Prädestinationsassistent und wies auf Sigmund Marx.

»Sechs Jahre später wurde das ideale Rauschmittel bereits fabrikmäßig hergestellt.«

»Wir wollen ihn ein bißchen aufziehen.«

»Euphorisierend, narkotisierend, angenehme Halluzinationen weckend.«

»Warum so düster, Marx?« Der Klaps auf seine Schulter ließ Sigmund zusammenfahren und aufblicken. Henry Päppler war's, dieses Schwein! »Wissen Sie, was Sie brauchen? Ein Gramm Soma.«

»Alle Vorzüge des Christentums und des Alkohols, ohne deren Nachteile.«

»Herrford, am liebsten möchte ich ihn erwürgen!« dachte er. Aber er sagte nur höflich: »Nein, danke!«, und wies das angebotene Tablettenröhrchen zurück.

»Urlaub von der Wirklichkeit nehmen, wann immer man will, und dann wieder in den Alltag zurückkehren, weder von Kopfschmerzen noch von Mythologie geplagt.«

»Bedienen Sie sich!« drängte Päppler. »Bedienen Sie sich doch!«

»Die Stabilität war damit völlig gesichert.«

»Ein Kubikzentimeter vertreibt zehn Miesepeter.« Der Prädestinator zitierte eine alte Schlafschulweisheit.

»Nun mußte man nur noch dem Altern beikommen.«

»Verfluchte Bande, verfluchte!« schrie Sigmund Marx.

»Aber, aber!«

»Gonadenhormone, Frischzellen, Magnesiumsalze –«

»Vergessen Sie nicht: Ein Gramm versuchen ist besser als fluchen!« Lachend gingen sie hinaus.

»Sämtliche physiologischen Symptome des Greisenalters sind beseitigt. Und zugleich mit ihnen natürlich auch –«

»Vergiß nicht, ihn wegen des Malthusgürtels zu fragen!« mahnte Stinni.

»– alle psychischen Eigenheiten alter Menschen. Heutzutage bleibt der Charakter während des ganzen Lebens unverändert.«

»– noch zwei Runden Hindernisgolf spielen, bevor es dunkel wird. Habe es sehr eilig.«

»Ob bei der Arbeit oder beim Spiel – unsere Kräfte und Gelüste sind mit sechzig dieselben wie mit siebzehn. In der schlechten alten Zeit resignierten die bejahrten Leute, zogen sich von der Welt zurück, warfen sich der Religion in die Arme und vertrieben sich die Zeit mit Lesen und Nachdenken. Stellen Sie sich das vor: mit Nachdenken!«

»Idiotische Schweinebande!« murmelte Sigmund Marx vor sich hin, während er durch den Korridor zum Aufzug ging.

»Heutzutage – sehen Sie, das ist wahrer Fortschritt! – arbeiten die alten Leute, erfreuen sich ihrer sexuellen Triebe, sind immer beschäftigt, das Vergnügen läßt ihnen keine Muße, keinen freien Augenblick, um sich hinzusetzen und nachzudenken. Und selbst wenn sich durch einen unglückseligen Zufall ein Loch in der ununterbrochenen Folge ihres Zeitvertreibs auftut, ist immer Soma zur Hand, das köstliche Soma! Ein halbes Gramm genügt für einen freien Nachmittag, ein Gramm fürs Wochenende, zwei Gramm für einen Ausflug in die Pracht des Orients, drei Gramm für eine dunkle Ewigkeit auf dem Mond. Und wenn sie zurückkehren, sind sie bereits über den Abgrund hinweg, stehen auf dem sicheren Boden täglicher Arbeit und Unterhaltung, eilen von einem Fühlkino ins andere, von einem pneumatischen Mädchen zum nächsten, von elektromagnetischem Golf zu –«

[...]

Die Gruppe war jetzt vollzählig, der Eintrachtskreis geschlossen und ohne Fehl. Mann, Frau, Mann, ein endlos wechselnder Ring um den Tisch. Zwölf Menschen, bereit, eins zu werden, zu verschmelzen, ihre zwölf Einzeldasein an ein größeres Sein zu verlieren.

Der Vorsänger erhob sich, schlug ein T und drehte die synthetische Musik an: leise, endlose Trommelschläge und ein Orchester – Aus- und Einbläser und Über- und Unterstreicher –, das schallend die kurze, unentrinnbare Melodie der ersten Eintrachtshymne immer von neuem wiederholte. Wieder und wieder – nicht mehr das Trommelfell fing den pochenden Rhythmus auf, sondern das Zwerchfell. Das Drängen und Schmachten der Harmonien erregte nicht das Gemüt, sondern die Eingeweide, den Unterleib. Abermals schlug der Vorsänger ein T und setzte sich. Die Andacht hatte begonnen. Die diesem Zweck geweihten Somatabletten wurden in die Mitte des Tisches gelegt. Der Eintrachtskelch, gefüllt mit Erdbeereiscremesoma, ging von Hand zu Hand, und zwölfmal wurde mit dem Spruch »Ich trinke auf meine Auflösung« daraus getrunken. Dann sang man zu synthetischer Orchesterbegleitung die erste Eintrachtshymne:

Ford, wir sind zwölf, o mach uns eins
Wie Tropfen im Gemeinschaftsquell;
Laß laufen uns im Strom des Seins
Schnell wie dein 12-PS-Modell!

Zwölf inbrünstige Strophen. Der Kelch machte zum zweitenmal die Runde. »Ich trinke auf das Größere Sein« lautete jetzt der Spruch. Alle tranken. Unermüdlich spielte die Musik. Die Trommeln dröhnten. Das Aufschreien und Aufeinanderprallen der Harmonien wurde zur Besessenheit in den hinschmelzenden Eingeweiden. Man stimmte die zweite Eintrachtshymne an:

Komm, Größres Sein, du Trost der Massen,
Und schmilz uns zwölf zu einem hin;
Wenn unser Einzelsein wir lassen,
Ist es des Größern Seins Beginn.

Abermals zwölf Strophen. Unterdessen begann das Soma seine Wirkung zu tun. Die Augen glänzten, die Wangen glühten, das inwendige Leuchten einer alles umfassenden Güte offenbarte sich auf jedem Gesicht durch ein glückseliges, einladendes Lächeln. Sogar Sigmund fühlte sich ein wenig hinschmelzen. Als sich Morgana Rothschild ihm strahlend zuwandte, gab er sich die größte Mühe, zurückzustrahlen. Aber diese Augenbraue, diese schwarze Einswerdung, war leider noch immer da und ließ sich nicht wegleugnen, so sehr er sich auch anstrengte. Er war noch nicht genügend hingeschmolzen. Ja, wenn er zwischen Monisma und Drahtleite gesessen hätte ... Zum drittenmal kreiste der Kelch. »Ich trinke auf Sein Nahen«, rief Morgana Rothschild, bei der diesmal zufällig die Zeremonie begann. Ihre Stimme war laut und überschwenglich. Sie trank und reichte Sigmund den Kelch. »Ich trinke auf Sein Nahen«, wiederholte er bei dem ehrlichen Versuch, das Nahen zu spüren. Doch der Gedanke an die Augenbraue verfolgte ihn, und das Nahen lag für ihn noch in grauenhafter Ferne. Er trank und reichte Marlene Deterding den Kelch. »Es wird wieder ein Mißerfolg«, sagte er sich. »Ich weiß es.« Aber er tat sein möglichstes, um zu strahlen.

Der Kelch hatte die Runde gemacht. Der Vorsänger gab mit erhobener Hand ein Zeichen, man stimmte die dritte Hymne an:

Oh, freuet euch voll Überschwang:
Das Allerhöchste nahet sich.
Schmelzt hin bei dieser Trommeln Klang,
Denn ich bin du, und du bist ich!

KAPITEL 4

1936
Propaganda und Pharmakologie

Aldous Huxley

Gehirnwäsche war ein Thema, auf das Huxley immer wieder zurückkam. Das Anwachsen des Faschismus in den dreißiger Jahren veranlaßte ihn zu einem längeren Essay, Schriftsteller und Leser, *der einen Abschnitt über die neuesten Methoden einer chemischen Bewußtseinsvergewaltigung enthielt. Sogar nach seinen positiven Erfahrungen mit psychedelischen Substanzen fuhr er, zwei Jahrzehnte später, fort, vor dem Phänomen einer »pharmakologischen Attacke« zu warnen.*

... Die Propagandisten der Zukunft werden vermutlich Chemiker, Physiologen und auch Schriftsteller sein. Eine Kapsel, die dreiviertel Gramm Chloral und dreiviertel Milligramm Skopolamin enthält, erzeugt in der Person, die sie einnimmt, eine Lenkbarkeit, die dem Zustand einer tiefen Hypnose ähnelt. Alles, was dem Patienten in dieser künstlich herbeigeführten Trance suggeriert wird, dringt bis in die tiefste Tiefe des Unbewußten und kann eine anhaltende Veränderung der normalen Denk- und Fühlweise bewirken. In Frankreich, wo man die Methode einige Jahre lang experimentell anwendete, stellte man fest, daß zwei- bis dreimalige Suggestionen unter Chloral-Skopolamin-Wirkung sogar die Gewohnheiten von Alkoholkranken und von unheilbaren Sexualtriebtätern verändern können. Eine Besonderheit dieser Droge ist, daß die Amnesie, die auf die Einnahme folgt, retrospektiv ist, das heißt: der Patient erinnert sich auch nicht mehr an einen Zeitraum, der nur wenige Stunden vor der Einnahme der Droge liegt. Läßt man jemanden die Kapsel unvorbereitet einnehmen, so wird er fest an die Suggestion glauben, die er während seines Stupors aufgenommen hat, ohne gewahr zu werden, auf welchem Wege seine erstaunliche Bekehrung bewirkt worden ist. Ein Propaganda-System, das Pharmakologie mit Literatur verbindet, könnte eine vollständige und unfehlbare Wirkung haben. Der Gedanke ist äußerst beunruhigend ...

KAPITEL 5

1944
Eine unendliche Bewußtseinslosigkeit

Aldous Huxley

Huxleys Roman Zeit muß enden *enthält eine bemerkenswerte, prophetische Beschreibung eines Zustandes nach dem Tode, welcher der Ich-Auslöschung unter der Wirkung einer stärkeren Droge verblüffend ähnelt.*

Es war kein Schmerz mehr fühlbar, es war nicht mehr nötig, nach Luft zu ringen, und der Fliesenboden der Toilette hatte aufgehört, kalt und hart zu sein.

Jeglicher Laut war verstummt, und es war ganz finster. Aber in der Leere und Stille bestand noch immer eine Art von Bewußtsein, ein schwaches Gewahrsein.

Gewahrsein nicht eines Namens oder einer Person, nicht gegenwärtiger Dinge, nicht irgendwelcher Erinnerungen an die Vergangenheit, nicht einmal eines Hier oder Dort – denn es gab nichts Räumliches, nur ein Da-Sein, dessen einzige Dimension dieses Wissen war, besitzerlos und besitzlos und allein zu sein.

Das Gewahrsein erkannte nur sich selbst und sich selbst nur als die Abwesenheit von etwas anderem.

Erkenntnis erstreckte sich in die Abwesenheit, die ihr Objekt war. Erstreckte sich in die Finsternis hinaus, weiter und weiter. Erstreckte sich in die Stille. Unbeschränkt. Es gab keine Grenzen.

Das Erkennen erkannte sich als eine grenzenlose Abwesenheit innerhalb einer anderen grenzenlosen Abwesenheit, die nicht einmal Gewahrsein besaß.

Es war die Erkenntnis einer immer vollständigeren Abwesenheit, einer immer qualvolleren Entbehrung. Und sie war gewahr durch eine Art wachsenden Hungers, aber eines Hungers nach etwas, das nicht existierte; denn sie war nur Erkenntnis von Abwesenheit, von reiner, völliger Abwesenheit.

Abwesenheit währte immer länger werdende Dauern. Dauern von Ruhelosigkeit, Dauern von Hunger. Dauern, die sich ausdehnten und immer weiter ausdehnten, je heftiger die rasende Unersättlichkeit wurde; die sich verlängerten zu Ewigkeiten der Verzweiflung.

Ewigkeiten der unersättlichen, verzweifelten Erkenntnis von Abwesenheit innerhalb von Abwesenheit, überall und immer, in einem Dasein von nur einer Dimension ...

Und dann war jählings noch eine Dimension da, und das Immerwährende hörte auf, das Immerwährende zu sein.

Das, worin das Gewahrsein von Abwesenheit sich erkannte, das, wovon es umschlossen und völlig durchdrungen war, war nicht mehr eine Abwesenheit, sondern war die Anwesenheit eines andern Gewahrseins geworden. Das Gewahrsein von Abwesenheit erkannte sich als erkannt.

In der dunkeln Stille, in diesem Entleertsein von allen Sinnesempfindungen, begann etwas, es zu kennen. Anfänglich sehr matt, aus unermeßlicher Ferne. Allmählich aber näherte sich die Anwesenheit. Die dämmerige Mattheit jenes andern Erkennens wurde heller, und mit einmal war das Gewahrsein ein Gewahrsein von Licht geworden – Licht der Erkenntnis, von der es erkannt wurde.

In dem Gewahrsein, daß da etwas andres war als Abwesenheit, fand die Angst Beruhigung, der Hunger Befriedigung.

Anstelle völliger Entbehrung war da dieses Licht, war da diese Erkenntnis, erkannt zu sein. Und diese Erkenntnis, erkannt zu sein, war eine befriedigte, ja sogar wonnevolle Erkenntnis.

Ja, es war Wonne, erkannt zu sein, auf diese Weise eingeschlossen zu sein in eine leuchtende Gegenwart, auf diese Weise durchdrungen zu sein von einer leuchtenden Anwesenheit.

Und weil das Gewahrsein in sie eingeschlossen war, ganz von ihr durchdrungen war, bestand auch eine Identifizierung mit ihr. Das Gewahrsein wurde nicht nur von ihr erkannt, sondern erkannte mit ihrer Erkenntnis.

Kannte nun nicht Abwesenheit, sondern die leuchtende Verneinung von Abwesenheit, nicht Entbehrung, sondern Seligkeit.

Hunger war noch immer da, Verlangen nach noch mehr Erkenntnis einer noch völligeren Verneinung von Abwesenheit.

Verlangen, aber auch die Stillung von Verlangen, auch Seligkeit. Und dann, je mehr das Licht zunahm, Sehnsucht nach noch tieferer Befriedigung, nach noch höherer Seligkeit.

Seligkeit und Sehnsucht, Sehnsucht und Seligkeit. Und durch immer länger werdende Dauern hellte sich das Licht immer mehr aus Schönheit zu Schönheit. Und die Wonne, zu erkennen, die Wonne, erkannt zu sein, steigerte sich mit jeder Steigerung dieser umarmenden und durchdringenden Schönheit.

Heller, immer heller, durch aufeinanderfolgende Dauern, die sich zuletzt zu einer Ewigkeit der Wonne ausdehnten. Eine Ewigkeit strahlender Erkenntnis, gleichbleibender äußerster Seligkeit. Für immer und ewig.

Allmählich aber begann das Gleichbleibende sich zu verändern. Das Licht verstärkte seine Helle. Die Anwesenheit wurde eindringlicher, die Erkenntnis erschöpfender und vollständiger.

Unter dem Andrang dieser Verstärkung war das wonnevolle Gewahrsein, erkannt zu sein, das wonnevolle Teilhaben an dieser Erkenntnis, bis an die äußersten Grenzen seiner Seligkeit gedrängt, angedrängt mit einem immer stärkeren Druck, bis zuletzt diese Grenzen nachzugeben begannen und das Gewahrsein sich jenseits ihrer befand, in einem andern Dasein. In einem Dasein, wo die Erkenntnis, in eine leuchtende Gegenwart eingeschlossen zu sein, eine Erkenntnis davon geworden war, von einem Übermaß von Licht bedrängt zu sein. Wo diese verklärende völlige Durchdringung als eine von innen her sprengende Kraft wahrgenommen wurde. Wo die Erkenntnis so eindringlich leuchtend war, daß das Teilhaben daran die Fähigkeit dessen, was teilhatte, überstieg.

Die Gegenwart näherte sich, das Licht wurde noch heller.

Da, wo ewige Seligkeit gewesen war, war nun eine unendlich verlängerte Ängstlichkeit, eine unendlich verlängerte Dauer von Schmerz und, als der Schmerz sich verstärkte, längere und immer längere Dauer unerträglicher qualvoller Angst. Es war eine Angst davor, durch Teilhaben gezwungen zu werden, mehr zu erkennen, als dem Teilhabenden möglich war; Angst, erdrückt zu werden von der Wucht dieses Zuviels an Licht – zusammengepreßt zu werden zu immer größerer Dichte und Undurchsichtigkeit; und zugleich Angst, zersprengt und zerbrochen zu werden von dem Andrang dieser alldurchdringenden Erkenntnis von innen her, zersprengt zu werden zu kleinen und immer kleineren Bruchstücken, zu bloßem Staub, zu Atomen eines bloßen Nichts.

Und dieser Staub und die immer mehr zunehmende Dichte dieser Undurchlässigkeit wurden von der Erkenntnis, an welcher da teilgehabt wurde, als häßlich wahrgenommen; wurden gerichtet und für abscheulich befunden als etwas aller Schönheit und Wirklichkeit Entbehrendes.

Unerbittlich näherte sich die Anwesenheit, wurde das Licht heller.

Und mit jeder Zunahme von Dringlichkeit, jeder Verstärkung dieser von außen eindringenden Erkenntnis, der von innen drängenden zersprengenden Helle, wuchs die Qual; der Staub und die verdichtete Dunkelheit wurden immer beschämender, wurden, durch Teilhaben, als die häßlichsten aller Abwesenheiten erkannt.

Ewig beschämend in einer Ewigkeit von Scham und Schmerz.

Aber das Licht wurde immer heller, qualvoll heller.

Alles Sein wurde Helligkeit – alles außer diesem einen kleinen Klümpchen undurchsichtiger Abwesenheit, außer diesen zerstreuten Atomen eines Nichts, das sich durch unmittelbares Gewahrsein als undurchsichtig und abgesondert erkannte und zugleich, durch ein schmerzliches Teilhaben an dem Licht, als die häßlichste und beschämendste aller Entbehrungen.

Helle, die die Grenzen des Möglichen überstieg, und dann ein noch stärkeres, näheres Erglühen, von außen andrängend, von innen zersprengend. Und gleichzeitig war da diese andere Erkenntnis, die, je heller das Licht, immer durchdringender und vollständiger wurde, diese Erkenntnis eines Zusammengeballtwerdens und eines Zersprengtwerdens, die immer beschämender zu werden schien, während die Dauern sich endlos verlängerten.

Es gab kein Entfliehen, es gab nur eine Ewigkeit des Nichtentfliehenkönnens. Und während immer längerer, immer langsamer werdender Dauern vom Unmöglichen zum Unmöglichen nahm die Helle zu, kam bedrängender und qualvoller näher.

Auf einmal war da eine neue, sekundäre Erkenntnis, ein bedingtes Gewahrsein, daß, wäre dieses der Helle Teilhaftigsein nicht, die halbe Qual verschwände. Es bestünde dann keine Wahrnehmung der Häßlichkeit dieser geklumpten oder zerfällten Entbehrung. Es gäbe nur noch eine undurchlässige Gesondertheit, selbsterkannt als etwas anderes denn das eindringende Licht.

Ein unseliger Staub von Nichtssein, ein armes kleines, harmloses Klümpchen bloßer Entbehrung, von außen zermalmt, von innen zersprengt, aber noch immer trotz aller angstvollen Qual Widerstand leistend und sich noch immer weigernd, sein Recht auf ein gesondertes Sein aufzugeben.

Jählings erfolgte ein neuer und überwältigender Blitz des Teilhabens an dem Licht, an der qualvoll beängstigenden Erkenntnis, daß es kein solches Recht auf ein Sonderdasein gab; daß diese klümprige, zerfällte Abwesenheit etwas Beschämendes war und verneint werden mußte, vernichtet werden mußte – unentwegt der Strahlung dieser eindringenden Erkenntnis entgegengehalten und völlig vernichtet werden mußte, aufgelöst werden mußte in der Schönheit dieses unmöglichen Erglühens.

Eine unermeßliche Dauer waren die beiden wie im Gleichgewicht – das Wissen, das sich gesondert wußte, das sich seines

Rechts auf ein Sonderdasein bewußt war, und die Erkenntnis, die das Beschämende dieser Abwesenheit erkannte und die Notwendigkeit ihrer qualvollen Vernichtung in jenem Licht.

Wie im Gleichgewicht, wie auf eines Messers Schneide zwischen einer unerträglichen Intensität von Schönheit und einer unerträglichen Intensität von Schmerz und Scham, zwischen einem Verlangen nach Undurchsichtigkeit und Gesondertsein und Abwesenheit und einer Sehnsucht nach noch vollständigerem Teilhaftigsein des Lichts.

Und dann, nach einer Ewigkeit, kam eine Erneuerung jener sekundären und bedingten Erkenntnis: »Wäre nur kein Teilhaben an dieser Helle, kein Teilhaben ...«

Und sogleich gab es gar kein Teilhaben mehr, nur noch ein Sichkennen des Klümpchens und des Staubs; und das Licht, das alles das erkannte, war eine andere, gesonderte Erkenntnis. Das qualvolle Durchdrungenwerden von innen und außen dauerte noch fort, aber es war keine Scham mehr da, nur ein Widerstand gegen Angriff, eine Verteidigung von Rechten.

Allmählich begann die Helle etwas von ihrer Intensität zu verlieren und gleichsam zurückzuweichen und weniger bedrängend zu werden. Und plötzlich war es wie eine Verfinsterung. Etwas schob sich auf einmal zwischen das unleidliche Licht und das leidende Gewahrsein des Lichts als einer dieser klumpig zerfällten Entbehrung fremden Anwesenheit. Etwas von der Art eines Abbilds, etwas, das an einem Gedächtnis teilhatte.

Ein Abbild von Dingen, ein Erinnern an Dinge – Dinge mit andern Dingen auf eine beglückend vertraute Art verbunden, aber noch nicht deutlich wahrnehmbar.

Fast völlig verdeckt, verweilte das Licht schwach und unbedeutend an den Rändern des Gewahrseins. In der Mitte waren nur Dinge.

Noch nicht wiedererkannte Dinge, noch nicht völlig vorgestellt oder erinnert, ohne Namen oder auch nur Form, aber ganz bestimmt da, ganz bestimmt undurchsichtig.

Und nun, da sich das Licht verfinstert hatte und es kein Teilhaben mehr gab, war Undurchsichtigkeit nichts Beschämendes mehr. Dichte war glücklich ihrer Dichte gewahr, Nichtssein seines undurchdringlichen Nichtsseins. Diese Erkenntnis hatte nichts Beseligendes, aber etwas tief Beruhigendes.

Und allmählich wurde diese Erkenntnis klarer, und die erkannten Dinge wurden deutlicher und vertrauter. Immer vertrauter, bis das Gewahrsein auf der Schwelle des Wiedererkennens schwebte.

Ein geklumptes Ding hier, ein zerfallenes Ding dort. Aber was für Dinge? Und was waren diese entsprechenden Undurchsichtigkeiten, von denen sie gekannt wurden?

Es folgte eine ungeheure Dauer der Ungewißheit, ein langes, langes Tasten in einem Chaos unoffenbarter Möglichkeiten.

Dann war, was da gewahr war, jählings Eustace Barnack. Ja, dieses Undurchsichtige war Eustace Barnack, dieser Tanz erregter Stäubchen war Eustace Barnack. Und dieses Klümpchen außerhalb seiner, dieses andere Undurchsichtige, wovon er das Abbild hatte, war seine Zigarre. Er erinnerte sich seiner Romeo-und-Julia, wie sie sich langsam zwischen seinen Fingern in blaues Nichts aufgelöst hatte. Und mit der Erinnerung an die Zigarre kam die Erinnerung an eine Phrase: »Rückwärts und abwärts«, und dann die Erinnerung an ein Lachen.

Worte in welchem Zusammenhang? Lachen worüber? Keine Antwort. Nur dieses »Rückwärts und abwärts« und dieser Stumpf von sich auflösender Undurchsichtigkeit. »Rückwärts und abwärts« und dann das Gelächter und die jähe Glorie seines Triumphs.

Weit weg, jenseits des Bilds dieses braunen, bespeichelten Zylinders aus Tabak, jenseits der Wiederholung dieser drei Wörter und des sie begleitenden Lachens verweilte die Helle noch wie eine Drohung. Aber in seiner Freude, die Erinnerung an Dinge wiedergefunden zu haben, dieses Wissen von einem sich erinnernden Ichselbst-Sein, war Eustace Barnack des Daseins jener Helle fast gar nicht mehr gewahr.

KAPITEL 6

1952
Transzendenz nach unten

Aldous Huxley

Im Nachwort zu den Teufeln von Loudun, *der auf historischen Tatsachen beruhenden Darstellung von Massenhysterie und Exorzismus in einem französischen Kloster des 17. Jahrhunderts, bezog sich Huxley auf Ideen von Philippe de Félice, der in seinem Buch* Foules en Délire – Ecstases Collectives *davon spricht, daß es drei Arten von Transzendenz gibt: nach unten, nach oben und in der Horizontalen. Die Einnahme von Drogen, enthemmte Sexualität und Massenzersetzung sind Wege zur ersten Kategorie der Transzendenz. Chemische Methoden der Ich-Transzendenz führen bestenfalls zu flüchtigen Offenbarungen und dies um einen beträchtlichen Preis. Nachdem Huxley Meskalin genommen hatte, schrieb er allerdings (an Osmond), er glaube, diese Droge könne »dazu verwendet werden, die horizontale Ich-Transzendenz in Gruppen mit einem bewußten Vorsatz anzuheben ... so daß sie zu einer Transzendenz nach oben wird ...«*

Ohne den tiefwurzelnden Drang des Menschen zur Selbsttranszendenz, sein sehr natürliches Widerstreben, den beschwerlichen, nach oben führenden Weg einzuschlagen, und sein Suchen nach irgendeiner unechten Befreiung unterhalb oder seitlich seiner Persönlichkeit zu verstehen, können wir nicht hoffen, einen Sinn in unsrer besonderen Geschichtsepoche oder überhaupt in der Geschichte, im Leben, wie es in der Vergangenheit gelebt wurde und wie es heute gelebt wird, zu finden. Aus diesem Grund will ich einige der gebräuchlicheren Gnadensubstitute erörtern, in welche und durch welche die Menschen dem quälenden Bewußtsein, bloß ihr eigenes Selbst zu sein, zu entfliehen versucht haben.

In Frankreich kommt heute ein Einzelhändler, der Alkohol verkauft, auf ungefähr hundert Einwohner. In den Vereinigten Staaten gibt es wahrscheinlich mindestens eine Million dem Alkohol völlig Verfallener nebst einer noch viel größeren Zahl sehr starker Trinker, deren Sucht noch nicht tödlich geworden ist. Wir wissen nichts Genaues über den Gebrauch von Rauschmitteln in der Vergangenheit. In Westeuropa, bei den Kelten und Germanen und während des Mittelalters und der frühen Neuzeit, war die Menge des vom einzelnen Menschen genossenen Alkohols wahrscheinlich noch größer als heute. Bei den vielen Gelegenheiten, bei denen wir Tee oder Kaffee oder Sodawasser trinken, erfrischten sich unsre Vorfahren mit Wein, Bier, Met und, in späteren Jahrhunderten, mit Gin, Branntwein und Whisky. Regelmäßiges Trinken von Wasser war eine Übeltätern auferlegte Buße oder wurde, nebst gelegentlicher Fleischenthaltung, von den Gläubigen als eine sehr schwere Kasteiung empfunden. Kein berauschendes Getränk zu trinken, war eine genügend bemerkenswerte Absonderlichkeit, um Aufsehen zu erregen und einem einen mehr oder weniger abfälligen Spitznamen einzutragen. Daher solche Patronymika wie das italienische Bevilacqua, das französische Boileau und das englische Drinkwater.[1]

Alkohol ist nur eines der Rauschmittel, welche die Menschen als Fluchtwege aus ihrem isolierten Selbst benutzen. Unter den natürlichen betäubenden, anregenden und Halluzinationen hervorrufenden Mitteln gibt es, glaube ich, kein einziges, dessen Eigenschaften nicht schon seit undenklichen Zeiten bekannt sind. Die moderne Forschung hat uns eine ganze Menge nagelneuer synthetischer Präparate beschert; aber was die natürlichen Gifte betrifft, hat sie nur bessere Methoden entwickelt, die bereits bekannten zu gewinnen, zu konzentrieren und miteinander zu verbinden. Vom Mohnsaft zum Curare, vom Koka der Anden bis zum indischen Hanf und sibirischen Agarik ist jedes Gewächs, dessen Genuß zu betäuben oder zu erregen oder Visionen hervorzurufen vermag, schon längst entdeckt und systematisch verwendet worden. Das ist sehr bezeichnend, denn es scheint zu beweisen, daß die Menschen immer und überall die radikale Unzulänglichkeit ihrer persönlichen Existenz empfunden haben, das Elend, ihr abgegrenztes, isoliertes Selbst zu sein und nicht etwas andres, etwas Umfassenderes, etwas, um Wordsworth's Wort zu gebrauchen, »tiefer noch Verwobnes«. Der primitive Mensch hat, seine Umwelt erkundend, offenbar »alles geprüft und das Gute behalten«. Zum Zweck der Selbsterhaltung sind das Gute jede eßbare Frucht, jedes eßbare Blatt und alle bekömmlichen Wurzeln, Samenkörner und Nüsse. In einem anderen Zusammenhang aber – der Unzufriedenheit mit sich selbst und dem Drang zur Selbstüberschreitung – ist das Gute in der Natur alles das, mittels dessen die Qualität des individuellen Bewußtseins sich verändern läßt. Diese durch Drogen hervorgerufenen Veränderungen können offenkundig solche zum Schlechteren sein und um den Preis gegenwärtigen Unbehagens und künftiger Sucht, Verfalls und vorzeitigen Todes erlangt werden. Das alles ist nicht von Belang. Worauf es ankommt, das ist das, wenn auch nur ein oder zwei Stunden oder auch nur ein paar Minuten währende, Bewußtsein, jemand anders oder, noch häufiger, etwas andres zu sein als das isolierte Selbst. »Ich lebe, jedoch nicht ich, sondern Wein oder Opium oder Peyote oder Haschisch lebt in mir.« Über die Grenzen des isolierten Selbst hinauszugelangen ist eine solche Befreiung, daß, auch wenn die Selbstüberschreitung durch Übelkeit zu Raserei, durch Krämpfe zu Halluzinationen und Koma führt, das durch Drogen hervorgerufene Erlebnis von Primitiven und sogar Hochzivilisierten für eigentlich göttlich gehalten wurde. Ekstase durch Berauschung ist noch immer ein wesentlicher Teil der Religion vieler afrikanischer, südamerikanischer und polynesischer Völker. Sie war einst, wie die erhalten gebliebenen Zeugnisse beweisen, ein nicht unwesentlicher Teil der Religionen der Kelten, Germanen und Griechen, der Völker des Nahen Ostens und der arischen Eroberer Indiens. Der Grund ist nicht etwa bloß, daß »Bier, viel besser, als Milton's getan, Gottes Wege rechtfertigen kann«. Bier ist tatsächlich der Gott. Bei den Kelten war Sabazios der göttliche Name, den sie dem Gefühl völliger Selbstentfremdung gaben, welches sie empfanden, wenn sie von Ale stockbetrunken waren. Weiter im Süden war Dionysos unter anderm die übernatürliche Vergegenständlichung der psychophysischen Wirkungen von zuviel Wein. In der vedischen Mythologie war Indra der Gott der nun nicht mehr feststellbaren, Soma genannten Droge. Als Heros und Drachentöter war er das vergrößert in den Himmel projizierte seltsame und herrliche Anderssein, das von den Berauschten erlebt wurde. Einsgeworden mit der Droge, wurde er als »Soma-Indra« zum Quell der Unsterblichkeit, zum Mittler zwischen dem Menschlichen und dem Göttlichen.

In der neueren Zeit werden Bier und die anderen toxischen Abkürzungswege zur Selbsttranszendenz nicht mehr offiziell als Götter verehrt. Die Theorie hat eine Veränderung erfahren, nicht aber die Praxis; denn in der Praxis zollen auch weiter Millionen und Abermillionen zivilisierter Menschen ihre Andacht nicht dem befreienden und verklärenden Geist, sondern dem Alkohol, dem Haschisch, dem Opium und seinen Derivaten, den Barbituraten und den andern synthetischen Zusätzen zu der uralten Liste von Giften, welche Selbsttranszendenz hervorzurufen vermögen. In jedem dieser Fälle ist, selbstverständlich, was ein Gott zu sein scheint, tatsächlich ein Teufel; was Befreiung zu sein scheint, tatsächlich Versklavung. Die Selbstüberschreitung erfolgt ausnahmslos nach unten, in etwas, das weniger als menschlich, niederer als persönlich ist.

[...]

In welchem Ausmaß und unter welchen Umständen ist es einem Menschen möglich, die abwärtsführende Straße als einen Weg zu geistiger Selbsttranszendenz zu benutzen? Auf den ersten Blick will es unverkennbar scheinen, daß der Weg hinab kein Weg hinauf ist und das nie sein kann. Aber im Bereich des Seins liegen die Dinge nicht ganz so einfach wie in unsrer wunderschön ordentlichen Welt der Wörter. Im wirklichen Leben kann eine Abwärtsbewegung manchmal zu Beginn eines Aufstiegs gemacht werden. Wenn die Schale des Ich durchbrochen ist und ein Bewußtsein von dem der Persönlichkeit zugrunde liegenden unterschwelligen und physischen Anderssein beginnt, dann geschieht es manchmal, daß wir einen flüchtigen, aber offenbarenden Blick auf jenes andere Anderssein erhaschen, welches der Urgrund alles Seins ist. Solange wir in unsre isolierte Selbstheit eingegrenzt sind, werden uns die verschiedenen Nicht-Selbst, mit denen wir verbunden sind, nicht bewußt – das organische Nicht-Selbst, das unterbewußte Nicht-Selbst, das kollektive Nicht-Selbst des psychischen Mediums, in welchem unser ganzes Denken und Fühlen sein Dasein hat, und das immanente und transzendente Nicht-Selbst des reinen Geistes. Jede, sogar die auf absteigender Straße sich vollziehende Flucht aus isolierter Selbstheit macht ein zumindest augenblicklanges Bewußtsein vom Nicht-Selbst auf jeder Ebene, einschließlich der höchsten, möglich. William James gibt in seiner *Vielfalt religiöser Erfahrung* Beispiele von »anästhetischen Offenbarungen«[2], welche auf das Einatmen von Lachgas folgten. Ähnliche Theophanien werden manchmal von Alkoholikern erlebt, und es gibt wahrscheinlich im Verlauf fast jedes durch eine Droge hervorgerufenen Rausches Augenblicke, in denen ein Bewußtsein von einem dem zerfallenden Ich überlegenen Nicht-Selbst für kurze Zeit möglich wird. Aber diese gelegentlichen blitzartigen Enthüllungen werden mit einem ungeheuer hohen Preis bezahlt. Denn für den Rauschmittel Genießenden weicht der Augenblick spiritualen Bewußtseins (wenn er überhaupt kommt) sehr bald einer kaum menschlichen Benommenheit, der Raserei oder der Halluzination, und auf diese folgen ein trübseliger Katzenjammer und nach längerer Zeit eine dauernde und verhängnisvolle Beeinträchtigung der körperlichen Gesundheit und der geistigen Kräfte. Nur selten einmal wirkt eine einzelne »anästhetische Offenbarung« wie irgendeine andre Theophanie dahin, ihren Empfänger anzuspornen, eine Anstrengung zur Selbstumwandlung und zu aufwärtsgerichteter Selbstüberschreitung zu machen. Aber die Tatsache, daß so etwas manchmal vorkommt, kann nie die Anwendung chemischer Mittel zur Selbsttranszendenz rechtfertigen. Diese sind eine absteigende Straße, und die meisten, die sie einschlagen, geraten in einen Zustand der Entwürdigung, worin Zeitspannen kaum menschlicher Ekstase mit Phasen bewußter Selbstheit abwechseln, die so entsetzlich sind, daß jede Flucht, und führte sie auch in den langsamen Selbstmord der Rauschgiftsucht, dem Eine-Person-Sein vorzuziehen zu sein scheint.

Anmerkungen

1 Einen entsprechenden deutschen Namen scheint es gar nicht zu geben, und es ist in diesem Zusammenhang vielleicht erwähnenswert, daß schon im 15. und 16. wie im 17. Jahrhundert Reisende einer so trinkfreudigen Nation wie die Engländer ganz erstaunt über den unmäßigen Alkoholgenuß der Deutschen berichten. (A. d. Ü.)

2 Benjamin Blood prägte 1874 den Begriff »anästhetische Offenbarungen«.

TEIL II

PSYCHEDELISCHE UND VISIONÄRE ERFAHRUNG

KAPITEL 7

1953
Briefe

Dr. Humphry Osmond, Psychiater und Wissenschaftler, arbeitete an der Universität von Saskatchewan an einem Forschungsvorhaben, bei dem die Ähnlichkeit der durch Meskalin hervorgerufenen Erfahrungen mit der Schizophrenie untersucht wurde, als er und Aldous Huxley sich kennenlernten.

An Dr. Humphry Osmond [Smith 623][1]

---

740 N. Kings Rd.
Los Angeles 46, Kal.
10. April 1953

Sehr geehrter Herr Dr. Osmond,
vielen Dank für Ihren interessanten Brief und den beigefügten Artikel und für die sehr freundlichen und verständnisvollen Äußerungen zu meinen *Teufeln*. Es scheint, daß man als Arbeitshypothese für eine Beschäftigung mit dem menschlichen Bewußtsein am besten ungefähr das Bergsonsche Modell zugrunde legt, bei dem ja der Verstand zusammen mit dem ihm zugeordneten normalen Ich als utilitarisches Mittel agiert, um die ungeheure mögliche Bewußtseinswelt einzugrenzen und eine Auswahl daraus zu treffen und um die Erfahrung in biologisch verwertbare Kanäle zu leiten. Krankheit, Meskalin, ein emotionaler Schock, ästhetische Erfahrungen und mystische Erleuchtung haben – jedes auf seine Art und in verschiedenem Grade – die Kraft, die Funktionen des normalen Ich und seiner gewöhnlichen Hirntätigkeit auszuschließen und auf diese Weise zuzulassen, daß die »andere Welt« ins Bewußtsein aufsteigt. Das Grundproblem aller Erziehung ist: Wie läßt sich beiden Welten – der Welt der biologischen Nützlichkeit und des gesunden Menschenverstandes und der Welt unbegrenzter Erfahrung, die jener zugrunde liegt – das Beste abgewinnen? Ich habe den Verdacht, daß eine vollkommene Lösung des Problems

nur denen möglich ist, die gelernt haben, sich in der dritten und letzten der Welten, in der »des Geistes«, anzusiedeln; jener Welt, die die beiden anderen Welten aufrechthält und durchdringt. Aber in Ermangelung dieser letzten Lösung kann man vielleicht Teillösungen finden, mit Hilfe deren das heranwachsende Kind lernen könnte, wie es seine »Ahnung von Unsterblichkeit« in sein Erwachsenenleben hinüberrettet. Bei dem heute üblichen Verfahren verliert die überwiegende Mehrheit der Menschen im Laufe der Erziehung jegliche Offenheit für Inspiration, jegliche Fähigkeit, andere Dinge als jene wahrzunehmen, die im Katalog von Sears-Roebuck[2] aufgeführt sind, die also heute die konventionelle »reale« Welt ausmachen. Daß man diesen Preis für ein biologisches Überleben und zivilisatorische Leistungen nicht unbedingt zu zahlen braucht, zeigen die paar Menschen, die sich die Verbindung zu jener anderen Welt erhalten, auch wenn sie ihren Geschäften in dieser Welt nachgehen. Ist es zu kühn, darauf zu hoffen, daß eines Tages ein Erziehungssystem ersonnen wird, das im Hinblick auf die menschliche Entwicklung zu Ergebnissen führt, die in einem besseren Verhältnis stehen zu der Zeit, dem Geld, der Energie und dem Engagement, die heute darauf verwandt werden? Es könnte sein, daß Meskalin oder eine andere chemische Substanz in einem solchen Erziehungssystem eine Rolle spielen wird, indem es die jungen Leute befähigt, sinnlich wahrzunehmen und zu erkennen, was sie aus zweiter Hand – oder auch unmittelbar, aber mit geringerer Intensität – aus religiösen Schriften oder aus den Werken der Dichter, Maler und Musiker gelernt haben.

Ich hoffe sehr, daß es Gelegenheit geben wird, Sie während des Psychiatrischen Kongresses im Mai hier zu sehen. Eines der merkwürdigsten Exemplare, die Sie auf dem Kongreß treffen werden, ist ein Freund von uns, Dr. [. . .], der vielleicht der größte lebende Virtuose auf dem Gebiet der Hypnose ist. (Übrigens: zumindest für einige Leute ist die hypnotische Trance ein Weg in jene andere Welt – ein weniger dramatischer als Meskalin insofern, als die Erfahrungen bei der Hypnose sich ganz im Innern abspielen, nicht mit sensorischen Wahrnehmungen einhergehen und nichts mit der Beschaffenheit der Dinge und Menschen »da draußen« zu tun haben, aber immerhin ist sie ein Weg.) Wenn Sie zu der Tagung kommen, können wir Ihnen Bett und Bad anbieten – aber unglücklicherweise ist beides zu klein für mehr als eine Person. Sie könnten kommen und gehen, wie es Ihnen paßt, und es gibt auch immer irgend etwas zu essen – allerdings an den Tagen, an denen wir keine Köchin haben, ein bißchen improvisiert. Jedenfalls freue ich

mich darauf, Sie zu sehen, und auch auf die Gelegenheit, die in Ihrem Brief und in Ihren und Dr. Smythies' Artikeln behandelten Probleme in größerer Ausführlichkeit zu besprechen.
Mit freundlichen Grüßen

Ihr
Aldous Huxley

Anmerkungen
1 Grover Smith, *Letters of Aldous Huxley*, London 1969
2 Amerikanisches Warenhaus (A. d. Ü.)

KAPITEL 8

1953
Ein Maimorgen in Hollywood

Humphry Osmond

Unter der Anleitung von Dr. Osmond unternahm Huxley den Trip, der in den Pforten der Wahrnehmung *verewigt worden ist. Die typischen Ängste des Experimentleiters kommen hier humorvoll zum Ausdruck: Obgleich Huxley ein »ideales Versuchsobjekt« zu sein schien, fürchtete Osmond doch zeitweise, möglicherweise als »derjenige, der Aldous Huxley in den Wahnsinn getrieben hatte«, bekannt zu werden. Osmond blieb einer von Aldous Huxleys engsten Freunden während dessen letzten Lebensjahrzehnts. Viele der wichtigsten Briefe Huxleys zur Drogenfrage sind an ihn gerichtet.*

Es sind jetzt elf Jahre vergangen seit jener unwahrscheinlichen Reise nach Hollywood. Ich arbeitete damals an einer psychiatrischen Klinik in der dreitausend Kilometer entfernten kanadischen Prärie. Obgleich ich immer ein Exemplar von Huxleys glänzender Essaysammlung *Texts and Pretexts* bei mir hatte – während der Bombardierung Londons wie im *Konvoi* eines Zerstörer-Geleitschutzes über den Atlantik – und es mich auch heute noch auf meinen Reisen begleitet, hatte ich doch nie erwartet, dem erstaunlichen Autor selbst zu begegnen. Wenn ich mir Gedanken darüber gemacht hätte, wären mir Zweifel gekommen, ob wir viel Gemeinsames hätten, denn damals wie heute gilt mein Hauptinteresse und meine eigentliche Tätigkeit der Pflege, Behandlung und Heilung von Patienten, die an Schizophrenie leiden.

Dr. John Smythies[1] und ich hatten gemeinsam einen Beitrag für das *Hibbert Journal*[2] über den damaligen Stand der Psychiatrie verfaßt. Aldous hatte den Artikel gelesen, der ihm gefiel, und er schrieb uns in seiner kühnen schwarzen Schrift, die leicht gegen das Zeilenende abfiel, einen seiner charakteristischen freundlichen und ermutigenden Briefe. Er fügte hinzu, daß er auf unseren Besuch hoffe, wenn wir das nächste Mal in Kalifornien seien. Weder John noch ich hatten uns schon genug in Nordamerika akklimatisiert, um nicht eine Distanz von drei- oder viertausend Kilometern als hinderlich für ein Treffen zu empfinden; damals hatte das Reisen mit dem Jet unser Raumgefühl noch nicht vollständig ausgelöscht.

Dennoch befand ich mich, knapp einen Monat nach diesem Brief, als Gast von Aldous und Maria Huxley auf dem Weg nach Kalifornien. Ich sollte – ganz unerwartet – an der Tagung der American Psychiatric Association teilnehmen, die in Los Angeles stattfand.

Die Einladung war sowohl eine Ehre als auch eine Gelegenheit. Ich war einerseits begierig, diesen bemerkenswerten Mann kennenzulernen, mit dessen Ideen ich mich aus sicherer Distanz kritisch auseinandergesetzt hatte, andererseits bin ich kein literarisch gebildeter Mensch und fand deshalb die Aussicht beängstigend. Ich kam müde und sorgenvoll bei den Huxleys an, die in der Kings Road nicht weit vom Sunset Boulevard wohnten. Es war mir nicht gelungen, ausfindig zu machen, welche Vorschriften für die Einfuhr von Meskalin in die Vereinigten Staaten galten. Als ich sie ein paar Jahre später erfuhr, wurde mir klar, daß ich guten Grund gehabt hatte, besorgt zu sein. Ich war obendrein gehemmt und kam mir linkisch vor, und ich bezweifelte, daß ich der Art Unterhaltung gewachsen sein würde, an die, wie ich glaubte, die Huxleys gewöhnt waren.

Maria zerstreute meine Bedenken sofort. Sie wirkte überhaupt nicht einschüchternd. »Ich wußte, daß Sie und Aldous – da Sie ja beide Engländer sind – gut miteinander auskommen würden.« In Marias Augen waren alle Engländer größtenteils unbegreiflich – außer für einander.

Aldous kam aus der kühlen Dunkelheit des Hauses in den hellen Sonnenschein der Vorderveranda auf mich zugeglitten. Er schien wie eine der allegorischen Figuren von William Blake ein paar Zentimeter über dem Boden zu schweben. Er war sehr groß. Sein Kopf war wuchtig, seine Gesichtszüge fein geformt, seine Stirn wunderbar. Der Blick seines gesünderen Auges war scharf und durchdringend, schien sich aber auf einen Punkt etwas über oder unter mir zu richten. Sein Händedruck war flüchtig und vage, so als schätze er diese Gewohnheit nicht. Und so verhielt es sich auch wirklich, denn wie alle dünnhäutigen, zartknochigen, schlanken Menschen – die Sheldon »zerebroton«, verstandesbetont, nennt – mochte er körperlichen Kontakt nicht übermäßig. Seine Stimme war klar und modulationsreich und hatte einen durchdringenden, fast vogelhaften Klang, was mir erst ein paar Tage später auf der A. P. A.-Tagung voll bewußt wurde. Wir standen im Foyer vor dem Hauptsaal, als Aldous' Stimme plötzlich messerscharf durch das Stimmengewirr drang: »Aber Humphry, wie unglaublich ist das in einem marxistischen Land wie diesem...« Das war 1953, auf dem Höhepunkt der McCarthy-Ära. Und »marxistisch« war ein Teufelswort in der Stadt der Engel.

Was mich von Anfang an und während all der Jahre unserer Freundschaft beeindruckt hat, war die Güte und Toleranz dieses Mannes, dessen Arbeiten mich manchmal hatten vermuten lassen, er müsse desillusioniert, zynisch, ja schroff sein.

Es brauchte einige Zeit, bis ich begriff, daß Bertie Bertrand Russell bedeutete, daß Tom Eliot T. S. Eliot war und Lawrence natürlich D. H. Lawrence. Maria erzählte mir, daß eines Tages, als sie dabei war, das Manuskript von *Lady Chatterley* zu tippen, Lawrence unglücklich und verlegen zu ihr gekommen sei. »Maria, du darfst diesen Ausdruck nie mehr benutzen«, platzte er heraus. Maria fragte, um welchen Ausdruck es sich handle, und Lawrence sprach widerstrebend das heute ganz geläufige »unanständige« Wort aus. »Aber Lawrence«, entgegnete sie, »du benutzt es doch immer in *Lady Chatterley*. Abgesehen davon ist es doch ein sehr treffendes Wort.« Lawrence erklärte ihr behutsam, daß sie es nicht mehr benutzen solle, »weil es Aldous schockieren könnte«. Es sei keineswegs treffend, und überhaupt sei es nicht gut, es zu benutzen. Maria war verwirrt, denn Aldous schien keineswegs daran Anstoß genommen zu haben, aber da Lawrence es eindeutig tat, benutzte sie es nicht mehr. Beide, Maria und Aldous, sprachen mit großer Wärme von Lawrence.

Ich hatte erwartet, daß Aldous gut informiert sein würde, aber dennoch war ich von unserer ersten Begegnung bis zu unserer letzten im vergangenen Jahr in Stockholm immer wieder entzückt und überrascht von der Weite, der Kühnheit, der Beweglichkeit und dem Einfallsreichtum dieses hervorragenden Geistes. Wenn Aldous sich wohl fühlte, konnte er voller Grazie, Eleganz und Freude am Witz mit Ideen jonglieren wie ein dressierter Delphin mit einem Ball. Immer war er in der Lage, mit einer Fülle von Spezialkenntnissen über gewichtige wie über triviale Dinge zu diskutieren – ob wir nun auf einer wissenschaftlichen Tagung waren, uns New York ansahen, den großen Friedhof von Forest Lawn besuchten, in den Surrey Commons, die er so sehr liebte, spazierengingen, durch die Mohavewüste rollten, einen Einkaufsbummel bei Ohrbach machten oder uns zum Athenaecum durchschlängelten, »wo«, wie er sagte, »man kaum hört, was man selber denkt, so sehr wird man hier von politischem, akademischem und kirchlichem Gequengel übertönt«. Er schätzte es, über alle möglichen Dinge zu plaudern: neueste wissenschaftliche Entdeckungen, theologische Prinzipien, Bücher, Bilder, moderne Entwässerungsmethoden, Utopien, das Wasserversorgungs-System von Los Angeles (eines seiner Lieblingsthemen), die Wirkung der Massenkonfektion auf soziale und politische Systeme, über Parapsychologie oder die Zukunft der Riesenstädte – immer vorausgesetzt, daß es ihm Gelegenheit gab, über die unzähligen Merkwürdigkeiten des Lebens Betrachtungen anzustellen. Obgleich er gut beschlagen war, lernte er immer noch hinzu, und das höchste Lob, das er einem zollte, war ein entzücktes: »Einfach unglaublich!«

Wer ihn nicht kannte oder mit dem speziellen Gebiet, über das er gerade sprach, nicht sehr vertraut war, hätte annehmen können, daß er nur oberflächlich Bescheid wußte, denn er zeigte sein großes Wissen nur flüchtig und prunkte nie damit. Er sah sich als gebildeten Menschen, der sich bemühte, auf der Höhe seiner Zeit zu bleiben, und fand das nur natürlich. Ich glaube, daß er sich durchaus seiner ungeheuren Intelligenz und Begabung bewußt war, aber das war für ihn kein Grund zu Stolz oder Eitelkeit. Stolz hingegen war er darauf, daß er vom Schreiben leben konnte – eine Tätigkeit, die er genoß und mit der Liebe und Sorgfalt eines Meisters seines Faches betrieb. Er betrachtete sich als Schriftsteller, der fähig sein sollte, sich den verschiedensten Menschen mitzuteilen, nicht nur den Anspruchsvollen und Gebildeten. Er hielt es auch nie für unter seiner Würde, für den Film oder beliebte Unterhaltungsmagazine zu schreiben. Er dachte sogar einmal daran, *Schöne neue Welt* zu einem Musical umzuarbeiten, weil er meinte, daß die darin entwickelten Ideen auf diese Weise besser ankommen würden. Er schrieb für *Playboy* und für *Daedalus*, für *Life* und *Encounter* und sah in ihnen allen in gleichem Maße schätzenswerte Verbindungen zum Leser. Er korrespondierte mit interessanten Männern und Frauen in der ganzen Welt, begegnete ihnen gern persönlich und schien sich mit Weisen, Wissenschaftlern, Millionären, Gurus, Dramatikern und Politikern ebenso wohl zu fühlen wie mit den verschrobensten und wunderlichsten Leuten. Und sie wiederum schienen seine kritische, unabhängige, weise und zugleich freundliche und begeisterungsfähige Intelligenz außerordentlich zu genießen.

Ich nahm Aldous zu einer der Hauptsitzungen der Tagung mit. Er hörte ungemein aufmerksam zu und bekreuzigte sich jedesmal ehrerbietig, wenn der Name Freud fiel. In *Schöne neue Welt* heißt der Heiland »Unser Ford« oder, wie einige ihn aus unerklärlichen

Gründen noch lieber nannten, »Unser Freud«. In dieser Kongregation gab es viele fromme Freudianer, so daß Aldous nicht zur Ruhe kam. Zum Glück waren meine Kollegen von den Ritualen des Kongresses so in Anspruch genommen, daß niemand ihn beachtete.

Als die Tagung ihrem Ende zuging, kamen wir auf Meskalin zu sprechen, denn ich hatte eingestanden, etwas mitgebracht zu haben. Maria versicherte mir, daß Aldous sehr interessiert daran sei, es zu nehmen; sie hatte mit Recht vermutet, daß »die Engländer« das Thema vermieden hatten. Der Hausarzt machte keine Einwände, Aldous hatte eine gesunde Leber. Im Gegensatz zu den Bemerkungen, die ich gelegentlich über »unglückliche mystische Neigungen in seinen letzten Jahren« gehört hatte, fand ich Aldous zu jener Zeit und auch später immer scharfsinnig, sachlich und präzise. Aber selbstverständlich hat die Geschichte des Mystizismus – im Gegensatz zu der volkstümlichen Meinung – eine ganze Reihe im praktischen Leben stehender Menschen von gesellschaftlichem Rang und Einfluß aufzuweisen.

Aldous hatte sich für diese Gelegenheit ein Diktiergerät beschafft. Ich sah keine Möglichkeit, der Sache auszuweichen, und wir kamen überein, den Versuch zu machen. Ich verbrachte eine unruhige Nacht. Als ich am nächsten Morgen Wasser in einem Glas umrührte und beobachtete, wie die silbrigweißen Meskalinkristalle zu Boden wirbelten, sich auflösten und eine glatte, leicht ölige Schicht an der Oberfläche bildeten, fragte ich mich, ob die Dosis ausreichen oder womöglich zu stark sein würde. Es war ein herrlicher Maimorgen in Hollywood, keine Spur von Smog, der einem in den Augen brannte, nicht zu heiß. Dennoch war mir unbehaglich zumute. Aldous und Maria würden bekümmert sein, wenn das Meskalin keine Wirkung tat. Was aber, wenn es zu stark wirkte? Sollte ich die Dosis halbieren? Die Voraussetzungen hätten nicht besser sein können: Aldous schien ein ideales Versuchsobjekt zu sein; Maria war außergewöhnlich verständig; und wir hatten uns gegenseitig schätzen gelernt, was für ein erfolgreiches Experiment sehr wichtig ist; aber die – wenn auch nur ganz entfernte – Möglichkeit, derjenige zu sein, der Aldous Huxley in den Wahnsinn getrieben hatte, gefiel mir gar nicht. Meine Befürchtungen waren grundlos. Die bittere Chemikalie wirkte nicht so schnell, wie der ungeduldige Aldous es erwartet hatte. Langsam löschte sie die oberste Schicht des begrifflichen Denkens aus, die Pforten der Wahrnehmung wurden gereinigt, und Aldous nahm Dinge wahr, ohne daß sein außerordentlicher rationalisierender

Verstand sich so stark einmischte wie sonst. Nach zweieinhalb Stunden konnte ich erkennen, daß es wirkte, und nach drei Stunden wußte ich, daß alles gut gehen würde. Aldous und Maria waren sehr zufrieden. Ich auch – und zugleich sehr erleichtert.

Drei Tage danach flog ich nach Kanada zurück, wo ein verspäteter Schneesturm über die Prärie tobte. Mein Aufenthalt hatte mir viel Spaß gemacht, und ich war gespannt auf Aldous' Bericht, den er zu einem weitbekannten Buch verarbeitet hat, den *Pforten der Wahrnehmung*. Von da an korrespondierten wir ständig miteinander und sahen uns mindestens einmal im Jahr. Ich habe jetzt seinen letzten Brief vor mir, den er am 15. Oktober 1963 geschrieben hat. Aldous geht darin auf den Entwurf ein für eine Untersuchung über die menschlichen Möglichkeiten, ein Thema, das uns beide beschäftigte. »Aber da ich wie der alte Mann von Thermopylae bin, der niemals etwas ordentlich macht«, schreibt er, sehr charakteristisch für ihn, »kann ich den Durchschlag nicht finden.« Der Brief endet: »Ich habe das Gefühl, daß ich nie mehr zu irgend etwas taugen werde, aber ich hoffe und glaube, daß dieser Zustand in absehbarer Zeit vorübergehen wird (alles geht vorüber – das einzige Motto, das auf jede menschliche Situation paßt – sei sie gut oder schlecht).«

Aldous war lebhaft an der Beziehung zwischen Körperbau und Temperament interessiert und zudem ein enger Freund von Dr. William Sheldon, einem der hervorragenden Pioniere auf diesem Gebiet. Durch Aldous lernte ich Sheldon kennen, der mir sagte, Aldous sei einer der wenigen Leute, die wirklich verstünden, worauf er mit seiner Arbeit hinauswolle. Auf einem unserer Einkaufsbummel bei Ohrbach in Los Angeles führte mich Huxley in die Kunst der Körpertypenbestimmung auf Rolltreppen ein. Auf Rolltreppen sind die Menschen sich ihrer selbst nicht bewußt, fühlen sich unbeobachtet und sind entspannt. Während wir in entgegengesetzter Richtung so an ihnen vorbei emporgetragen wurden, rief Aldous zum Beispiel plötzlich aus: »Humphry, hast diese wunderbar körperbetonte Frau mit den aztekischen Gesichtszügen gesehen?« Er selbst beschrieb die Begrenzung, die eine bestimmte Konstitution auch der lebhaftesten Phantasie auferlege, einmal so: »Weißt du, ich kann mir nicht vorstellen, wie es wäre, Joe Louis zu sein.« Ich hatte angenommen, daß er mit seinem tiefen Verständnis für Temperamente kaum Schwierigkeiten haben würde, sich in die Welt des berühmten Boxers zu versetzen.

In dieser Welt konzentriert sich alles auf die wenigen, in hohem Maße ritualisierten, zeitlosen Augenblicke im Ring, Augenblicke der Wahrheit, für die ein großer Boxer lebt und in denen er einzig wirklich lebendig ist. Aber Aldous, dem hochaufgeschossenen, zartknochigen, muskelschwachen, schlanken Verstandesmenschen mit seiner Schmerzempfindlichkeit und seiner ständigen Angst vor Verletzungen, schien es völlig unbegreiflich zu sein, daß irgend jemand Vergnügen daran finden konnte, einem solchen knochenzerschmetternden, hirnerschütternden Kampf grün- und blaugeschlagener Körper beizuwohnen.

Nicht lange nach meinem zweiten Besuch in Los Angeles starb Maria. Sie wußte, daß sie nicht mehr lange zu leben hatte, und sagte mir, wie besorgt sie wegen Aldous sei. Aber es zeigte sich dann, daß er flexibler und anpassungsfähiger war, als sie und die meisten seiner Freunde erwartet hatten.

Aldous brachte mich mit vielen Leuten zusammen, die, wie er meinte, sich für unsere Arbeit interessieren könnten, und aus diesen Kontakten ergaben sich weitere Entwicklungen. Zum Beispiel führte die Bekanntschaft mit Mrs. Eileen Garrett[3] zu einer Reihe von Untersuchungen über das Verhältnis von Parapsychologie zu Psychopharmaka. Daraus wiederum ergaben sich aufregende neue Entwicklungen auf dem Gebiet der Hypnose, einem von Aldous' Lieblingsthemen. Mein Kollege Abram Hoffer und ich haben zusammen mit seinem Bruder Julian[4] an der Erforschung der genetischen Überlegenheit von Schizophrenen gearbeitet. Bei unserer Arbeit mit Drogen (Substanzen, die bewußtseinsvertiefend oder auch bewußtseinserweiternd wirken) war Aldous immer für eine vorsichtige Kühnheit. Er riet den Forschern, die Versuche geheimzuhalten und jede Publicity zu vermeiden. Unseligerweise wurde sein Rat nicht immer befolgt. [...]

Während er an *Eiland* arbeitete, erfuhr ich, daß er unheilbar an Krebs erkrankt war. Das war im November 1960, am Tag der Präsidentschaftswahlen. Ich war, um ihn zu treffen, nach Cambridge/Massachusetts geflogen, wo er Vorträge hielt. Er sah erschöpft, müde und blaß aus und berichtete mir, daß er Zungenkrebs gehabt habe, daß aber der Arzt der Ansicht gewesen sei, er habe gute Aussichten, wenn er sich einer Behandlung mit Radiumnadeln unterzöge. Er hatte eine Operation erwogen, sich aber dagegen entschieden, als er erfuhr, daß sie mit ziemlicher Sicherheit sein Sprechvermögen beeinträchtigen würde. Er bat mich, die Sache nicht mit den Familienmitgliedern zu besprechen, es würde sie nur beunruhigen und ihm nicht helfen. Dann ließ er das Thema fallen und las mir das Kapitel aus *Eiland* vor, das sich mit der *moksha*-Medizin befaßt, mit dem Gebrauch von Drogen, die den Menschen helfen sollen, sich auf eine im Wandel begriffene Welt einzustellen, sie lehren sollen, sich selbst zum Besseren zu verändern und sich auf das Sterben vorzubereiten. Das Buch ist angefüllt mit seinen besten Gedanken, die einer gründlichen Beschäftigung und Erwägung wert sind und die in vollem Umfange noch zu würdigen sind.

Anfang 1961 wurde sein und Lauras neues Heim durch einen verheerenden Brand zerstört, und sie verloren alles, was sie besaßen, auch seine Bücher und Papiere. Es war eine Art Tod, ein völliges Auslöschen von allem. »Ich nahm es als Zeichen, daß der grimmige Sensenmann mich voll ins Auge gefaßt hatte«, sagte er später. Aber er überstand auch das, und bei seinen Besuchen in England 1961 und 1962 war er wunderbar lebendig, wenn auch so spindeldürr, daß man meinte, ein Windstoß könne ihn davontragen.

Ein Jahr vor seinem Tode stand er vor seinem Geburtshaus in Charterhouse School in Surrey und war gerührt und überrascht, daß der neue Eigentümer ihn erkannte und hineinbat. Es fiel Aldous schwer, eine »öffentliche Figur« zu sein und sich als »großen Mann« ernst zu nehmen. Es sei ihm unangenehm, gestand er mir, sein eigenes Lob anzuhören, weil ihm entweder danach zumute sei, zu lachen, oder, sich nach der bewundernswürdigen Persönlichkeit umzuschauen, auf die da so schmeichelhafte Reden gehalten wurden. Dennoch genoß er den Empfang, der ihm in Rio de Janeiro bereitet wurde, wo während seines Aufenthalts tagtäglich in einer der Zeitungen eine Kolumne mit der Überschrift *O Sabio [Der Weise]* erschien. »Es ist der einzige Ort auf der Welt, wo es Leute gibt, die Tag für Tag die Meinung eines Literaten über allgemeine Dinge lesen wollen.« Brasilia fand er ermüdend und sehr unmenschlich. Der Höhepunkt seines Besuches war ein Flug den Amazonas hinauf zu einem Indianerstamm, der wie in der Steinzeit lebte. Er wurde von einem der hervorragenden Anthropologen empfangen, die in der Betreuungsorganisation für Indianer arbeiten. Als der Mann den Namen Huxley hörte, fragte er: »Sir Julian?«, und als die Antwort war: »Nein, Aldous«, brach er in Freudentränen aus. Ich glaube, das war für Aldous die höchste Ehrung.

Im August letzten Jahres auf der Tagung der Welt-Akademie in Stockholm war Huxley durchscheinend blaß. Es war unsicher gewesen, ob er überhaupt würde kommen können. Der Krebs war wieder aufgetreten, aber zur Zeit unter Kontrolle. Trotzdem arbeitete Aldous mit aller Entschiedenheit darauf hin, Mitglieder

der Akademie zu der Erforschung der menschlichen Möglichkeiten zu bewegen. Nachdem ihm das gelungen war, machte er sich daran, einen Entwurf vorzubereiten. Ich war eine Weile bei ihm in seinem Hotelzimmer, während er daran feilte. Er war ganz in seine Arbeit vertieft. Wie ich ihn so beobachtete, wurde mir klar, daß ich ihn womöglich nie wiedersehen würde, und ich machte ein paar Aufnahmen von diesem großen Meister bei der Arbeit. Denn sein täuschend leichter, unterhaltender Stil war das Ergebnis sorgfältiger Überarbeitung. Es falle ihm heute nicht leichter zu schreiben als vor fünfundzwanzig Jahren, sagte er mir. Für ihn gab es keine schnellere Methode, zu einem guten Ergebnis zu kommen, als immer aufs neue umzuschreiben. Ich war voller Unruhe, als wir uns trennten, versuchte aber, mein schlimmes Vorgefühl zu unterdrükken. Er wollte mich im Oktober in Princeton besuchen, bis dahin waren es nur zwei Monate. Während der allerletzten Minuten unseres Beisammenseins besprachen wir noch, wen man zu der neuen Arbeit auffordern solle. Im Oktober war er zu krank, um reisen zu können. Die durch die Röntgenbestrahlung gewonnene Zeit war abgelaufen. Sehr bald danach gab es meinen lieben Freund, dieses weise und gütige »Triphibium«, dieses »dreilebige Wesen«, wie er selbst den Menschen genannt hatte, nicht mehr.

Anmerkungen

1 Mitarbeiter von Dr. Osmond und Dr. Abram Hoffer bei der Erforschung der Schizophrenie am Saskatchewan Hospital in Weyburn.

2 *Hibbert Journal*, Jan. 1953, Zusammenfassung ihres Berichts: »Schizophrenia: A New Approach.« In: *Journal of Mental Science 98* (April 1952).

3 Präsidentin der Parapsychology Foundation

4 Der berühmte Zoologe Sir Julian Huxley (1887–1975) war der ältere Bruder von Aldous.

KAPITEL 9

1953
Briefe

Die folgenden Briefe, die Huxley nach seinem ersten Versuch mit Meskalin schrieb, zeigen seine beträchtliche Begeisterung und ein wachsendes Interesse an Parapsychologie, Geisteskrankheiten, visionären Erfahrungen und an der Politik der Drogenforschung.

An Dr. Humphry Osmond [Smith 631]

740 North Kings Road
Los Angeles 46, Kalifornien
21. Juni 1953

Lieber Humphry,
erst gestern war unsere Reise zu Ende. Daher kommt die Bestätigung Deines Briefes so spät. Selbstverständlich werde ich, sobald sich eine günstige Gelegenheit bietet, mit Hutchins über Euer Projekt[1] sprechen. Ich glaube, es wäre gut, wenn Du es inzwischen auf ein paar Seiten darlegen könntest. Komm dabei darauf zu sprechen, wie wichtig die Meskalinforschung vom rein medizinischen Standpunkt aus sein könnte, und erwähne auch ihre ganz allgemeine Bedeutung für Psychologie, Philosophie und Wissenschaftstheorie. Weise darauf hin, daß das verfügbare Material immer noch lächerlich begrenzt ist, daß eine größere Anzahl Fallstudien erforderlich ist, um zu bestimmen, wie Menschen verschiedener physischer Beschaffenheit und verschiedenen Temperaments auf die Droge ansprechen. Zum Beispiel: reagiert der – nach Galton[2] – »visuelle Typ« anders als der nicht-visuelle? (Ich bin sicher, daß es so ist. Ich bin ein nicht-visueller Typ, und meine Erfahrungen waren nur sehr wenig bildhaft. Nichtsdestoweniger berichten viele, die die Droge genommen haben, von Visionen.) Und dann: gibt es, was die durchschnittlichen Reaktionen betrifft, einen entscheidenden Unterschied zwischen verstandesbetonten, bauchbetonten, muskelbetonten Menschen? Machen ausgesprochen musi-

kalische Menschen Hörerfahrungen, die den Visionen und Transfigurationen der äußeren Welt, wie andere sie haben, entsprechen? Wie wirkt die Droge auf Leute, die sich mit reiner Mathematik oder mit Philosophie befassen? (Es wäre interessant, sie an einem Anhänger des logischen Positivismus zu erproben. Würde der – wie Thomas von Aquin am Ende seines Lebens, nachdem ihm die Erfahrung einer begnadeten Innenschau gewährt worden war – sagen, daß alle Philosophie nicht mehr wert sei als Streu und Stroh, und von jedem weiteren verstandesmäßigen Vorgehen ablassen?)

Gewappnet mit dieser Zusammenfassung des Projekts und auch mit meinem eigenen Essay zu dem Thema [*Die Pforten der Wahrnehmung*] (der wegen der Fragen, die er aufwirft, und der unterschiedlichen Beleuchtung vieler Gebiete eine recht langwierige Angelegenheit zu werden verspricht), werde ich mich zu Hutchins aufmachen und sein Interesse zu erregen versuchen. Ich könnte mir vorstellen, daß er selbst die Droge nehmen möchte. Ließe es sich nicht einrichten – da es eine ganze Reihe Leute mit mannigfaltigen Idiosynkrasien gibt, die den Wunsch, an einem solchen Versuch teilzunehmen, bereits geäußert haben oder sicherlich äußern werden –, daß Du oder John Smythies für ein paar Tage herkommt, um dieses Experiment zu leiten? Wenn Du diese Idee für annehmbar hältst, laß es mich wissen, ich werde dann anfangen, den Boden dafür vorzubereiten. Zunächst warte ich auf Deine Zusammenfassung. Sobald mein Essay fertig ist, schicke ich ihn Dir.
Dir und Deiner Familie alle guten Wünsche – auch von Maria –,

Dein
Aldous H.

[. . .]

An Harold Raymond[3] [Smith 632]

---

740 North Kings Rd.
Los Angeles 46 / Kalifornien
21. Juni 1953

Mein lieber Harold,
[. . .]

Der Essayband, an dem ich schon einige Zeit lang mit Unterbrechungen arbeite, kommt recht gut voran, und ich hoffe, die ganze Sammlung bis zum Herbst fertig zu haben. Im Augenblick arbeite

ich an einem Essay – er verspricht sehr lang zu werden – über eine Erfahrung mit Meskalin, die ich im Mai dieses Jahr gemacht habe, als ein außerordentlich befähigter junger englischer Psychiater bei uns wohnte, der jetzt zusammen mit einer Gruppe ähnlich unternehmender junger Ärzte und Biochemiker in Kanada über Schizophrenie arbeitet. Du hast wahrscheinlich Berichte über Meskalinerfahrungen, zum Beispiel von Havelock Ellis oder Weir Mitchell[4], gelesen; es gibt noch eine Menge anderer. Es ist ohne jede Frage die außergewöhnlichste und bedeutungsvollste Erfahrung, die menschliche Wesen diesseits der *Visio beatifica* haben können; sie deckt eine Menge philosophischer Probleme auf, wirft ein scharfes Licht auf Ästhetik, Religion und Wissenschaftstheorie und berührt dabei alle möglichen Fragen. Das Allererstaunlichste an Meskalin – welches der Wirkstoff im Peyotekaktus ist, den die nordamerikanischen Indianer bei ihren religiösen Zeremonien benutzen und der jetzt synthetisch hergestellt werden kann – ist, daß es fast ganz untoxisch ist. Keine unangenehmen physischen Wirkungen, außer einem leichten Gefühl von Seekrankheit am Anfang, keine Verminderung der intellektuellen Fähigkeiten und überhaupt kein Kater hinterher – nichts außer einer Veränderung des Bewußtseins auf eine Weise, daß man genau weiß, was Blake meint, wenn er sagt: »Würden die Pforten der Wahrnehmung gereinigt, erschiene den Menschen alles, wie es ist: unendlich und heilig.« Der Schizophrene erfährt diesen Bewußtseinszustand gelegentlich; aber da er am Anfang Angst empfindet und da die Tatsache, daß er nicht weiß, wie und wann er aus diesem veränderten Bewußtseinszustand wieder auftauchen wird, diese Angst noch verstärkt, erfährt er im allgemeinen zwar eine Andere Welt, die aber nicht der Himmel, sondern die Hölle und das Fegefeuer ist. Die jungen Leute dort in Kanada sind einer ungeheuer wichtigen Sache auf der Spur: nämlich einer biochemischen Verbindung, die Schizophrenie verursacht. Meskalin und die kürzlich synthetisch dargestellte Lysergsäure – die den gleichen Effekt hat – sind chemisch dem Adrenalin eng verwandt. Und eines der Zerfallsprodukte des Adrenalin, Adrenochrom, das im Körper auftreten kann, ruft – wenn man es isoliert – ähnliche Erfahrungen hervor wie Meskalin. Es ist also denkbar, daß diese Wissenschaftler kurz davor sind, etwas zur Heilung dieser modernen Seuche oder zur Vorbeugung gegen sie zu finden – wer weiß?
Euch beiden alles Liebe von uns,

Euer
Aldous

Anmerkungen

1 »Projekt«: Die Aufzeichnung von Interviews zu Meskalinversuchen mit fünfzig bis hundert Leuten von herausragender Qualifikation auf verschiedenen Gebieten. Dieses Projekt hatten Dr. Osmond und sein Kollege Dr. Abram Hoffer zugleich mit einem anderen, streng pharmazeutischen Forschungsprojekt über bewußtseinsverändernde Drogen, das bereits lief, in großen Zügen dargestellt. [Notiz von Smith]

2 Sir Francis Galton, englischer Naturwissenschaftler, 1822–1911, eigentlicher Begründer der Eugenik (»Hereditary Genius«), Vetter von Charles Darwin. (A. d. Ü.)

3 Huxleys Lektor bei Chatto & Windus

4 Ellis und Mitchell: vgl. den Auszug aus *Die Pforten der Wahrnehmung*.

KAPITEL 10

1954
Die Pforten der Wahrnehmung

Aldous Huxley

Die Veröffentlichung dieses schmalen Bändchens inmitten der psychischen und intellektuellen Öde der Eisenhower-Regierung und der McCarthy-Verhöre war von grundlegender kultureller Bedeutung. Huxleys vierzigstes Buch – der Titel ist der Vermählung von Himmel und Hölle, *einem Werk des visionären Dichters William Blake, entnommen – ist ein Schlüsselwerk der psychedelischen Literatur. Am Anfang seines letzten Lebensjahrzehnts, nur wenige Monate vor seinem sechzigsten Geburtstag, fand Huxley den »Schlüssel zum chemischen Einstieg«.*

Die Bezüge sind – typisch für die literarische Behandlung eines wissenschaftlichen Experiments – äußerst vielfältig; den Ton bestimmt entschiedene Vernunft, die sich auf persönliche und historische Zeugnisse stützt. Außer Blake ist auch das Tibetanische Totenbuch – *das später noch eine so bedeutsame Rolle in seinem Leben und seinen literarischen Arbeiten spielen sollte – eine wichtige literarische Quelle. Huxley kam zu dem Schluß, daß auch Meskalin, obgleich es den meisten der von der Menschheit verwendeten Drogen überlegen ist, »nicht die ideale Droge« sei. Aber seine Vorstellung von* moksha *war nach seinem ersten Meskalinversuch sehr viel genauer. Außer Dr. Osmond, der die medizinische Leitung bei dem Experiment innehatte, war bei der psychedelischen Initiation Huxleys noch seine Frau Maria dabei, der er die* Pforten der Wahrnehmung *gewidmet hat.*

Im Jahre 1886 veröffentlichte der deutsche Pharmakologe Louis Lewin[1] die erste systematische Untersuchung über das Gewächs, das später seinen Namen erhielt. *Anhalonium Lewinii* war der Wissenschaft noch unbekannt. Primitiven Religionen und den Indianern Mexikos und des Südwestens von Nordamerika war dieser Kaktus seit undenklichen Zeiten ein guter Freund; tatsächlich mehr als ein Freund, denn, wie ein früher spanischer Besucher[2] der Neuen Welt berichtete, »sie essen eine Wurzel, die sie Peyotl nennen, und sie verehren sie, als wäre sie eine Gottheit«.

Warum sie das taten, wurde klar, als so hervorragende Psychologen wie Jaensch, Havelock Ellis und Weir Mitchell[3] ihre Versuche mit Meskalin, dem Wirkstoff des Peyote, begannen. Sie gingen freilich nicht so weit, einen Abgott daraus zu machen; aber alle wiesen sie einhellig dem Meskalin einen ganz besonderen Platz unter den Rauschmitteln zu. In geeigneten Dosierungen verabreicht, verändert es die Qualität des Bewußtseins gründlicher und ist dabei weniger toxisch als jede andere Substanz aus dem Fundus der Pharmakologen.

Die Meskalinforschung ist seit Lewin und Havelock Ellis von Zeit zu Zeit immer wieder aufgenommen worden. Es gelang Chemikern nicht nur, das Alkaloid zu isolieren; sie lernten auch, es synthetisch herzustellen, so daß der Vorrat nicht mehr von der spärlichen und nur zeitweiligen Ernte eines Wüstenkaktus abhängt. Psychiater nahmen selber Meskalin, weil sie hofften, dadurch zu einem besseren, aus erster Hand gewonnenen Verständnis der psychischen Prozesse bei ihren Patienten zu gelangen. Psychologen beobachteten, wenngleich leider an zu wenigen Versuchspersonen und unter zu stark eingeschränkten Bedingungen, einige der auffallenderen Wirkungen dieses Präparats und beschrieben sie. Neurologen und Physiologen entdeckten einiges, was Aufschluß über die Wirkung der Droge auf das Zentralnervensystem gab. Und mindestens ein Philosoph nahm Meskalin, um dadurch womöglich Licht in so uralte ungelöste Rätsel zu bringen, wie sie die Fragen darstellen, welche Bedeutung dem Geist in der Natur zukomme und welche Beziehung zwischen dem Gehirn und dem Bewußtsein bestehe.[4]

Und dabei blieb es, bis vor wenigen Jahren eine neue und vielleicht höchst bedeutsame Tatsache beobachtet wurde.[5]

In Wirklichkeit hatte sich diese Tatsache schon mehrere Jahrzehnte lang nahezu aufgedrängt; aber wie es sich traf, hatte niemand sie bemerkt, bis einem jungen englischen Psychiater, der gegenwärtig in Kanada arbeitet, die große Ähnlichkeit in der chemischen Zusammensetzung von Meskalin und Adrenalin auffiel. Im Verlauf weiterer Forschungen erwies es sich, daß Lysergsäure, ein äußerst starker, aus Mutterkorn gewonnener Erreger von Halluzinationen, eine strukturelle biochemische Verwandtschaft mit den beiden genannten Substanzen hat. Dann folgte die Entdeckung, daß Adrenochrom, ein Zerfallsprodukt des Adrenalins, viele der beim Meskalinrausch beobachteten Symptome hervorrufen kann. Andrenochrom aber bildet sich im menschlichen Körper wahrscheinlich von selbst. Mit anderen Worten, jeder von uns ist vielleicht fähig, in sich eine chemische Substanz zu erzeugen, von der, wie man nun weiß, winzige Mengen tiefgreifende Veränderungen des Bewußtseins bewirken. Einige dieser Veränderungen gleichen den bei der Schizophrenie auftretenden – derjenigen Krankheit, die eine der charakteristischsten Heimsuchungen der Menschen im 20. Jahrhundert darstellt. Hat die geistige Störung eine chemische Ursache? Und ist die chemische Störung ihrerseits durch seelische Prozesse bedingt, die auf die Nebennieren einwirken? Eine solche Behauptung wäre voreilig. Wir können noch nicht mehr sagen, als daß ein begründeter Verdacht besteht. Mittlerweile geht man den Anhaltspunkten systematisch weiter nach, und die Detektive – Biochemiker, Psychiater und Psychologen – verfolgen die Spur.

Durch eine für mich äußerst günstige Verknüpfung von Umständen befand ich mich im Frühjahr 1953 auf dieser Spur. Einer der Detektive war beruflich nach Kalifornien gekommen. Trotz der siebzig Jahre lang betriebenen Meskalinforschung war das psychologische Material, das ihm zur Verfügung stand, noch immer in höchstem Maße unzulänglich, und er unternahm den Versuch, es zu erweitern. Ich war zur Stelle und bereit, ja begierig, Versuchskaninchen zu sein. So kam es, daß ich an einem schönen Maimorgen[6] vier Zehntelgramm Meskalin, in einem halben Glas Wasser aufgelöst, schluckte und mich dann hinsetzte, um die Wirkung abzuwarten.

Wir leben miteinander, wir beeinflussen uns gegenseitig und reagieren aufeinander; aber immer und unter allen Umständen sind wir einsam. Die Märtyrer schreiten Hand in Hand in die Arena; gekreuzigt werden sie allein. In ihren Umarmungen versuchen Liebende verzweifelt, ihre jeweilige Ekstase in einer gemeinsamen Transzendenz zu vereinigen – jedoch vergebens. Die Natur verurteilt jeden Geist, der in einem Körper lebt, dazu, Leid und Freud in Einsamkeit zu erdulden und zu genießen. Empfindungen, Gefühle, Einsichten, Einbildungen – sie alle sind etwas Privates und nur durch Symbole und aus zweiter Hand mitteilbar. Wir können Berichte über Erfahrungen austauschen und sammeln, niemals aber die Erfahrungen selbst. Von der Familie bis zur Nation – jede Gruppe von Menschen stellt eine Inselwelt dar, wobei jede Insel ein Weltall für sich bildet.

[...]

Durch die Glastür trat ich auf eine Art Pergola hinaus, die teilweise von Kletterrosen und teilweise von einer Lattenkonstruktion überdacht ist und deren Latten und die Zwischenräume jeweils einen Zoll breit sind. Die Sonne schien und die Schatten der Stäbe bildeten ein Zebramuster auf dem Boden und auf Sitz und Lehne eines Liegestuhls, der hier auf der Pergola stand. Dieser Liegestuhl – werde ich ihn je vergessen? An den Stellen, wo die Schatten auf seine Leinenbespannung fielen, entstanden wechselweise Streifen von einem tiefen, aber glühenden Indigoblau und helle leuchtende Streifen, so daß es schwer fiel, zu glauben, sie könnten nicht aus blauem Feuer sein. Es kam mir vor, als blickte ich eine unendlich lange Zeit darauf, ohne zu wissen, ja sogar ohne wissen zu wollen, was sich da mir gegenüber befand. Zu jeder anderen Zeit hätte ich einen abwechselnd von Licht und Schatten gestreiften Liegestuhl gesehen. Heute aber hatte der Wahrnehmungsinhalt den Begriffsinhalt in sich aufgenommen. Ich war vom Betrachten derartig in Anspruch genommen, so sehr vom Donner gerührt von dem, was ich tatsächlich sah, daß nichts anderes meinem Bewußtsein zugänglich war. Gartenmöbel, Lattenstäbe, Sonnenlicht, Schatten – das waren bloß Namen und Begriffe, lediglich Verbalisierungen des Ereignisses für nützliche oder wissenschaftliche Zwecke. Das Ergebnis war diese Aufeinanderfolge azurblauer Schmelzofentüren, die durch Klüfte eines unergründlichen Enzianblaus voneinander getrennt waren. Es war unaussprechlich wundervoll, fast in erschreckendem Grad wundervoll. Und plötzlich hatte ich eine Ahnung davon, was für ein Gefühl es sein muß, wahnsinnig zu sein. Die Schizophrenie hat ebenso ihre Himmel wie ihre Höllen und Fegefeuer. Ich erinnere mich dessen, was mir ein schon vor Jahren verstorbener Freund von seiner wahnsinnigen Frau erzählte. Eines Tages, während des frühen Stadiums der Krankheit, als seine Frau noch luzide Intervalle hatte, war er in die Heilanstalt gegangen, um mit ihr über die Kinder zu sprechen. Sie hörte ihm eine Zeitlang zu und schnitt ihm dann das Wort ab. Wie könne er es über sich bringen, seine Zeit mit den zwei abwesenden Kindern zu vergeuden, wenn alles, worauf es wirklich ankomme, hier und jetzt geschehe und in der unaussprechlichen Schönheit der Muster bestehe, die seine braune Tweedjacke immer dann bilde, wenn er den Arm bewege? Leider jedoch sollte dieses Paradies unverstellter Wahrnehmung, reiner, aber einseitiger Kontemplation, nicht von Dauer sein. Die seligen Zwischenzeiten wurden immer seltener, immer kürzer, bis sie sich schließlich nicht mehr einstellten und nur Grauen übrigblieb.

Die meisten Menschen, die Meskalin nehmen, erleben bloß den himmlischen Teil der Schizophrenie. Die Droge führt nur diejenigen in die Hölle und in das Fegefeuer, die kurz vorher einen Anfall von Gelbsucht hatten, an periodischen Depressionen oder chronischer Angst leiden. Wenn Meskalin, wie andere ähnlich starke Rauschmittel, notorisch toxisch wäre, gäbe schon sein bloßer Genuß Anlaß zu Befürchtungen. Aber ein durchschnittlich gesunder Mensch weiß, daß Meskalin für ihn völlig unschädlich ist, daß seine Wirkungen sich nach acht bis zehn Stunden verlieren, keinen Katzenjammer hinterlassen und daher auch kein Bedürfnis nach einer Erneuerung der Dosis auftritt. Gestützt durch dieses Wissen, läßt er sich ohne Furcht auf das Experiment ein – mit anderen Worten, er hat weder Anlaß noch Neigung, eine beispiellos fremdartige und außerhalb des üblichen Bereichs liegende menschliche Erfahrung in etwas Entsetzliches, etwas tatsächlich Teuflisches zu verwandeln.

Einem Liegestuhl gegenüber, der aussah wie das Jüngste Gericht – oder, genauer gesagt, einem Jüngsten Gericht gegenüber, das ich nach langer Zeit und mit beträchtlicher Schwierigkeit als einen Liegestuhl erkannte –, merkte ich plötzlich, daß ich mich auf der Schwelle zur Panik befand. Dies, so fühlte ich auf einmal, ging denn doch zu weit. Es ging zu weit, obgleich es ein Eindringen in intensivere Schönheit, tiefere Bedeutung darstellte. Die Furcht, wenn ich sie nun nachträglich analysiere, galt einem Überwältigtwerden, einem Zerfallen unter einem Druck der Wirklichkeit, der so stark werden könnte, daß ein Geist, der es gewohnt war, sich die meiste Zeit in einer Welt von Symbolen heimisch zu fühlen, ihn unmöglich ertragen könnte. Die Literatur, die religiöses Erleben schildert, ist überreich an Hinweisen auf die Schmerzen und Schrecken, von denen diejenigen überwältigt werden, die sich plötzlich einer Offenbarung des *mysterium tremendum* gegenübersehen. In der Sprache der Theologie ausgedrückt geht diese Furcht auf die Unvereinbarkeit der menschlichen Ichsucht mit der göttlichen Reinheit zurück, auf die von ihm selbst betonte Abgegrenztheit des Menschen von der Grenzenlosigkeit Gottes. Jakob Boehme und William Law folgend läßt sich sagen, daß verderbte Seelen das göttliche Licht in seinem vollen Glanz nur als ein brennendes, alle Unreinheit hinwegfegendes Feuer verstehen können. Etwas nahezu Identisches findet sich im *Tibetanischen Totenbuch*, in dem beschrieben wird, wie die abgeschiedene Seele in höchster Qual vor dem »klaren Licht der großen Leere« und sogar vor den kleineren, weniger hellen Lichtern zurückscheut und sich kopfüber in das tröstliche Dunkel des Daseins als Selbst zurückstürzt, das Leben als wiedergeborener Mensch oder sogar als Tier, als unseliger

Geist, als ein Bewohner der Hölle wählt. Alles, alles, nur nicht diese brennende Helle ungemildeter Wirklichkeit!

Die schizophrene Seele ist nicht nur unerlöst, sondern auch sehr schwer erkrankt. Die Krankheit des Schizophrenen besteht in dem Unvermögen, sich vor der inneren und äußeren Wirklichkeit (so wie das der geistig Gesunde im allgemeinen tut) in die selbst erschaffene Welt der Vernunft zu flüchten – in die menschlich abgegrenzte Welt mit ihren nützlichen Begriffen, gemeinsamen Symbolen und allgemein anerkannten Konventionen. Der Schizophrene gleicht einem Menschen, der dauernd unter dem Einfluß von Meskalin steht und daher nicht imstande ist, das Erleben einer Wirklichkeit auszuschalten, mit der zu leben er nicht heilig genug ist, die er nicht wegerklären kann, denn sie ist die unumstößlichste aller Tatsachen, und die ihm, weil sie es ihm nie erlaubt, die Welt allein mit menschlichen Augen anzusehen, einen solchen Schrecken einjagt, daß er ihre nie endende Fremdartigkeit, die brennende Intensität als Manifestation menschlicher oder sogar kosmischer Böswilligkeit auslegt, welche die verzweifeltsten Gegenmaßnahmen fordert, angefangen von mörderischer Gewalttätigkeit bis zur Katatonie oder zum psychischen Selbstmord. Und befände man sich erst einmal auf dieser abwärtsführenden, auf dieser Höllenstraße, dann wäre man nicht mehr imstande, haltzumachen. Das war mir nun nur allzu klar.

»Wenn man sich erst einmal in der falschen Richtung bewegte«, sagte ich als Antwort auf die Fragen des Experimentators, »wäre alles, was geschieht, ein Beweis für die Verschwörung gegen einen. Alles hätte seine eigene Gültigkeit. Man könnte keinen Atemzug tun, ohne gleichzeitig zu wissen, daß er ein Teil der Verschwörung ist.«

»Also glauben Sie zu wissen, wo der Wahnsinn beginnt?«

Meine Antwort war ein überzeugtes und tief empfundenes Ja.

»Und Sie hätten keine Kontrolle über ihn?«

»Nein. Ich hätte ihn nicht in der Kontrolle. Wenn man Furcht und Haß als Voraussetzungen für ihn annimmt, kommt man um das bittere Ende nicht herum.«

»Wärst du imstande«, fragte meine Frau, »deine Aufmerksamkeit fest auf das zu richten, was das *Tibetanische Totenbuch* ›das klare Licht‹ nennt?«

Ich äußerte meine Zweifel.

»Würde es das Übel bannen, dieses Licht, wenn du es im Auge behalten könntest, oder wärst du dazu nicht imstande?«

Ich erwog die Frage eine Weile.

»Vielleicht«, antwortete ich endlich. »Vielleicht könnte ich das.

Aber nur, wenn jemand dabei wäre, der mir von dem klaren Licht sprechen würde. Man könnte es nicht allein. Das ist vermutlich der Sinn des tibetanischen Rituals – daß jemand die ganze Zeit bei einem ist und einem sagt, worauf es ankommt.«

Nachdem ich mir dann später die Aufnahme dieses Teils des Experiments angehört hatte, holte ich mir das *Tibetanische Totenbuch* von Evans-Wentz aus dem Regal und öffnete es aufs Geratewohl.

»O Edelgeborener, laß deinen Geist nicht abgelenkt werden.« Das war das Problem: sich nicht ablenken zu lassen. Unabgelenkt durch die Erinnerung an begangene Sünden, vorgestellte Genüsse, den bitteren Nachgeschmack alten erlittenen Unrechts und alter Demütigungen, durch all die Furcht- und Haßgefühle und Begierden, die für gewöhnlich das Licht verdunkeln. Was jene buddhistischen Mönche für die Sterbenden und die Toten tun, könnte das der moderne Psychiater nicht für die Geistesgestörten tun? Es muß nur eine Stimme da sein, die ihnen bei Tag und sogar während des Schlafs versichert, daß trotz all der Schrecken, all der Bestürzung und Verwirrung die letzte Wirklichkeit unerschütterlich bleibt und von derselben Substanz ist wie das Innere Licht des Gemüts, sei es auch noch so grausam gemartert. Mit Hilfe von Apparaten wie Plattenspielern, automatisch gesteuerten Schaltmechanismen, Lautsprechern und Kopfhörern sollte es sehr leicht sein, auch die Insassen einer Anstalt, die wenig Personal hat, unaufhörlich an diese grundlegende Tatsache zu gemahnen. Vielleicht würde einigen dieser verlorenen Seelen auf diese Weise dazu verholfen, ein gewisses Maß an Herrschaft über jene Welt – eine zugleich schöne und entsetzliche, aber immer von der menschlichen verschiedene, völlig unbegreifliche Welt – zu gewinnen, in welcher zu leben sie sich verurteilt sehen.

Keineswegs zu früh wurde ich von der beunruhigenden Pracht und Herrlichkeit meines Liegestuhls abgelenkt. In grünen Parabeln von der Hecke herabhängend, strahlte das Efeulaub ein jadeartig glasiges Leuchten aus. Einen Augenblick später explodierte ein Beet vollerblühter Hyazinthenaloen innerhalb meines Gesichtsfeldes. Die Blumen waren bis zu einem solchen Grad lebendig, daß sie ganz nahe daran zu sein schienen, sich zu äußern, während sie in das Blau des Himmels emporstrebten. Wie der Liegestuhl unter den Latten der Pergola beteuerten auch sie zuviel. Ich blickte auf die Blätter und entdeckte ein wellenförmiges kompliziertes Muster aus den zartesten grünen Lichtern und Schatten, das pulsierte, als enthülle es ein Geheimnis, das nicht enträtselt werden konnte.

Rosen:
Die Blüten sind leicht zu malen,
die Blätter schwierig.

Das *haiku* des Shiki drückt indirekt genau das aus, was ich empfand – die übermäßige, die allzu offenbare Herrlichkeit der Blüten, die im Gegensatz zu dem subtileren Wunder des Blattwerks stand.

Wir gingen auf die Straße hinaus. Ein großes hellblaues Auto stand am Randstein. Bei seinem Anblick wurde ich plötzlich von ungeheurer Heiterkeit überwältigt. Was für eine Selbstgefälligkeit, was für eine absurde Selbstzufriedenheit lächelte breit aus diesen gewölbten Flächen! Ich lachte, bis mir die Tränen über die Wangen liefen.

Wir gingen ins Haus zurück. Eine Mahlzeit stand bereit. Jemand, der noch nicht mit mir identisch war, stürzte sich mit einem Wolfshunger darauf. Aus beträchtlicher Entfernung und ohne großes Interesse sah ich zu.

Als die Mahlzeit beendet war, stiegen wir in das Auto und fuhren spazieren. Die Wirkung des Meskalins begann schon nachzulassen, aber die Blumen in den Gärten standen noch immer auf der Schwelle zum Übernatürlichen. Die Pfeffer- und Johannisbrotbäume längs der Seitenstraßen gehörten offenkundig noch immer zu einem heiligen Hain. Der Garten Eden wechselte mit Dodona ab, Yggdrasil mit der mystischen Rose. Und dann, ganz plötzlich, waren wir an einer Straßenkreuzung und warteten, um den Sunset Boulevard zu überqueren. Vor uns rollten die Autos in einem stetigen Strom vorbei – Tausende, alle gleißend und glänzend wie der Traum eines Reklamefachmanns, und das nächste immer lächerlicher als das vorige. Abermals wurde ich von Lachen geschüttelt.

Das Rote Meer des Verkehrs teilte sich endlich, und wir fuhren hinüber in eine andere Oase von Bäumen, Rasenflächen und Rosen. Nach ein paar Minuten waren wir zu einem Aussichtspunkt in den Bergen hinaufgelangt, und die Stadt lag ausgebreitet zu unseren Füßen. Ziemlich enttäuschend war es, daß sie ganz wie die Stadt aussah, die ich bei anderen Gelegenheiten gesehen hatte. Was mich betraf, war die Verklärung proportional zur Entfernung. Je näher die Dinge waren, desto göttlicher waren sie verwandelt. Dieses riesige, matte Panorama unterschied sich kaum von sich selbst.

Wir fuhren weiter, und solange wir in den Bergen blieben, wo eine Fernsicht auf die andere folgte, blieb die Bedeutsamkeit auf ihrer Alltagsstufe, ein gutes Stück unter dem Übergang zur Verklärung. Der Zauber begann erst wieder zu wirken, als wir uns hinabwandten in eine neue Vorstadt und zwischen zwei Häuserzeilen dahinfuhren. Hier kam es trotz der besonderen Scheußlichkeit der Architektur zu neuerlichen Fällen transzendenten Andersseins, zu Andeutungen des Himmels vom Vormittag. Ziegelschornsteine und imitierte grüne Kupferdächer glühten im Sonnenschein wie Teile aus dem Neuen Jerusalem. Und auf einmal sah ich, was Guardi gesehen und so oft (mit welch unvergleichlicher Meisterschaft!) auf seinen Bildern wiedergegeben hatte – eine Stuckmauer mit einem schräg auf sie fallenden Schatten, eine kahle, aber unvergeßlich schöne Mauer, leer, aber durch und durch von der ganzen Bedeutsamkeit, dem ganzen Geheimnis des Daseins erfüllt. Die Offenbarung bereitete sich vor und war im Bruchteil einer Sekunde schon wieder vorbei. Das Auto war weitergefahren; die Zeit enthüllte eine neue Manifestation des ewigen So-Seins. »Innerhalb des Identischen ist Verschiedenheit. Aber daß Verschiedenheit von Identität verschieden sein soll, ist keineswegs die Absicht aller jener Buddhas. Ihre Absicht ist beides: Ganzheit und Unterschiedlichkeit.« Diese Böschung mit roten und weißen Geranien zum Beispiel – sie war völlig verschieden von der Mauer hundert Schritte hinter uns. Aber der Istzustand von beiden war derselbe. Das Ewige in ihrer Vergänglichkeit war dasselbe.

Eine Stunde später, als wir weitere fünfzehn Kilometer und den Besuch des »Größten Drugstore der Welt« glücklich hinter uns hatten, waren wir wieder daheim, und ich war in diesen beruhigenden, aber tief unbefriedigenden Zustand zurückgekehrt, der als »recht bei Sinnen sein« bekannt ist.

Anmerkungen

1 Louis Lewin (1850–1929), deutscher Pharmakologe und Toxikologe, Verfasser der *Phantastica* u. a. Die Monographie, auf die hier Bezug genommen wird, ist: »Über Anhalonium Lewinii Henn« – *Archiv für experimentelle Pathologie und Pharmakologie*, 24, 401–11 (1888, nicht 1886).

2 Bernardino de Sahagun (1499–1596), der 1526 als Ordensgeistlicher nach Mexiko kam. (A. d. Ü.)

3 Erich Jaensch (1883–1940) veröffentlichte in den späten dreißiger Jahren Aufsätze zur Meskalinforschung.

Havelock Ellis (1859–1939), Sexualforscher und Schriftsteller; der erste Engländer, der Arbeiten über die Wirkung von Meskalin veröffentlicht hat: »Mescal: A New Artificial Paradise«. – *Annot. Rept. Smithsonian Inst.*, 537–48 (1897); »A Note on Mescal Intoxication«. – *The Lancet*, 1540–42 (1897).
S. Weir Mitchell (1820–1914), Neurologe und Romancier, schrieb als einer der ersten Amerikaner über die Wirkung von Meskalin: »Remarks on the Effects of Anhalonium Lewinii, the Mescal Button«. – *Brit. Med. Journal 2*, 1625–29 (1896).

4 Den ersten Selbstversuch mit von ihm rein dargestellten Meskalin machte 1897 der deutsche Pharmakologe Arthur Heffter (1859–1925). Vgl. A. Guttmann: »Medikamentöse Persönlichkeitsspaltung«. – *Monatsschrift für Psychiatrie und Neurologie 56* (1924) und K. Beringer: *Der Meskalinrausch,* 1927. (A. d. Ü.)

5 Vgl. Humphry Osmond und John Smythies: »Schizophrenia: A New Approach«, a. a. O.
Humphry Osmond: »On Being Mad«. – *Saskatchewan Psychiatric Services Journal, Vol. 1, 2* (1952).
John Smythies: »The Mescalin Phenomena«. – *British Journal of the Philosophy of Science, Vol. III* (1953).
Seitdem sind zahlreiche andere biochemische, pharmakologische, psychologische und neurophysiologische Arbeiten über Schizophrenie und die bei Meskalingenuß auftretenden Erscheinungen veröffentlicht worden.

6 Das genaue Datum war der 6. Mai 1953.

KAPITEL 11

1954
Briefe

Die Pforten der Wahrnehmung *erwies sich als die umstrittenste Arbeit Huxleys. Die Reaktion der Öffentlichkeit, so schreibt seine Biographin Sybille Bedford, »umfaßte alles von kritischer und unkritischer Erregung bis zu moralischer und intellektueller Ablehnung, Achselzucken, Verlegenheit ... Rationalisten, die auf sich hielten, sahen darin einen neuen Beweis für Scharlatanerie und eine Abdankung des Verstandes, während die Ernsthaften und Religiösen beunruhigt waren, weil hier sozusagen ein Abkürzungsweg angeboten wurde (Bedford, Bd. 2, S. 162)«. Aber Aldous, den sein Erlebnis mit neuen Energien erfüllt hatte, dachte bereits über eine Folge der* Pforten *nach und tauchte ganz ein in Reisen, Korrespondenz und verschiedene Forschungsbereiche – in neue und in bereits bekannte wie Parapsychologie, zeitweilige Aufhebung von Sinneswahrnehmungen (was damals »Eingrenzung der Umgebung« genannt wurde), Askese, Schizophrenie und Alkoholismus und in die Metaphern für Himmel und Hölle in der Literatur und der bildenden Kunst. Er und Maria machten auch einen Versuch mit einer die Psyche aktivierenden Droge, die in den USA wenig verwendet wurde: Ololiuqui (Samen der Purpurwinde, die Amide der Lysergsäure enthalten), aber die Dosis (sechs Samen) war offensichtlich zu klein, um mehr als nur euphorisierend und entspannend auf Aldous zu wirken.*

Auf seiner langen Reise nach Europa und dem Nahen Osten hielt er auf einem internationalen parapsychologischen Kongreß einen Vortrag über visionäre Erfahrungen. Über dasselbe Thema sprach er nach seiner Rückkehr in die USA vor Studenten der Duke University. Gegen Ende des Jahres war er intensiv dabei, seine Aufzeichnungen darüber zu einem Buch zu verarbeiten.

An J. B. Rhine[1] [Smith 649]

740 North Kings Road
Los Angeles 46, Kalifornien
17. Januar 1954

Lieber Dr. Rhine,

[...] Ich schicke Ihnen ein Umbruchexemplar des Essays über die Meskalinerfahrung, der jetzt erscheint [*Die Pforten der Wahrnehmung*]. Das Thema, das man die »Fauna und Flora des tieferen Unbewußten« nennen könnte, fasziniert mich. Denn es scheint doch, daß jenseits des persönlichen Unbewußten (bei dem es um die Probleme unserer eigenen Geschichte geht) und jenseits von Jungs »kollektivem Unbewußten« – mit seinen Archetypen, die Symbole sind für die jenseits der Erinnerung liegenden Probleme der Spezies Mensch – es eine Welt gibt, die wenig oder gar nichts mit unseren persönlichen oder kollektiven menschlichen Interessen zu tun hat – die Welt, aus der Dichter und Propheten ihre Darstellung von Himmel und Hölle und den anderen, noch entlegeneren Bereichen der Anderen Welt bezogen haben. Was unter dem Einfluß von Meskalin und was bei Schizophrenie nach oben kommt, ist voneinander verschieden. Aber bei aller Verschiedenheit gibt es doch einige gemeinsame Merkmale, und diese gemeinsamen Merkmale tauchen in den Beschreibungen islamischer, christlicher und buddhistischer Paradiese auf – und wenn die Erfahrung negativ war, in den Beschreibungen der Hölle. Es gibt viele Schilderungen bei Dante, die dem sehr nahe kommen, was Schizophrene und Menschen unter dem Einfluß von Meskalin erfahren und beschreiben. Warum wir dieses ungeheure nichtmenschliche Universum mit uns herumschleppen, läßt sich einfach nicht vorstellen. Es ist eben »so« – so wie es Beuteltiere in Australien und Giraffen in Afrika gibt, nur selbstverständlich viel, viel seltsamer. Denn Beuteltiere und Giraffen sind zumindest den Bedingungen auf unserem Planeten angepaßt, während diese Himmel-und-Hölle-Phänomene aus dem tiefen Unbewußten völlig ohne Belang zu sein scheinen für unsere persönlichen Erfahrungen oder die Erfahrungen unserer Rasse. [...]
Mit freundlichen Grüßen

Ihr
Aldous Huxley

An Dr. Humphry Osmond [Smith 653]

740 North Kings Road
Los Angeles 46, Kalifornien
2. März 1954

Lieber Humphry,

[...] drei interessante Dinge sind in der letzten Zeit passiert: Meine alte Freundin Naomi Mitchison schreibt mir aus Schottland, nachdem sie die *Pforten* gelesen hat, daß sie eine nahezu identische Erfahrung der Verwandlung der Außenwelt während ihrer verschiedenen Schwangerschaften gehabt habe. Könnte das durch ein zeitweiliges Durcheinander im Zuckerhaushalt des Gehirns verursacht worden sein? (Auch eine mir unbekannte Frau schreibt, daß sie ähnliche Erfahrungen wie mit Meskalin während Anfällen von Hypoglykämie hatte.)

Aus Seattle schreibt ein Unbekannter, daß er außerordentliche Bewußtseinsveränderungen – die er nicht näher schildert – erzielt habe, indem er ein Wochenende lang fastete und nicht schlief. Das ist natürlich das gleiche, was so viele Mystiker in Ost und West getan haben. Askese ist nur zum Teil durch das Gefühl der Sünde und den Wunsch nach Vergebung motiviert und auch nur zum Teil – auf der Ebene des Unbewußten – durch Masochismus. Sie ist auch motiviert durch den Wunsch, mit der Anderen Welt in Berührung zu kommen, und durch das persönliche oder übernommene Wissen, daß »Selbstkasteiung« die trennende Mauer durchbricht.

Ein weiterer Unbekannter schreibt aus Los Angeles. Er ist ein jetzt trockener Alkoholiker, der in den frühen Anfängen seines Alkoholismus ekstatische Erlebnisse hatte, und er besteht darauf, daß – trotz allem was die Freudianer dagegen sagen mögen – das Verlangen nach Ekstase ein sehr starkes Motiv für viele Alkoholiker ist. Er ist außerdem mit Indianern befreundet, kennt einige, die Peyote genommen haben, hatte aber selbst damit eine erschreckende Erfahrung und deutet an, daß er eine ganze Menge über die Verwandtschaft zwischen Peyoterausch und Alkoholismus bei den Indianern weiß oder erkunden könnte. [...] Er weist darauf hin, daß es interessant sein könnte, die Wirkung von Meskalin an Alkoholikern zu erproben – an noch kranken und an geheilten. Ich glaube, daß – wenn Dein Forschungsprojekt zustande kommt – und auch wenn das nicht der Fall sein sollte – dies recht fruchtbar sein könnte.[2]

Ich habe auch einen sehr liebenswerten und fähigen [...] Freund

[A. L. Kitselman], der aus frühen buddhistischen Texten (die er in Pali studieren kann) eine Form von Psychotherapie entwickelt, die er E-Therapie nennt (E ist dabei das Äquivalent für Entelechie, das Bodhi). Er hat selbst Peyote genommen und will sich unter ärztlicher Aufsicht an Meskalin wagen. Inzwischen hat er einige Erfahrungen mit Ololiuqui gemacht, hat festgestellt, daß es in einigen Fällen die Beeinflußbarkeit zu steigern, anhaltende Spannungen zu lösen und dem, der es nimmt, zu helfen scheint, Einblicke in sein wahres Selbst zu haben. Gleichzeitig scheint es auch den Personen um den Probanden eine Art telepathischen Kontakt mit diesem zu erleichtern, oder vielleicht sollte man besser sagen: eine sub-telepathische Beziehung, da die mitgeteilten Erfahrungen nicht Gedanken waren, sondern Schmerzen und Unbehagen, welche die Beteiligten (wie das auch bei tiefer Hypnose vorgekommen ist) stellvertretend und in gewisser Weise »entlastend« für den Probanden empfinden, der sich danach viel besser fühlt. Ololiuqui wird von den mexikanischen und kubanischen Medizinmännern verwendet, um übersinnliche Fähigkeiten zu steigern und Krankheiten zu lindern; es kann also sein, daß etwas psychologisch Faßbares daran ist. Als Leslie LeCron[3] und ich es nahmen, passierte nichts, außer daß wir eine gewisse Euphorie und Entspannung verspürten. Maria hatte einige sehr amüsante, zusammenhängende Visionen, die sich von denen, die sie gewöhnlich unter Hypnose hat, unterschieden und auf symbolische Weise offenkundiger bedeutungsvoll waren. Eine von ihnen war wie ein zusätzliches Kapitel zu *Monkey* – dieser wunderbaren chinesischen Allegorie. Es war eine Vision vom Affen, wie er versucht, an seinem eigenen Schwanz in den Himmel hinaufzuklettern – ein wirklich trefflicher Kommentar zu den Anmaßungen des diskursiven Intellekts.

Hast Du jemals die Wirkung von Meskalin auf einen Menschen erprobt, der von Geburt an blind war? Das wäre sicher interessant. Dir und der Familie alles Liebe von uns.

Dein
Aldous

An Harold Raymond [Smith 657]

740 N. Kings Rd.
Los Angeles 46, Kalifornien
8. März 1954

Lieber Harold,

[...]

Was Steedman[4] sagt, daß nämlich die Droge manchmal erschrekkende Wirkungen hat, ist natürlich durchaus richtig. (Ich habe diese Tatsache in meinem Essay erwähnt.) Sehr gut hat ein kanadischer Journalist namens Katz (ich glaube) in der Oktober-Nummer von *Macleans Magazine* (einer kanadischen Zeitschrift) über diese Schrecknisse berichtet. Er hat die Droge unter Anleitung von Osmond genommen, und sein Artikel ist ein minutiöser Bericht von diesem Versuch. Er beruht auf Bandaufnahmen und stenographischen Notizen über seine Erfahrungen, die ganz grauenvoll waren. Wie merkwürdig, daß Belloc und Chesterton das Lob des Alkohols singen dürfen (der für ungefähr zwei Drittel aller Autounfälle und drei Viertel aller Gewaltverbrechen verantwortlich ist) und als gute Christen und feine Kerle angesehen werden, während jemand, der es wagt, darauf hinzuweisen, daß es vielleicht noch andere und weniger schädliche Abkürzungswege zur Ich-Transzendenz gibt, wie ein gefährlicher Drogenteufel und gottloser Verführer der schwachköpfigen Menschheit behandelt wird! ...

Dein
Aldous

An Dr. Humphry Osmond [Smith 671]

740 N. Kings Rd.,
Los Angeles, Kalifornien
25. Oktober [1954]

Mein lieber Humphry,

[...]

Wir haben den größten Teil unseres Meskalins unserem Freund Dr. Godel in Ägypten gegeben, der ein bißchen über die Sache wußte, aber mehr darüber erfahren wollte. Daher, bitte, komm gut versorgt her; denn Du weißt ja, wie schwierig es hier ist, etwas

zu erwischen. Ich kann mich nicht erinnern, ob ich Dir über Dr. Puharichs[5] Anwendung von Lysergsäure bei Versuchen zur übersinnlichen Wahrnehmung geschrieben habe. Er hat dabei ganz am Anfang eine Phase erhöhter Wahrnehmungsfähigkeit festgestellt, dann eine lange Phase ohne jede derartige Fähigkeit und dann wieder eine luzide Phase gegen Ende des Versuchs. Bei seinem nächsten Experiment wollte er die Dosis so reduzieren, daß der Proband die ganze Zeit über in der hellsichtigen Phase bleibt, ohne gänzlich über die Grenzen zur Anderen Welt fortgetragen zu werden. Offensichtlich müssen wir uns das Bewußtsein in der Art einer italienischen Cassata vorstellen, mit einem ganz spezifischen »Bewußtseinsgeschmack« in jeder Schicht. Die Pharmakologie könnte uns erlauben, genau bis zu der Schicht vorzudringen, die wir uns wünschen, und nicht weiter.
Alles Liebe Euch allen von uns,

Euer
Aldous

Anmerkungen

1 Führender amerikanischer Forscher auf dem Gebiet der »Übersinnlichen Wahrnehmung« und der Psi-Phänomene; Themenkreise, die Huxley lebhaft interessierten.
2 Osmond, Hoffer und ihre Mitarbeiter haben später bei Alkoholismus die gute Wirkung von Psychotherapie, verbunden mit Meskalin oder LSD, statistisch nachgewiesen.
3 Psychotherapeut, Freund von Huxley.
4 Ein Rezensent
5 Andrija Puharich, Pionier bei der Erforschung der Wechselwirkung von psychedelischen Drogen und Parapsychologie, Verfasser von *In Search of the Magic Mushroom* (1959).

KAPITEL 12

1955
Meskalin und die »Andere Welt«

Aldous Huxley

Auf dem ersten amerikanischen Symposium über psychedelische Substanzen war Huxley der einzige Nichtmediziner unter den »Elektroschockknaben, den Beruhigungsmittelheinis und den siebenundfünfzig verschiedenen Typen von Psychotherapeuten« (wie er an Humphry Osmond schrieb). Sein Vortrag beschäftigte sich – nicht ganz unerwartet – als einziger mehr mit Drogenerfahrungen »geistig relativ Gesunder« als mit denen Geisteskranker. Die Ideen, die er später in Himmel und Hölle *ausarbeiten sollte – zu der Frage, welchen Wert es haben könnte, zu den »Antipoden des Bewußtseins« vorzudringen; zu visionärer Erfahrung durch Hypnose; zu Halluzinogenen; zu der Verwandlung von Objekten wie zum Beispiel Edelsteinen; zu den magischen Fähigkeiten, die alle diese Zustände bestimmen –, werden in erster Linie aus literarischen und künstlerischen Quellen entwickelt.*

Meine Absicht heute abend ist es, die Meskalinerfahrungen nicht von Neurotikern, sondern von solchen Personen, die, wie ich zum Beispiel, geistig relativ normal sind, zur Diskussion zu stellen. Klassische Beschreibungen dieser Erfahrung haben schon vor vielen Jahren Weir Mitchell und Havelock Ellis geliefert, deren Berichte sehr genau mit dem übereinstimmen, was ich und alle anderen Experimentatoren, mit denen ich persönlich bekannt bin, mitteilen konnten. Diese klassischen Meskalinerfahrungen unterscheiden sich in mehr als einer Hinsicht von denen, die heute hier diskutiert wurden und die fast alle von Angst und Unruhe gekennzeichnet sind. Außerdem kommen darin eine Unmenge persönlicher Erinnerungen und traumatischer Kindheitserfahrungen vor. Wie ganz anders ist das klassische Meskalinerlebnis! Bei diesem ist das frappierendste Merkmal – das alle, die die Erfahrung gemacht haben, emphatisch betonen – die tiefe Unpersönlichkeit. Das klassische Meskalinerlebnis enthält keinerlei bewußt oder unbewußt erinnerten Vorkommnisse, befaßt sich nicht mit frühen traumatischen Erfahrungen und ist in den meisten Fällen frei von Unruhe und Angst. Es ist, als wären die Versuchspersonen durch Meskalin zu einem entlegenen unpersönlichen Bereich des Bewußtseins transportiert worden.

Erlauben Sie mir, ein Bild aus der Geographie zu benutzen und das persönliche Leben des Ich mit der Alten Welt zu vergleichen. Wir verlassen die Alte Welt, überqueren einen trennenden Ozean und finden uns in der Welt des persönlichen Unbewußten, mit seiner Fauna und Flora von Repressionen, Konflikten, traumatischen Erinnerungen und ähnlichem. Wenn wir weiterreisen, erreichen wir eine Art »Fernen Westen«, der von den Jungschen Archetypen und dem Rohstoff menschlicher Mythologie besetzt ist. Jenseits dieser Region liegt ein riesiger Pazifik. Nachdem wir auf den Flügeln von Meskalin oder LSD hinübergetragen worden sind, kommen wir zu dem, was man die Antipoden des Bewußtseins nennen könnte. In diesem psychischen Äquivalent Australiens entdecken wir die Entsprechungen von Känguruhs und Schnabeltieren – ganze Scharen höchst unwahrscheinlicher Tiere, die es dessenungeachtet gibt und die man beobachten kann.

Die Frage ist jetzt: Wie können wir zu den entlegenen Gebieten des Bewußtseins gelangen, wo diese Wesen leben? Einige – das ist klar – kommen ganz spontan dahin und mehr oder minder nach eigenem Wunsch und Willen. Einige wenige dieser »Reisenden« waren große Künstler, die nicht nur imstande waren, zu den Antipoden zu reisen, sondern auch – in Worten oder in Bildern – zu schildern, was sie gesehen hatten. Viel größer aber ist die Zahl derer, die bei den Antipoden waren und ihre merkwürdigen Bewohner gesehen haben, aber unfähig sind, das, was sie gesehen haben, angemessen auszudrücken. Heutzutage drücken sie ihre Erfahrung selbst mit unzureichenden Mitteln nur ungern aus. Das geistige Klima unserer Zeit ist Visionären nicht günstig. Diejenigen, die solche spontanen Erfahrungen gemacht haben und so unklug sind, darüber zu reden, werden mit Mißtrauen betrachtet, und man rät ihnen, einen Psychiater aufzusuchen. Früher wurden Erfahrungen dieser Art für wertvoll gehalten, und man sah zu denen auf, die sie hatten. Das ist einer der Gründe (wenn vielleicht auch nicht der einzige Grund), warum in früheren Jahrhunderten mehr Menschen Visionen hatten als heute.

Jene, die nicht, wann immer sie wollen, die Bewußtseins-Antipoden besuchen können (und das ist die Mehrheit), brauchen eine künstliche Methode als »Transportmittel«. Eine in einer gewissen Anzahl von Fällen wirksame Methode ist die Hypnose. Es gibt

Menschen, die unter einer maßvoll tiefen Hypnose einen visionären Zustand erreichen.

Sicherer ist die Wirkung der sogenannten Halluzinogene, Meskalin und LSD. Ich habe niemals LSD genommen, ich kann also aus Erfahrung nur von Meskalin sprechen. Meskalin befördert uns ganz schmerzlos – denn es entsteht kaum diese schreckliche Übelkeit, die auf die Einnahme des Peyotekaktus folgt, und auch kein Kater – zu den Antipoden unseres Bewußtseins, wo wir eine Fauna und Flora vorfinden, die frappierend anders ist als die unserer vertrauten Alten Welt des persönlichen Bewußtseins. Aber ebenso wie mit den Beuteltieren, die, wenn auch unwahrscheinliche, keineswegs zufällige und gesetzlose Erscheinungen sind, ist es auch mit den Bewohnern der Antipoden unseres Bewußtseins. Sie passen sich den Gesetzen ihres eigenen Wesens an, sie lassen sich klassifizieren, und ihre Seltsamkeit entspricht einem Grundmuster von gewissem Regelmaß. Wie [Heinrich] Klüver in seinem Buch über Peyote[1] gezeigt hat, gehören visionäre Erfahrungen – auch wenn sie von einer Person zur anderen verschieden sind – dennoch zu ein und derselben »Familie«. Meskalinerfahrungen der klassischen Art zeigen gewisse deutliche Charakteristika.

Das eindrucksvollste dieser gemeinsamen Charakteristika ist das Lichterlebnis. Das Licht wird stark intensiviert; und diese Intensivierung wird sowohl mit offenen wie mit geschlossenen Augen wahrgenommen.

Mit dieser Intensivierung des Lichts geht eine ungeheure Intensivierung der Farben einher, und auch sie gilt für die Außen- wie für die Innenwelt.

Schließlich findet noch eine Steigerung dessen statt, was ich den »eigentlichen Sinn« nennen möchte. Das, was man sieht, ob mit dem inneren oder dem richtigen Auge, empfindet man als tief bedeutsam. Ein Symbol steht für etwas anderes, und eben dieses Andere ist seine Bedeutung. Die bedeutungsvollen Dinge, die man während des Meskalinerlebnisses sieht, sind keine Symbole. Sie stehen nicht für etwas anderes, sie bedeuten nichts anderes als das, was sie selbst sind. Die Bedeutung jedes Dinges ist identisch mit seiner Existenz. Das Entscheidende ist, daß es *ist*. Auf paradoxe, aber (für jene, die diese Steigerung der eigentlichen Bedeutung erfahren haben) ganz selbstverständliche Weise wird das Relative zum Absoluten, das Vergängliche universal und ewig.

Intensiviertes Licht, intensivierte Farbe und intensivierte Bedeutung existieren nicht für sich allein. Sie sind Gegenständen inherent. Und auch hier wieder scheinen die Erfahrungen derer, die ein Halluzinogen bei guter geistiger und körperlicher Gesundheit und nach einer gründlichen philosophischen Vorbereitung genommen haben, einem fast gesetzmäßigen Grundmuster zu folgen. Bei geschlossenen Augen beginnt das visionäre Erlebnis damit, daß im Gesichtsfeld lebendige, bewegliche geometrische Formen erscheinen. Diese abstrakten dreidimensionalen Formen sind stark beleuchtet und von leuchtender Farbe. Nach einer gewissen Zeit gehen sie dazu über, die Formen konkreter Gegenstände anzunehmen, wie zum Beispiel die lebhaft gemusterter Teppiche, Mosaiken oder Schnitzereien. Diese wiederum verwandeln sich in reich und üppig ausgestattete Gebäude, die in einer Landschaft von ungewöhnlicher Schönheit liegen. Weder die Gebäude noch die Landschaften bleiben statisch, sondern verändern sich unausgesetzt. In keiner dieser Metamorphosen ähneln sie irgendeinem bestimmten Gebäude oder einer bestimmten Landschaft, die der Proband in seinem Normalzustand gesehen hat und aus einer mehr oder minder fernen Vergangenheit erinnert. Diese Gegenstände sind ganz neu. Der Proband erinnert oder erfindet sie nicht; er entdeckt sie »da draußen« in dem psychischen Bereich, der einer bislang unerforschten geographischen Region entspricht.

Durch diese Landschaften und zwischen den lebenden Architekturen wandern seltsame Figuren, manchmal menschliche Wesen (oder sogar solche, die übermenschlich zu sein scheinen), dann wieder Tiere oder fabelhafte Ungeheuer. In einer einfachen Prosabeschreibung seiner spontanen Visionen berichtet William Blake, daß er häufig Wesen sah, die er Cherubim nannte. Diese Wesen waren fast vierzig Meter groß und taten nichts (und das ist charakteristisch für die Gestalten, die in Visionen auftreten), was man als symbolisch oder dramatisch bezeichnen könnte. In dieser Hinsicht unterscheiden sich die Bewohner der Bewußtseins-Antipoden von den Figuren, die Jungs archetypische Welt bevölkern, denn sie haben weder mit der persönlichen Geschichte des Visionärs, noch gar mit den uralten Problemen der menschlichen Rasse zu tun. Sie sind wortwörtlich Bewohner der »Anderen Welt«.

[...]

Anmerkungen

1 Heinrich Klüver: *Mescal*, 1928.

KAPITEL 13

1955
Briefe

Aldous nahm zweimal in diesem Jahr Meskalin. Bei der ersten Gelegenheit waren sein langjähriger Freund, der Schriftsteller Gerald Heard, und der Uran-Mogul Captain Albert M. Hubbard dabei. Die zweite Meskalinsitzung, die Laura Archera leitete, war in geistiger Hinsicht überwältigend und erbrachte »ein unmittelbares und volles Gewahrwerden ... der Liebe als der ursprünglichen und grundlegenden kosmischen Wahrheit«. Zwischen diesen beiden Sitzungen lag der Tod seiner von ihm sehr geliebten Frau Maria, die er 1919 geheiratet hatte. Maria hatte Meskalin und Ololiuqui genommen, hatte visionäre Erlebnisse unter Hypnose und mystische Offenbarungen in der Wüste gehabt. Sie und Aldous waren im Jahre 1930 bei D. H. Lawrence gewesen, als dieser starb. Während Marias letzter Stunden las ihr Aldous den Bardo Thodol aus dem Tibetanischen Totenbuch *vor.*

Der größte Teil des Essays Himmel und Hölle *ist 1955 entstanden. Das Jahr endete mit Huxleys erstem LSD-Versuch, den er wiederum zusammen mit Heard und Hubbard unternahm.*

An Roger und Alice Godel [Smith 676]

---

740 North Kings Road
Los Angeles 46, Kalifornien
10. Januar 1955

Meine Lieben – Roger und Alice,

[...] Ich habe viel gearbeitet – unter anderem einen kurzen Roman[1] beendet, der im nächsten April oder Mai herauskommen soll, und einen Essayband[2], der auch den Essay über visionäre Erfahrung und die Andere Welt enthält, den Ihr im letzten Frühjahr gesehen habt und den ich nun erheblich, unter anderem um eine Abhandlung über visionäre Kunst, erweitert habe.

Da wir gerade bei Visionen sind: ich habe gestern zum zweitenmal Meskalin genommen. Die Erfahrung war nicht weniger bemerkenswert als die erste – aber ganz anders; denn da wir zu dritt waren, hatte das Erlebnis einen menschlichen Gehalt, den das frühere, bei dem ich allein war, mit seinen Begegnungen mit der Anderen Welt und der intensivierten ästhetischen Erfahrung, nicht hatte. Während fünf Stunden erhielt ich eine Folge von erhellenden Illustrationen zu der christlichen Wendung »Richte nicht, auf daß du nicht gerichtet werdest«. Oder wie die Buddhisten sagen: »Das, was man ablehnt, an dem Maß dessen zu messen, was man schätzt, ist das wahre Übel des Geistes.« Übrigens finden gerade auf dem Gebiet der Meskalinforschung bemerkenswerte Entwicklungen statt. Eine Gruppe von Psychologen und Sozialarbeitern in Vancouver und Seattle hat eine Methode zur therapeutischen Anwendung von Meskalin entwickelt. Sie wirkt genau umgekehrt wie Narkosynthese. Wenn eine psychologische Behandlung unter der Wirkung von Barbituraten durchgeführt wird, schläfert man das Ego ein und ermöglicht so, an gewisse Bereiche des persönlichen Unbewußten heranzukommen. Mit Meskalin dagegen wird das Bewußtsein nicht eingeschränkt, sondern ungeheuer erweitert, und die Psyche wird in ihrer Gesamtheit erschlossen bis hin zu den höchsten, das Bewußtsein überschreitenden Ebenen. Die erste Behandlungsmethode ist ihrer Natur nach negativ, die zweite positiv. Und die Ergebnisse bei den bisher behandelten Fällen (noch sind es ziemlich wenige) waren spektakulär. Straffällige Jugendliche waren durch eine einzige Sitzung völlig umgewandelt, und die Metanoia hat angedauert. Inzwischen hat eine beträchtliche Zahl von Akademikern, von Geistesarbeitern und Geschäftsleuten die Droge genommen – und alle haben ausnahmslos erklärt, daß es die bedeutungsvollste Erfahrung ihres Lebens gewesen sei. Und sie haben festgestellt, daß Meskalin, vor allem wenn es in einer Gruppe genommen wird, die Art und Weise, die Welt zu betrachten, grundlegend und bleibend verändert. Es besteht der Plan, eine gemischte Kommission zu schaffen – zusammengesetzt aus Psychologen, Philosophen und Sozialarbeitern –, die sich mit der ganzen Sache befassen soll. Als der Mann, dessen Buch in hohem Maße verantwortlich ist für die starke Zunahme des Interesses an Meskalin, hoffe ich, an der Arbeit dieser Kommission teilzunehmen.

[...]

Immer – liebe Alice und lieber Roger –

Euer
Aldous

An Dr. Humphry Osmond [Smith 678]

740 North Kings Rd.
Los Angeles 46, Kalifornien
12. Januar 1955

Lieber Humphry,

es war gut, Deine Stimme[3] über den ganzen dazwischenliegenden Raum hinweg so klar zu hören. Dein netter Captain hat es mit einem neuen Experiment versucht – Gruppen-»Meskalisation«. Bei Gerald Heard und mir lief es sehr gut, kaum allerdings bei [–], der eine kleine Dosis erhielt (200 mg gegenüber unseren 300) und der gewaltigen unbewußten Widerstand leistete. Auch für Hubbard war es ziemlich unfruchtbar. Er versuchte, die Gruppe zu führen, so wie er in Vancouver andere Gruppen geführt hat, wo die Droge als Mittel eingesetzt wurde, um verschüttete Schuldgefühle und Traumata heraufzuholen und den Probanden zu ermöglichen, ein besseres Verhältnis zu sich selbst herzustellen. Gerald und ich wichen ihm aus und wandten uns etwas anderem zu – aber nicht den entlegenen Anderen Welten der vorangegangenen Versuche. In beiden Fällen aber war es – wenn auch auf unterschiedliche Weise – ein transzendentales Erlebnis innerhalb *dieser* Welt und mit menschlichen Bezügen. Ich hoffe, etwas über meine Erfahrung zu schreiben, und werde Dir, wenn es soweit ist, einen Durchschlag schicken. Inzwischen ist, nehme ich hoffnungsfroh an, der gute Captain, dessen Verbindungen zum Uran als Paß für die allerhöchsten Sphären von Regierung, Geschäftswelt und Kirchenpolitik zu dienen scheinen, gerade im Begriff, sich nach New York aufzumachen, wo er, so hoffe ich, die Vereinten Nationen im Sturm erobern, Nelson Rockefeller zu einer »Himmelfahrt« mitnehmen und dann mit einigen Millionen Dollars zurückkehren wird. Was sind wir Literaten und Geistesarbeiter doch für verirrte Kinder im Wald! Die große Welt braucht gelegentlich Deine Leistungen, wird durch meine leicht amüsiert, aber ihre volle Aufmerksamkeit und Ehrerbietung gilt dem Uran und dem Big Business! Was für ein außerordentliches Glück also, daß der Vertreter dieser beiden höheren Mächte a) angefangen hat, sich so leidenschaftlich für Meskalin zu interessieren, und b) ein so netter Mann ist.

[...]

Dein Aldous

An Dr. Humphry Osmond [Smith 713]

Newcomb House, Clapboard Hill Rd.
Guilford, Connecticut
26. Juli 1955

Lieber Humphry,
ich bin Dir auf zwei lange gute Briefe eine Antwort schuldig. Es gibt keine Rechtfertigung dafür außer der, daß ich versucht habe, Unmengen an Korrespondenz zu erledigen und eine Reihe von Anhängen fertigzustellen, die nächsten Januar zusammen mit dem Essay über »Visionäre Erfahrung und visionäre Kunst« veröffentlicht werden[4]. Der definitive Termin des Verlegers ist der 1. August; also muß ich mich ranhalten. Einer der Anhänge befaßt sich mit visionärer Volkskunst – zum Beispiel mit Feuerwerken, Festzügen, Bühnendarbietungen, mit der Laterna magica (die in der Vergangenheit eine große Rolle gespielt hat) und bestimmten Aspekten des Kinos. Ein merkwürdiges und interessantes Thema. Eine der verblüffenden Tatsachen ist die große Abhängigkeit solcher Künste von der Technik. Zum Beispiel hat der Fortschritt der künstlichen Beleuchtung seit 1750 – Kerzen aus Walrat, Argands Dochte für Öllampen, Gaslicht, Kalklicht ab 1825, parabolische Spiegel seit 1790, elektrisches Licht seit den achtziger Jahren des vorigen Jahrhunderts – die magische Wirkung von Festzügen und Darbietungen auf der Bühne ungeheuer verstärkt. Die Krönung Elisabeths II. war – wegen des Flutlichts – besser als alles Vergleichbare in der Vergangenheit. Und sie konnte auf dem Film festgehalten werden – wogegen alle früheren Prunkzüge vergängliche Zurschaustellungen waren. Die Inszenatoren von Maskenspielen zur Zeit Jakobs I. waren hoffnungslos benachteiligt, weil sie keine annehmbare Beleuchtung hatten. Die Laterna magica ist sehr interessant. Die Tatsache, daß Kirchers Erfindung »magisch« genannt und daß der Name allgemein akzeptiert wurde, ist höchst bedeutungsvoll. Intensives Licht und transparente Farben kommen der Vision gleich. Und ist Dir klar, daß das Wort »Phantasmagorie« im Jahre 1802 von den Erfindern einer neuen und verbesserten Laterna magica geprägt wurde? Diese bewegte sich auf Rädern hinter einem halbtransparenten Schirm hin und her und konnte Bilder verschiedener Größe projizieren, die durch eine automatische Brennpunkteinstellung scharf blieben. Ich kann mir nicht helfen, aber ich glaube, daß viele Eigenarten der schöpferischen Einbildungskraft der Romantik sich von Vorführungen der

Laterna magica herleiten mit deren »ineinander übergehenden Bildern« (die durch zwei solcher »Laternen« erzielt wurden, deren Bilder konvergierten und deren Blenden wechselseitig geschlossen und geöffnet werden konnten), den »Phantasmagorien«, den Farbscheiben (die dreidimensionale sich bewegende Muster bilden – sehr ähnlich denen, die unter dem Einfluß von Meskalin entstehen). Spuren solcher Laterna-magica-Bilder findet man bei Shelley, und, in anderer Weise, bei Keats, bei Füßli und John Martin. Und da wir gerade von Laternen sprechen – habe ich Dir erzählt, daß mein Freund Dr. [L. S.] Cholden[5] herausgefunden hat, daß das Stroboskop die Meskalinwirkungen noch verstärkt, so wie bei Al Hubbard? Seine geometrischen Visionen wurden unter der aufblitzenden Lampe zu japanischen Landschaften. Wie, zum Teufel, das nun wieder zusammengeht mit der Beobachtung, daß die stroboskopischen Effekte aus der Interferenz zweier verschiedener Rhythmen resultieren, nämlich der Wellen des Lampenlichts und denen des Gehirns, ahne ich nicht. Und überhaupt – wie in aller Welt sind die neurologischen Korrelationen von Meskalin- und LSD-Versuchen beschaffen? Und wenn sich neurologisch einzuordnende Grundmuster bilden – was sie vermutlich tun –, können sie durch eine Elektrodensonde reaktiviert werden, so wie [Wilder] Penfield Erinnerungsströme reaktiviert und dadurch eine vollständige, lebendige Erinnerung hervorruft?

Am heutigen Tage hatte auch ich Geburtstag –
»Wie schnell hat Zeit, der flinke Dieb des Alters,
Auf ihrem Flügel mein einundsechzigstes Jahr davongetragen –«

Herzlich,
Aldous

An Mrs. Eileen J. Garrett [Smith 717]

Guilford, Connecticut
27. August 1955

Meine liebe Eileen,
[...] Ich habe zu Anfang des Monats ein paar Tage in Glen Cove verbracht, in der seltsamen Hausgemeinschaft, die Puharich um sich versammelt hat: Alice [Bouverie] und Mrs. P[uharich], die in auffallend freundschaftlicher Weise miteinander umgingen; Elinor Bond, deren telepathische Einfühlung bemerkenswert gut war, die

aber sonst nichts von Interesse oder Wert in der Séance mit mir zustande brachte; Frances Farrelly mit ihrer Diagnostikmaschine – welche, wie Puharichs Tests gezeigt haben, wie eine Kristallkugel nur ein Instrument ist, mit dem man die Fähigkeiten zu übersinnlicher Wahrnehmung konzentrieren kann; Harry, der niederländische Bildhauer, der in einem Faradayschen Käfig in Trance gerät und automatisch Niederschriften in ägyptischen Hieroglyphen produziert; und Narodny, der Kakerlaken-Mann, der Versuche vorbereitet, um die Wirkungen menschlicher Telepathie auf Insekten zu testen. Es war alles sehr lebendig und vergnüglich – und, denke ich, auch wirklich vielversprechend. Was immer man gegen Puharich sagen mag – er ist zweifellos sehr intelligent, hochgebildet und äußerst aktiv. Sein Ziel ist es, mit modernen pharmakologischen, elektronischen und physikalischen Methoden die Bedingungen zu reproduzieren, welche die Schamanen sich zunutze machten, um in den Zustand einer wandernden Hellsicht zu geraten. Wenn er Erfolg hat, will er Leute »aussenden«, damit sie die »Andere Welt« systematisch erforschen. Das scheint mir als neuer Versuch zur Lösung des Überlebensproblems (und einer ganzen Anzahl anderer) nicht schlechter zu sein als alles übrige, und es kann zu einigen interessanten Ergebnissen führen. Inzwischen sind – zu jedermanns höchstem Entzücken – Exemplare der *Amanita muscaria*[6] gefunden worden, und zwar wachsen sie unmittelbar hier auf dem Grundstück. Hinweise, wie sie zu finden seien, hat man über das Ouija-Brett[7] bekommen, während man versuchte, in Kontakt mit Mr. [Gordon] Wassons Curandera[8] zu kommen, die sich zu diesem Zeitpunkt in Pilztrance in Mexiko befand. Der Fund ist um so bemerkenswerter, als die Literatur der mykologischen Gesellschaft in New England bislang nur ein Beispiel für das Vorkommen von *Amanita* in Maine verzeichnet. In Glen Cove sind nun acht prächtige Exemplare an dieser einen Stelle gefunden worden. Die Wirkungen sind, wenn man nur ein stecknadelkopfgroßes Stück einige Sekunden lang in die Kopfhaut einreibt, alarmierend stark; es wird also ganz offenkundig einer Menge sehr vorsichtiger Versuche bedürfen, um die richtige Psi-steigernde Dosis des Pilzes festzulegen.

[...]

Herzlich
Aldous

Anmerkungen

1 *Das Genie und die Göttin*
2 *Himmel und Hölle*
3 Huxley hatte mit Osmond telefoniert, offensichtlich um seine Zustimmung einzuholen, ehe er sich auf das Experiment einließ.
4 *Himmel und Hölle*
5 Psychoanalytiker, Vorsitzender des Meskalin-LSD-Symposiums vom 12. Mai 1955 in Atlantic City; bei einem tragischen Autounfall ums Leben gekommen.
6 Fliegenpilz (A. d. Ü.)
7 Ouija, Alphabettafel für spiritistische Zwecke, bestehend aus einem kleinen Brett auf Füßen, das durch leichtes Auflegen der Finger über ein größeres Brett bewegt wird, auf dem Wörter und Buchstaben markiert sind. Die Stelle, an der das kleine Brett stehenbleibt, bezeichnet eine Antwort oder Botschaft (oui = französisch, ja = deutsch). (A. d. Ü.)
8 Die Medizinfrau Maria Sabina.

KAPITEL 14

1955
Unbeachtet in der Dunkelheit

Laura Huxley

Aldous' Meskalinerlebnis im Oktober 1955 läßt sich sowohl nach dem Bericht von Laura Archera – seiner zukünftigen Frau und Leiterin der Sitzung – als auch nach seiner eigenen Darstellung in einem Brief an Dr. Osmond beurteilen. Lauras einfühlende Beschreibung ist nicht nur aufschlußreich wegen der objektiven Beobachtung des unter psychedelischem Einfluß stehenden Aldous, sondern auch weil sie ein Licht auf die Funktion eines Leiters oder Partners bei einer psychedelischen Sitzung wirft. Huxley hatte vorgehabt, seine Kindheit zu erforschen – Laura war erfahren darin, Erinnerungen ans Licht zu bringen und die Abreaktionen in Denkprozessen aufzuarbeiten –, doch statt dessen kam es zu einer Untersuchung über das Wesen der Liebe in der Beziehung zwischen ihm und seiner Leiterin, mit dem Ergebnis: »Keine Trennung zwischen Subjekt und Objekt.«

In diesem Bericht wird auch der kreative Prozeß erörtert, wobei sich Huxley auf seine persönlichen Erfahrungen beim Schreiben einiger Episoden von Eiland *bezog.* This Timeless Moment *enthält auch eine Beschreibung von Lauras erster psychedelischer Erfahrung und Aldous' Reaktion, eine Feststellung, die sie ihn in den folgenden Jahren häufig wiederholen hörte: »Diese Droge scheint jedem das zu geben, was er braucht.«*

Heute, 1967, da LSD ein gängiger Begriff geworden ist, wird mir klar, wie glücklich diejenigen von uns dran waren, die vor zehn Jahren mit LSD in Berührung kamen, ehe es den Ruch des Dämonischen oder des Paradiesischen hatte wie heute, als es bei Gurus und Stars, bei Gelehrten und Straffälligen noch kein Echo fand. Wir gingen an die Sache heran, ohne zu wissen, was geschehen würde. Diese drei nun so berühmten Buchstaben LSD hatten weder etwas zu tun mit wissenschaftlicher Selbstgerechtigkeit, noch gehörten sie zum Wortschatz der Beatniks, man assoziierte mit ihnen weder das Paradies auf Erden noch liebevolle elterliche Fürsorge – und sie waren auch frei von Engstirnigkeit, Obskurantismus und Bigotterie. Heute ist es nicht zu vermeiden, daß man unbewußt diese drei Buchstaben mit solchen Ideen, Gefühlen und Ängsten identifiziert – und das hat unheilvolle Folgen.

Wie war meine Initiation in LSD? Denkbar einfach: Als Aldous LSD[1] nehmen wollte, bat er mich, ihm diesen ganzen Tag über Gesellschaft zu leisten.

Ich kam um neun Uhr in Aldous' Wohnung an. Aldous nahm die Tabletten und gab mir einen Zettel, auf dem er sein eigentliches Ziel für diese Sitzung notiert hatte. Ich kann seine Worte nicht genau wiedergeben – sinngemäß jedoch lauteten sie: »Ich möchte den Zustand der Liebe erfahren und mich dauernd darin halten.«

Ich war überrascht. Mir schien Aldous immer im »Zustand der Liebe« zu sein. So oder so, auf meine Meinung kam es nicht an; wichtig waren allein seine Gefühle und sein Suchen.

Das war im Oktober 1955. Abgesehen davon, daß ich die *Pforten der Wahrnehmung* gelesen hatte, war ich damals vollkommen ahnungslos, was es mit einer psychedelischen Sitzung auf sich hat. Immerhin aber hatte ich fünf Jahre Erfahrung als Psychotherapeutin. Das beste Verhalten in solchen Sitzungen ist, seine eigenen Ansichten auszuschalten, seine Neigung, andere zu beurteilen, zu unterdrücken und einfach da zu sein, aufmerksam und frei zu sein. Nicht, daß dieser Zustand der Freiheit immer erreicht wird oder überhaupt erreichbar ist – aber er ist eines der Ziele. Eine solche Aufmerksamkeit, so dachte ich, würde das richtige sein für den LSD-Tag.

[...]

Aldous sagte an diesem Tage Dinge, die ich erst später verstand. Am Anfang der Sitzung versuchten wir den Zeitabschnitt seiner Kindheit zu erreichen, an den er sich sehr wenig erinnerte. Unser Bemühen schlug völlig fehl. Sehr bald gab ich die Versuche auf, weil ich gewahr wurde, daß etwas Ehrfurchtgebietendes sich ereignete. Ich wußte nicht, was es war, aber ich spürte, daß ich kein Recht hatte, es mit den üblichen psychotherapeutischen Abruftechniken zu unterbrechen. Es wäre das gleiche gewesen, so schien mir, als wenn man, während man in einer großen Kathedrale ist, nach einer verblichenen Photographie eben dieser Kathedrale suchte.

Dieser erste psychedelische Tag als Partnerin von Aldous verlief leicht und ruhig. Es gibt so viel Geheimnisvolles während eines solchen Tages, es geschieht so viel in der Person, die diese Erfahrung macht, daß sie es nicht ausdrücken kann. An jenem Tag – wie auch bei vielen anderen Gelegenheiten, wenn ich die Partnerin eines solchen »Reisenden« war – wirkte die Droge ganz leicht auch auf mich, obgleich ich nichts genommen hatte – was ich bei solchen Gelegenheiten nie tue. Das gehört zu den vielen unerklärlichen Eigenschaften dieser Chemikalien. Vielleicht ist eine Spur davon im Atem dessen, der LSD genommen hat, vielleicht kommt es durch die Poren der Haut. Oder erklärt sich dieses Phänomen durch Hypnose, Einbildungskraft, Energieübertragung, Telepathie? Oder durch einen noch ungeklärten osmotischen Prozeß? Ich weiß es nicht. Es ist jedoch eine Tatsache, daß in Gegenwart einer Person, die LSD genommen hat, einige besonders feinfühlige Beteiligte eine leichte Wirkung der Droge verspüren. Im Jargon heißt das: »einen Gratis-Trip mitkriegen«. Es ist durchaus wünschenswert, daß das passiert, denn dann ist der »Reisegefährte« nicht zu weit entfernt vom »Reisenden« – und kann, wenn auch nur in ganz geringem Maße, an der Reise teilnehmen. Diese natürliche Art der Teilnahme ist die Basis aller psychedelischen Partnerschaften.

Den ersten Trip mit Aldous erinnere ich als etwas Zeitlos-Rundes. Nicht ich war dieses Zeitlos-Runde, sondern Aldous. Mein Oberflächenbewußtsein bewegte sich noch mit den ihm eigenen kleinen Schritten vorwärts, aber ich war mir jenes anderen Phänomens bewußt genug, um es nicht zu stören. Im Falle von Aldous hätte es allerdings kaum gestört werden können, aber bei weniger vorbereiteten Personen können die Gefühle, Offenbarungen und Reaktionen von ganz anderer Art sein. Das gleiche gilt für die Bewußtseinszustände. Der Partner sollte diese Zustände nicht stören, sie nicht mit Worten, Gebärden oder Gefühlen beurteilen, denn es ist wichtig, daß der »Reisende« alle diese Zustände akzeptiert – glückliche wie höllische, intellektuelle wie emotionale oder solche, die nicht genau zu bezeichnen sind – und sie in Beziehung setzt zu seinem Leben, denn sie sind alle verschiedene Aspekte seiner Person und seiner Geschichte.

So wie Aldous an Dr. Albert Hofmann, den Entdecker des LSD, schrieb: »In *Eiland* beruht die Beschreibung individueller [psychedelischer] Erfahrungen auf unmittelbarem Wissen.« Aber an jenem Tag, und noch lange Zeit danach, hatte ich nicht die leiseste Ahnung, daß diese Erfahrungen einmal das Rohmaterial für Huxleys schriftstellerische Arbeit sein sollten. Ich war so vollkommen ahnungslos, was den Prozeß des Schreibens angeht, daß es für mich eine ungeheure Überraschung war, vieles von unserer beider Leben in *Eiland* wiederzufinden.

Dieser erste LSD-Tag war voller ästhetischer Offenbarungen.

Wir lauschten Bachs *Viertem Brandenburgischen Konzert:*

Es war natürlich dasselbe *Vierte Brandenburgische*, das er schon so viele Male gehört hatte – dasselbe, und doch ein völlig anderes. Das Allegro – er kannte es auswendig. Also befand er sich in der besonders vorteilhaften Lage, sich darüber klarzuwerden, daß er es nie zuvor wirklich gehört hatte ... Das Allegro enthüllte sich als ein Teilstück in dem ungeheuern, gegenwärtig sich vollziehenden EREIGNIS, eine Manifestation, die nur um einen Grad von der leuchtenden Seligkeit entfernt war. Auf eine andere Weise *war* dieses Allegro wirklich die leuchtende Seligkeit – war ein jeder Erkenntnis bares Verstehen von allem, was sonst nur in Teilen begriffen werden konnte; es war ein nicht-differenziertes Gewahrsein, aufgeteilt in einzelne Noten und Sätze, und dennoch, alles verstehend, es selbst. Und selbstverständlich gehörte es alles niemand an. Es war gleichzeitig hier, dort draußen und nirgendwo ... Dies war so, weil er die Musik zum erstenmal auf diese Weise hörte. Niemand angehörend, besaß das *Vierte Brandenburgische* eine Schönheit, eine Tiefe und Bedeutung, die unvergleichlich größer waren als irgend etwas, das er je in derselben Musik gefunden hatte, als sie sein Privateigentum gewesen war.

... Und das Vierte Brandenburgische von heute abend war nicht nur ein niemandem und nichts angehörendes DING AN SICH; es war auch, auf eine unmöglich Weise, ein GEGENWÄRTIGES EREIGNIS von unbegrenzter Dauer. Oder war vielmehr (auf eine noch unmöglichere Weise, da es ja doch aus drei Sätzen bestand und mit der üblichen Geschwindigkeit ablief) überhaupt ohne Dauer. Das Metronom hatte zwar bei allen Sätzen das Kommando; doch die Summe dieser Sätze ließ sich nicht in Zeitspannen von Sekunden und Minuten ausdrücken. Ein *tempo* war wohl vorhanden, aber Zeit nicht. Was also war vorhanden?

»Die Ewigkeit.« ... Er mußte lachen.

»Was ist so komisch?« fragte sie.

»Ewigkeit«, antwortete er. »Ob Sie's glauben oder nicht – sie ist so wirklich wie Scheiße.«[2]

Ich konnte Aldous in die Welt der Musik und der Farben folgen; aber als er von der Verschmelzung von Subjekt und Objekt sprach, verstand ich ihn nicht. Ich verstand nicht, aber ich wußte, daß er es wußte und daß irgendwann einmal ich es auch wissen würde. »Subjekt und Objekt«, sagte er viele Male ruhig und liebevoll. »Keine Trennung zwischen Subjekt und Objekt.«

Im Schweigen des großen Hauses, in der Rundheit dieses Tages gab es sein Wissen, mein Unwissen. Ich nahm beides wahr und auch, daß es keinen Konflikt zwischen beidem gab. Seine ganze Person strahlte Liebe aus, und in seiner Stimme war eine tiefe Verwunderung: »Subjekt und Objekt – sie sind eines.«

An diesem Tage hatte ich – zum Teil aufgrund meiner psychotherapeutischen Erfahrung – erwartet (obgleich ich ja bemüht war, gar nichts zu erwarten), daß Aldous von Maria sprechen würde. Ich hatte es gehofft; gehofft, daß er emotional seinen Schmerz ausdrücken würde. Ich hatte noch nicht erkannt, daß Aldous seinen eigenen – den besten – Weg wußte, die unergründliche Alchemie zu beeinflussen, durch die wir unausgesetzt unsere Gefühle und Ideen in etwas anderes verwandeln. Aldous wandelte seine Liebe zu Maria und seinen Schmerz über ihren Verlust um in den Tod der Lakshmi, eine unvergeßliche Passage in *Eiland*.

Am ersten LSD-Tag war der Gedanke an Maria oft gegenwärtig. Wir waren in ihrem Haus, wo nichts verändert worden war seit ihrem Tod. Wir hatten eine Weile geschwiegen und der Musik gelauscht. Als die Platte sich ihrem Ende näherte, wollte ich den Apparat abstellen, um das aufschreckende automatische Klicken zu vermeiden. Um das zu tun, mußte ich ein paar Schritte von Aldous weg auf den Plattenspieler zugehen. Beim ersten Schritt spürte ich plötzlich, daß Maria da war. Sie war da – aber nicht außerhalb von mir, sondern in mir. Betroffen und fasziniert erkannte ich, daß ich wie Maria ging – daß sie da ging, nicht ich. Es muß beim dritten oder vierten Schritt gewesen sein, als mich Aldous' Stimme erreichte und gleichsam an der Schulter berührte. Die Stimme sagte äußerst bestimmt und sanft zugleich: »Sei niemals irgend jemand anders als du selbst.«

Aldous brauchte mich nie wieder daran zu erinnern.

Jetzt, da ich Erfahrung mit LSD habe, ist diese Episode – die allenfalls zwei oder drei Sekunden dauerte – weniger überraschend, obgleich nicht weniger geheimnisvoll. Ich weiß es nicht, was mir sekundenlang das Gefühl gab, Maria zu sein – und was, um alles in der Welt, Aldous diesen flüchtigen Eindruck wahrnehmen ließ. Sicherlich nicht die Tatsache, daß er mich zwei oder drei Schritte in einem dämmrigen Raum machen sah.

Seit diesem ersten Tag als psychedelischer Partner bin ich darauf vorbereitet, keine Geheimnisse vor dem »Reisenden« zu haben. Eine Person im psychedelischen Zustand ist imstande, sehr viel mehr in anderen Menschen wahrzunehmen, als sie es in ihrer alltäglichen Bewußtseinslage ist. Der »Reisende« kann seinen Partner zum Beispiel in verschiedenen Stadien seines Lebens sehen, in verschiedenen Geschichtsepochen und als verschiedene Personen, die manchmal in Widerspruch zueinander stehen. Von Zeit zu Zeit sieht der »Reisende« seinen Partner während einer psychedelischen Sitzung an. Oft ist es eine überwältigende Entdeckung. Jeder, der Partner bei einer solchen Erfahrung ist, muß jeden Versuch, sein Ich zu verbergen, aufgeben. Nicht nur ist es nutzlos – es erzeugt auch für beide Beteiligten eine ermüdende und ablenkende Spannung. »Wer bist du?« – ob es nun ausgesprochen wird oder nicht –, die Frage wird bei jeder Reise deutlich gestellt. Und der Partner muß, stumm und bloß, wissen, daß er nicht antworten kann – denn die Essenz der Antwort liegt ebenso in dem Fragenden wie in ihm selbst.

Anmerkungen

1 Vermutlich war es eher Meskalin. Vgl. Huxleys Brief an Osmond vom 29. Oktober 1955. LSD nahm er zum erstenmal im Dezember.

2 *Eiland*

KAPITEL 15

1955
Briefe

An Dr. Humphry Osmond [Smith 724]

740 North Kings Road
Los Angeles 46, Kalifornien
24. Oktober 1955

Lieber Humphry,
[...]

Gestern machte ich eine weitere außerordentliche Erfahrung mit Meskalin[1]. Ich las den Bericht von einem der Patienten von Al – einem jungen kanadischen Ingenieur, der sich alles mögliche verschüttete und ihn ständig bedrängende traumatische Material unter LSD bewußt gemacht, es mit entsprechenden Abreaktionen aufgearbeitet und obendrein noch eine »beseligende« Vision gehabt hatte, so daß sein ganzes Leben über Nacht von Grund auf verändert war. Nachdem ich das also gelesen hatte, dachte ich, es müßte interessant sein herauszufinden, warum mir so vieles von meiner Kindheit derart verborgen ist, daß ich mich weiter Bereiche meines frühen Lebens nicht entsinnen kann. So machte ich eine Sitzung zusammen mit einer Frau, die viel Erfahrung darin hat, Erinnerungen wachzurufen und Reaktionen darauf durch Denkprozesse aufzuarbeiten – eine Methode, die in vielen Fällen gute Ergebnisse zeitigt trotz allem, was man gegen die Theoretiker dieser Denkprozesse und gegen viele ihrer Praktiker sagen kann und muß. Ich nahm um zehn Uhr die eine Hälfte einer 400-mg-Kapsel und ungefähr vierzig Minuten später die andere Hälfte; etwa anderthalb Stunden nach der ersten Dosis begann es stark zu wirken. Ich hatte kaum Visionen bei geschlossenen Augen, genauso wie während des Versuchs unter Deiner Obhut, aber die Außenwelt veränderte sich sehr. Wir versuchten es mit Denkprozessen, nach der Methode, die in dem Bericht von Als Patienten beschrieben wird; aber es kam zu absolut keiner Erinnerung. Statt dessen fand etwas von unvergleichbar größerer Bedeutung statt, denn was durch die geschlossene Pforte auf mich zukam, war das Gewahrwerden – nicht das Wissen, denn es war weder abstrakt noch in Worte zu fassen –, das unmittelbare, totale, sozusagen aus dem Innern kommende Gewahrwerden der Liebe als der elementaren, grundlegenden kosmischen Wahrheit. Worte haben natürlich etwas Anstößiges und müssen falsch klingen, als Geschwätz erscheinen. Aber die Wahrheit bleibt bestehen. (Es war ganz offensichtlich die gleiche Wahrheit, welche die Indianer bei ihren Peyotezeremonien erkennen.) Ich *war* diese Wahrheit; oder vielleicht genauer gesagt: diese Wahrheit nahm den Platz ein, wo Ich gewesen war. Das Ergebnis war, daß ich mich nicht wie beim ersten Versuch von der Menschheit abgeschnitten fühlte. Ich war mir ihrer deutlich bewußt, aber eben vom Standpunkt der lebendigen, ursprünglichen kosmischen Wahrheit der Liebe aus. Und alles, was mich während jener ersten Sitzung so heftig in Anspruch genommen hatte, erkannte ich jetzt als Versuchungen – Versuchungen, vor der zentralen Wirklichkeit in falsche, zumindest in unvollkommene und begrenzte Nirwanas der Schönheit und des bloßen Wissens auszuweichen. Ich habe eine ganze Menge über diese Versuchungen gesagt: daß dieses Gewahrwerden ein Licht auf die Legende des Heiligen Antonius werfe, auf den Zen-Ausspruch, nach dem für einen Bodhisattwa das Samadhi der Leere, ein von der Welt, von der Liebe, von Mitgefühl und fühlenden Geschöpfen losgelöstes Nirwana, so furchtbar sei wie Höllenqualen. Und ich erinnere mich, den Ausspruch von Pascal zitiert zu haben: daß die Anbetung der Wahrheit ohne Nächstenliebe Götzendienst sei, denn die Wahrheit ist nur ein falscher Gott, und wir haben kein Recht, sie anzubeten. Und das gleiche gilt natürlich für die Schönheit. (Tatsächlich drückt die platonische Dreifaltigkeit des Guten, Wahren, Schönen diese Tatsache falsch aus. Gott impliziert das Böse und verewigt so den Dualismus. Liebe versöhnt alle Gegensätze und ist das Eine.)

Ich habe auch ziemlich viel – zu meiner eigenen späteren Erhellung – über Objekte und Subjekte gesprochen. Wie leicht ist es, sagte ich immer wieder, alles, was man ansieht, selbst das Gesicht des Menschen, zu einem reinen Objekt zu machen – einem Objekt von höchster magischer Schönheit, Seltsamkeit, Intensität des Daseins, der reinen Existenz! Erinnerst Du Dich an Blakes Bericht, wie er eine Schafherde auf dem Feld sieht und plötzlich beim Näherkommen erkennt, daß die Schafe hervorragend schöne Skulpturen sind? Das ist ein gutes Beispiel für den Prozeß der Objektivierung. Sie hat etwas von der Wirkung des Gorgonenhauptes:

man sieht ein Ding an, sieht mit einem Blick, der nichts wahrnimmt außer der Wahrheit und der Schönheit, und das Ding verwandelt sich in Stein – in lebendigen, sich verändernden, leuchtenden Stein, aber eben doch in Stein, doch in eine Skulptur. Liebe entobjektiviert den betrachteten Gegenstand oder die Person. Im gleichen Augenblick entsubjektiviert sie den Betrachter, der nicht länger die Außenwelt mit Begierde oder Abscheu betrachtet, nicht länger automatisch und unwiderruflich urteilt, nicht länger ein mit Emotionen befrachtetes Ego ist, sondern sich als Element in der gegebenen Wirklichkeit wiederfindet, wo es nicht um Objekte und Subjekte geht, sondern um die kosmische Einheit der Liebe. Der Gedanke, daß ich und andere sich unausgesetzt bemühen, diese kosmische Tatsache ins Objektive oder Subjektive zu verfälschen und so ungeahntes Elend für alle Beteiligten hervorzurufen, erfüllte mich für einen Augenblick mit tiefer Traurigkeit. Aber auch das war, erkannte ich, eine Versuchung, zu subjektivieren – wenn auch auf einer höheren Ebene, in größerem Maßstab.

Ich sah mir ein paar Bildbände an und war vor allem von einem Porträt in ganzer Figur von Boucher betroffen, das eine Dame in höfischem Gewand zur Zeit Ludwigs XV. zeigt. Es erscheint mir als das vollkommenste Beispiel der Objektivierung. Die Funktion des Couturiers ist es, aus Frauen Objekte zu machen – Objekte für Männer und für sie selbst. Die Frauen betrachten das Objekt, in das sie durch den Modedesigner und durch ihr eigenes »bovaristisches« Verlangen, etwas anderes zu sein, als sie tatsächlich sind, verwandelt wurden – und werden selbstzufriedene oder unzufriedene Subjekte, die vor ruhigem Behagen schnurren oder vor Selbstmitleid jammern, oder die kratzen und spucken, weil jemand sich blasphemisch gegen das Objekt verhalten hat, das ihr Idol ist, und so das Subjekt verletzt hat, welches ihr Objekt anbetet. Natürlich gilt das gleiche für Männer – nur waren da gerade keine Bilder männlicher Kostüme, die mir diese Tatsache ins Gedächtnis hätten rufen können.

Ich sah mir auch einen Band mit Aktphotos an – viele Bilder waren sehr gekonnt; Körperteile aus ungewöhnlichen Winkeln und unter merkwürdigen Lichtverhältnissen photographiert. Wiederum Objekte. Lust ist eine sexuelle Beziehung zu einem Objekt mit Gewinn für das Subjekt, das vielleicht obendrein das subjektive Vergnügen, das vom Objekt ausgeht, zu genießen imstande ist. Liebe entobjektiviert und entsubjektiviert, setzt an die Stelle der ursprünglichen Einheit und des Bewußtseins wechselseitiger Immanenz eine Raserei, die sich wegen der Unmöglichkeit, eben dieses Objekt ganz zu besitzen – was das irrige Ziel des Subjekts ist –, bis zur Verzweiflung steigert.

Als eine der Nebenwirkungen dieses Zustandes äußerte sich der Tatbestand der Liebe als eine Art intuitives Verstehen anderer, ein »Sicherkennen im Geiste«, um es in der Sprache christlicher Spiritualität zu sagen. Ich hörte mich Dinge über meine Leiterin bei den Denkprozessen sagen, von denen ich bis zu diesem Zeitpunkt nichts gewußt hatte, die sich aber im Aussprechen als wahr erwiesen. Was man eigentlich erwarten sollte, denke ich, wenn man zufällig die ursprüngliche Wahrheit der Einheit durch die Liebe und das Wissen einer wechselseitigen Immanenz kundtut.

An noch etwas, was ich gesagt habe, erinnere ich mich, daß ich nun solche früher für mich unbegreiflichen Ereignisse – wie daß der Heilige Franziskus den Leprakranken küßte – verstünde. Dergleichen mit Begriffen wie »masochistische Perversion« oder ähnlichem zu erklären, ist lächerlich. Solche Vorgänge sind nichts als das Überfließen einer kosmischen Wahrheit. Sie ist sozusagen zu groß für ihr Gefäß, das durch das subjektive Ego in seinen lebenslangen Beziehungen zu anderen Objekten gebildet worden und noch nicht vollends dahingeschmolzen ist. Die neue Wahrheit fühlt sich eingeengt durch die alten einschränkenden Gewohnheiten – mit dem Ergebnis, daß sie unter Druck »überwallt« und sich in einer Weise zum Ausdruck bringen muß, die vielleicht nicht besonders anziehend, aber doch völlig verständlich und sogar, im jeweiligen Zusammenhang, logisch ist.

Und an noch etwas, das ich gefühlt und gesagt habe, erinnere ich mich: ich meinte, daß mir Sterben nichts ausmachen sollte; denn Sterben müßte so ähnlich sein wie dieser Übergang aus dem Bekannten (das durch lebenslange Gewohnheit einer Subjekt-Objekt-Existenz entstanden ist) zu der unbekannten kosmischen Wahrheit.

Nicht geblieben ist mir die volle Intensität, mit der ich den Zustand der Liebe erfahren habe, aber etwas davon bleibt gewiß, und ich hoffe, es wird nicht ganz dahinschwinden, indem ich alten schlechten Gewohnheiten unterliege. Ich hoffe und glaube, daß man durch das Bewußtsein dessen, was von Augenblick zu Augenblick geschieht, vermeiden kann, sich selbst im Weg zu stehen.

Alles in allem hat sich die Tatsache bestätigt, daß Meskalin wirklich und wahrhaftig die Pforte öffnet und daß so alles – auch das Unbekannte in seiner allerreinsten, verständlichsten Form – zu uns dringen kann. Nach der Theophanie ist es dem für einen Augenblick erleuchteten Menschen überlassen, »mit der Gnade zu kooperieren« – nicht so sehr willentlich als wissentlich.

Herzlichst,
Aldous

An Dr. Humphry Osmond

---

740 North Kings Road,
Los Angeles 46, Kalifornien
29. Oktober 1955

Lieber Humphry,
wie merkwürdig, daß unsere Briefe sich gekreuzt haben! Ich bin sehr interessiert daran, Einzelheiten über Deinen Gruppenversuch zu hören und das Verfahren mit Gerald und Al zu wiederholen, sobald letzterer nach Los Angeles kommt. Nach meiner eigenen Erfahrung sehe ich für niemanden die Notwendigkeit, sich anzustrengen, um das Meskalinbewußtsein auf einer hohen Ebene zu halten – da bleibt es von allein, die ganze Zeit über – jedenfalls was mich angeht. Ein Versuchsleiter oder »Zeremonienmeister« könnte, soweit ich das beurteilen kann, nur von Nutzen sein, wenn man das Bewußtsein von der höchsten Stufe fernhalten will, wenn man es sozusagen in Seitenkanäle ablenken, es zu »psychischen« Bereichen wie Telepathie usw. oder – was ja der Fall sein könnte – zur Wahrnehmung von Archetypen (sofern es die gibt, was ich mich manchmal frage!), von Schatten, Animus oder Anima hinlenken will (alles – nach meinem Dafürhalten – rein hypothetische und Pickwicksche Gebilde). Es ist natürlich völlig legitim und wünschenswert, daß solche Versuche gemacht werden, vorausgesetzt allerdings, daß man sich an die Warnungen der Mystiker erinnert, der Leute, die allein etwas von dieser Sache verstehen. Erstens: Auch wenn Wunder geschehen, sind sie natürlich unverdiente – keine erlösenden – Gnadenbeweise und haben letztlich keine Bedeutung oder doch nicht mehr Bedeutung als alles übrige – wobei selbstverständlich alles und jedes unendlich bedeutungsvoll ist, wenn man ihm auf die richtige Weise begegnet. Zweitens: »Siddhis« oder übernatürliche Kräfte sind faszinierend, und weil sie faszinieren, sind sie auch gefährlich für den, der Befreiung sucht, denn sie werden, wenn man ihnen zu viel Aufmerksamkeit schenkt, unweigerlich zu hinderlichen Ablenkungen. Auch wenn

eine Expedition in die Gefilde abseits des geraden Weges zum Klaren Licht noch so reich und lohnend ist, darf sie nie zum Götzendienst werden, als seien diese Gefilde bereits das endgültige Ziel. Meiner Ansicht nach wäre es wichtig, einen Versuch von Zeit zu Zeit zu unterbrechen und den Beteiligten zu erlauben, ihren eigenen Weg zum Klaren Licht zu finden. Aber vielleicht ist ein Wechsel von Experiment und mystischer Vision psychisch unmöglich, denn wer würde, wenn er einmal die ursprüngliche Wahrheit der Einheit in der Liebe erfahren hat, je zu einem Experiment auf der psychischen Ebene zurückkehren wollen? Es wird daher besser sein, den ganzen Prozeß mit einem nicht gesteuerten Aufstieg zu der unbekannten höchsten Bewußtheit abzuschließen. Auf diese Weise wird es nicht erforderlich sein, ein Erlebnis, das für jeden einzelnen Teilnehmer von überragender Bedeutung ist, zu unterbrechen, um ihn auf Eindrücke von minderem und zweifelhaftem Wert zurückzuführen. Ich bin der Ansicht, das Öffnen der Pforte durch Meskalin oder LSD ist eine zu kostbare Gelegenheit, ein zu hohes Privileg, als daß man es zugunsten des Experimentierens geringschätzig behandeln dürfte. Natürlich muß experimentiert werden, aber es wäre falsch, wenn das alles bliebe. Es gibt einen Punkt, an dem der Versuchsleiter aufhören muß, zu dirigieren, und es sich und den übrigen Beteiligten überlassen muß, zu tun, was sie wollen, oder richtiger, was das Große Unbekannte, das ihre Stelle eingenommen hat, will. Eine Lenkung kann nur oder hauptsächlich von angehäuften begrifflichen Erinnerungen an frühere Erlebnisse, von dem begrifflichen Wissen ausgehen. Die höchste mystische Bewußtheit aber wird nur erreicht, wenn man frei von bereits Gewußtem ist, wenn kein – an sich noch so hervorragender – Zweck sichtbar ist, sondern nichts als reine Offenheit. Gottesdienst ist vollkommene Freiheit und, umgekehrt, vollkommene Freiheit ist Gottesdienst. Wenn ein Versuchsleiter eine wissenschaftliche oder auch eine ethische Absicht verfolgt, kann keine vollkommene Freiheit bestehen. Praktisch heißt das, meine ich, daß der Versuchsleiter zumindest während der letzten Stunde der durch Meskalin bewirkten Offenheit zur Seite treten und es den unbekannten Kräften der Beteiligten überlassen sollte zu tun, was sie wollen. Wenn sie einander etwas mitteilen wollen, schön und gut. Wenn sie es nicht wollen – auch gut. Der Rat, den François de Sales Madame de Chantal im Hinblick auf »geistige Übungen« gab, war: überhaupt nichts zu tun, sondern ganz einfach zu warten. Jeder Versuch sollte – das ist meine entschiedene Überzeugung – beendet oder, wenn man das für besser hält, unterbrochen werden durch eine Zeit einfachen Wartens, ohne jede Lenkung – weder von außen noch von innen. Tun wir das nicht, werden wir, glaube ich, eine Art Sünde wider den Heiligen Geist begehen. Jede Lenkung schließt den Heiligen Geist unweigerlich aus. Wir sollten dem Großen Ganz Unbekannten zumindest eine Stunde unserer Offenheit einräumen. Die restlichen drei oder vier können dem gelenkten Experiment vorbehalten bleiben.

[...]

Alles Liebe der Familie.

Herzlich,
Aldous

An Dr. Humphry Osmond

---

740 North Kings Road
Los Angeles 46, Kalifornien
23. Dezember 1955

Mein lieber Humphry,

[...]

Wir haben letzte Woche unseren LSD-Versuch gemacht. Al, Gerald und ich haben je 75 Mikrogramm genommen und [...] etwa dreißig. Ich fand den Stoff, vom physischen Standpunkt aus, wirksamer als Meskalin – zum Beispiel erzeugte er ein intensives Kältegefühl wie unter einem Schock, das Maria unter der vollen Meskalindosis hatte. Die psychischen Wirkungen waren – in meinem Fall – die gleichen wie bei Meskalin, und ich machte die gleiche Art von Erfahrung wie bei der vorangegangenen Gelegenheit: Transfiguration der Außenwelt und ein Begreifen – eine Erkenntnis, die den ganzen Menschen einbezieht – daß Liebe das ein und alles ist; und so erklärt es sich, daß Atman identisch ist mit Brahman und daß – trotz allem – das Universum in Ordnung ist. Ich hatte mit geschlossenen Augen keine Visionen – sogar weniger als beim ersten Versuch mit Meskalin, wo die bewegten geometrischen Figuren in sich vollkommen geordnet und für Augenblicke sehr schön und bedeutungsvoll waren (wenn auch dann wieder äußerst trivial). Dieses Mal waren sogar die Muster dürftig angeordnet und es gab nichts, das dem entsprach, was Al und seine Versuchspartner beschrieben haben. Wenn man nicht visuell entsprechend begabt oder geübt ist, hat man offenbar keine inneren Visionen unter Meskalin oder LSD, sondern erfährt nur eine Transfiguration der Außenwelt. (Auch Gerald hatte keine Visionen. Ich hatte noch keine Gelegenheit, die Art seiner Erfahrung ausführlich mit ihm zu diskutieren; ganz gewiß aber gehörten Visionen bei geschlossenen Augen nicht dazu.) Mit der Zeit war es ganz anders. Wir spielten Bachs *B-moll-Suite* und das *Musikalische Opfer*, und das Erlebnis war überwältigend. Andere Musik (zum Beispiel Palestrina und Byrd) erschien vergleichsweise unbefriedigend. Bach war eine Offenbarung. Das Tempo der Stücke veränderte sich nicht, dennoch schienen sie sich über Jahrhunderte hinzuziehen. Und sie waren – auf der Ebene der Kunst – die Manifestation eines unaufhörlichen Schöpfungsaktes, sie zeigten, daß der Tod notwendig und Unsterblichkeit selbstverständlich ist, waren ein Ausdruck dafür, daß das Universum essentiell »in Ordnung« ist – denn die Musik ließ das Tragische weit hinter sich, schloß aber den Tod und das Mitleiden mit allem und jedem in der göttlichen Gerechtigkeit ein, die das Eine ist, die die Liebe ist, die das Sein ist oder die »Istigkeit«. Wer in aller Welt war Johann Sebastian Bach? Ganz gewiß nicht der nette alte Herr, Vater von sechzehn Kindern, in einer muffigen protestantischen Umgebung. Vielmehr eine ungeheure Manifestation jenes Anderen – aber jenes Anderen eben, das kanalisiert, beherrscht, zugänglich gemacht ist durch die Mitwirkung des Intellekts, der Sinne und des Gefühls. Wir alle haben Bach, glaube ich, auf gleiche Weise erfahren. Man könnte sich ein Ritual oder eine Initiation vorstellen, wobei eine ganze Gruppe von Menschen, durch eines der Elixiere in die Andere Welt hinübergetragen, beisammensäße und, zum Beispiel, der *B-moll-Suite* lauschte und so zu einem direkten, unvermittelten Verstehen der göttlichen Natur geführt würde. (Auf einer anderen Platte, die wir spielten, war traditionelle byzantinische Musik – die griechische Version des *Gregorianischen Gesanges*. Mir zumindest erschien diese Musik lediglich grotesk. Diese einzelne Stimme, die da in einem fort ihre Hallelujas und Kyries hinausschrie, schien einem riesigen Lakaien zu gehören, der vor einem erheblich vergrößerten Ludwig XIV. katzbuckelte. Nur Polyphonie – und nur eine Polyphonie höchster Ordnung –, eine durchstrukturierte und nicht nur durch den Text geordnete Polyphonie wie bei Palestrina – kann das Wesen der Wirklichkeit vermitteln, welches die Vielfalt in der Einheit ist, die Versöhnung der Gegensätze, das Nicht-Zweierlei-Sein des Verschiedenen, die Nirwana-Natur des Samsara, die Liebe, welche die Brücke ist zwischen dem Objektiven und dem Subjektiven, zwischen Gut und Böse, zwischen Leben und Tod.) Dieses Mal entwickelte ich keinerlei spontanes Psi-Bewußtsein, und unser Bemühen, Psi willentlich einzuführen, erschien uns nach wenigen Minuten so künstlich und gewollt, daß wir es aufgaben. Al berichtete vom Psi-Bewußtsein der anderen in der Gruppe, und Gerald legte wieder die gleiche Art prophetisch-scharfsichtiger Geistesverfassung an den Tag, die auch seine erste Meskalinerfahrung kennzeichnete. Ob ich je fähig sein werde, Psi-Versuche unter Meskalin oder LSD zu machen, weiß ich nicht. Sicherlich hätte ich – wenn weitere Experimente sich wie diese letzten beiden erweisen sollten – das Gefühl, daß derlei Versuche nur kindisch und sinnlos sind. Was sie, wie ich annehme, im Hinblick auf das Verstehen auch sind – wenn auch keineswegs für das Wissen. Erlaube mir zunächst, Dir den Rat zu geben, die Wirkung der *B-moll-Suite* auszuprobieren, wenn Du je Meskalin oder LSD therapeutisch benutzen solltest. Besser als alles andere, glaube ich, wird sie dazu beitragen (wortlos, ohne alle Suggestion oder das geheime Drängen eines Arztes oder Pfarrers), den Geist des Patienten zu der zentralen, ursprünglichen Wahrheit zu führen, die zu begreifen vollkommene Gesundheit für die Zeit der Erfahrung bedeutet. Und die Erinnerung an dieses Begreifen könnte vielleicht in Zukunft als Mittel gegen Geisteskrankheit dienen. Ich bin aber ganz sicher, daß es unklug wäre, einen Patienten sentimentaler – oder auch guter – religiöser Musik auszusetzen, die tragisch ist (wie zum Beispiel das *Requiem* von Mozart oder jenes von Verdi oder Beethovens *Missa solemnis*). Johann Sebastian ist da sicherer, weil er letztlich der Wirklichkeit näher ist.

[...]

Ich wünschte, der alte Jung wäre nicht so versessen auf Symbole. Das Ärgerliche an den Deutschen ist, daß sie sich immer an die dümmste Zeile von Goethe erinnern: »Alles Vergängliche ist nur ein Gleichnis.« Nie wurde eine größere Lüge ausgesprochen! Alles Vergängliche ist zeitlos es selbst und eben aus diesem Grund Manifestation des Einen, das ganz und gar gegenwärtig ist in jeder Einzelheit – wenn wir es nur sehen können. Diese Symbol-Geschichte hat sich als ganz schön faul erwiesen, indem sie ihn [Jung] von der Fährte der gegebenen Wirklichkeiten in den Geist abgelenkt (aber sie sind genauso in der materiellen Welt, trotz Berkeley usw.) und ihn in den Dschungel gelockt hat, über den er und seine Anhänger in diesem unnachahmlich schwülstigen und wortreichen Stil schreiben, der das Gütezeichen der Jungianer ist.

[...]

Grüße Jane und die Dichterin von mir. Ich hoffe, das kommende Jahr wird Euch allen Zufriedenheit, Glück, Reifen und Verstehen bringen.

Herzlich, Dein
Aldous

Anmerkungen

1 Dieses ist die Sitzung, über die Laura Huxley in dem Kapitel »Unbeachtet in der Dunkelheit« ihres Buches *This Timeless Moment* berichtet.

KAPITEL 16

1956
Himmel und Hölle

Aldous Huxley

Huxley nennt dieses Buch »einen langen Essay ... über visionäre Erfahrung und ihre Beziehung zur Kunst und zu den traditionellen Vorstellungen von der Anderen Welt. Er ist natürlich das Ergebnis der Meskalinerfahrung, die, meiner Meinung nach, erhellend für alle möglichen Dinge gewesen ist« (Bedford, Bd. 2, S. 209). Der Peyotekaktus und sein psychoaktives Alkaloid ruft, weit stärker als LSD, visuelle Effekte hervor, die Huxley mit der Malerei und anderen Formen populärer visionärer Kunst wie den Laterna-magica-Vorführungen, Feuerwerken, Farbfilmen und dem Stroboskop vergleicht, wobei er bei letzterem die »Acid Rock Light Shows« der sechziger Jahre vorwegnimmt. Die biochemischen Grundlagen visionärer Erfahrung und die verschiedenen Methoden, sie ohne »chemischen Einstieg« zu erzielen, werden erörtert, wie auch die psychischen Voraussetzungen für ein positives beziehungsweise negatives Erlebnis. Dabei nimmt Huxley die Set-and-setting-Parameter vorweg, die später von den Forschern des Harvard Psychedelic Research Project eingeführt wurden.

Den Titel für diese Fortsetzung der Pforten der Wahrnehmung *entnimmt Huxley wiederum William Blakes Dichtung* Die Vermählung von Himmel und Hölle.

Das negative visionäre Erlebnis ist oft von körperlichen Empfindungen einer außergewöhnlichen und charakteristischen Art begleitet. Seligkeit spendende Visionen sind im allgemeinen mit einem Gefühl der Trennung vom Körper verbunden, einem Gefühl der Entindividualisierung. (Es ist zweifellos dieses Gefühl der Entfernung von ihrem Selbst, das es den Peyotekult treibenden Indianern ermöglicht, die Droge nicht bloß als Abkürzungsweg in die visionäre Welt zu benutzen, sondern auch, um ein liebevolles Zusammenhalten in der teilnehmenden Gruppe zu wecken.) Wenn das visionäre Erlebnis schrecklich und die Welt zum Schlechteren hin verändert ist, wird die Individualisierung verstärkt, und der negative Visionär sieht sich mit einem Körper verbunden, der immer undurchdringlicher zu werden scheint, sich immer praller füllt, bis er sich schließlich darauf reduziert fühlt, das gequälte Bewußtsein eines verdichteten Klumpens Materie zu sein, nicht größer als ein Stein, den man in den Händen halten kann.

Es ist bemerkenswert, daß viele der in den verschiedenen Berichten über die Hölle beschriebenen Strafen aus Druck und Zusammengepreßtwerden bestehen. Dantes Sünder werden im Schlamm begraben, in Baumstämme eingesperrt, in Eisblöcken festgefroren, von Steinen zermalmt. Das *Inferno* ist psychologisch wahr. Viele seiner Qualen werden von Schizophrenen erlebt und auch von denjenigen, die Meskalin oder Lysergsäure unter ungünstigen Bedingungen genommen haben.

Welcher Art sind diese ungünstigen Bedingungen? Wieso und warum wird der Himmel in die Hölle verwandelt? In gewissen Fällen hat das negative visionäre Erlebnis vorwiegend physische Ursachen. Meskalin sammelt sich, nachdem es eingenommen wurde, in der Leber an. Ist die Leber krank, fühlt sich die mit ihr verbundene Psyche in der Hölle. Was jedoch für unsere gegenwärtigen Zwecke noch wichtiger ist – das negative visionäre Erleben kann auf psychischem Wege *herbeigeführt* werden. Furcht und Zorn versperren den Weg zur himmlischen Jenseitswelt und stürzen denjenigen, der Meskalin nimmt, in die Hölle.

Und was auf den Menschen zutrifft, der Meskalin nimmt, trifft auch auf Personen zu, die spontan oder in der Hypnose Visionen haben. Auf diesem psychischen Nährboden wurde die theologische Doktrin vom rettenden Glauben gezüchtet, eine Lehre, die man in allen großen religiösen Überlieferungen der Welt antrifft. Eschatologen haben immer Probleme damit gehabt, ihre Vernunft und ihr Sittlichkeitsgefühl mit den nackten Tatsachen psychologischer Erfahrung zu vereinbaren. Als Rationalisten und Moralisten fühlen sie, daß gutes Betragen belohnt werden sollte und die Tugendhaften es verdienen, in den Himmel zu kommen. Als Psychologen aber wissen sie, daß Tugendhaftigkeit nicht die einzige oder ausreichende Vorbedingung für seliges visionäres Erleben ist. Sie wissen, Werke allein sind machtlos und nur der Glaube oder liebendes Vertrauen gewährleisten, daß das visionäre Erlebnis Glückseligkeit vermittelt.

Negative Gefühle – Furcht, die die Abwesenheit von Vertrauen signalisiert, Haß, Zorn oder Bosheit, die die Liebe ausschließen – sind die Gewähr dafür, daß das visionäre Erlebnis, unter welcher Bedingung oder zu welchem Zeitpunkt auch immer es sich ereignet, entsetzlich sein wird. Der Pharisäer ist ein tugendhafter Mensch, aber seine Tugendhaftigkeit ist von der Art, die sich mit einem negativen Gefühl verträgt. Seine visionären Erlebnisse werden daher wahrscheinlich eher höllisch als himmlisch sein.

Die Seele ist so beschaffen, daß dem Sünder, der bereut und sich dem Glauben an eine höhere Macht überläßt, mit größerer Wahrscheinlichkeit ein beseligendes visionäres Erlebnis zuteil wird als der selbstzufriedenen Stütze der Gesellschaft mit ihrer rechtschaffenen Entrüstung, ihrer Angst um Besitztümer und ihren Prätentionen, ihren eingefleischten Gewohnheiten zu tadeln, zu verachten und zu verurteilen. Daher die ungeheure Bedeutung, die in allen religiösen Überlieferungen dem Zustand der Seele im Augenblick des Todes beigelegt wird.

Visionäres Erleben ist nicht dasselbe wie mystisches Erleben. Mystisches Erleben liegt jenseits des Bereichs der Gegensätze. Visionäres Erleben spielt sich noch immer innerhalb dieses Bereichs ab. Der Himmel bedingt die Hölle, und »in den Himmel zu kommen« ist ebensowenig Befreiung wie der Abstieg ins Grauenhafte. Der Himmel ist bloß ein Aussichtspunkt, von dem aus man einen klareren Blick auf den göttlichen Urgrund hat als von der Ebene einer gewöhnlichen individualisierten Existenz.

Falls das Bewußtsein den körperlichen Tod überlebt, überlebt es ihn vermutlich in jedem geistigen Erfahrungsbereich – dem des mystischen Erlebens, dem der himmlisch oder höllisch erfahrenen Vision und auf der Ebene alltäglicher individueller Existenz.

Im Leben hat sogar das himmlische visionäre Erlebnis die Neigung, sein Vorzeichen zu ändern, wenn es zu lange währt. Viele Schizophrene haben ihre Zeiten himmlischer Glückseligkeit, aber da sie (im Gegensatz zu demjenigen, der Meskalin nimmt) nicht wissen, wann und ob es ihnen überhaupt erlaubt sein wird, zu der beruhigenden Banalität des Alltagserlebens zurückzukehren, erscheint ihnen sogar der Himmel entsetzlich. Für diejenigen aber, die aus irgendeinem Grund Entsetzen verspüren, verwandelt sich der Himmel in die Hölle, Seligkeit in Grauen, das Klare Licht in die verhaßte Grelle des »Landes des Erhelltsein«.

Etwas Vergleichbares vollzieht sich vielleicht im Zustand des Todes. Nachdem sie einen flüchtigen Blick auf die unerträgliche Herrlichkeit der letzten Wirklichkeit getan haben und dann zwischen Himmel und Hölle hin- und hergetrieben wurden, wird es für viele Seelen möglich, sich in jene ruhevollere Region des Geistes zurückzuziehen, wo sie ihre eigenen Wünsche, Erinnerungen und Einbildungen sowie die anderer Menschen dazu benützen können, sich eine Welt zu schaffen, die derjenigen, in der sie auf Erden lebten, sehr ähnlich ist.

Von den Menschen, die sterben, ist bloß eine unendlich kleine Minderheit einer unverzüglichen Vereinigung mit dem göttlichen Urgrund fähig, einige wenige sind imstande, die visionäre Seligkeit des Himmels zu ertragen, einige wenige finden sich in den visionären Schrecken der Hölle wieder und vermögen es nicht, ihnen zu entkommen, und die große Mehrheit endet schließlich in einer Welt, wie sie von Swedenborg und spiritistischen Medien beschrieben wird. Es ist gewiß möglich, wenn die nötigen Bedingungen erfüllt sind, aus dieser Welt in Welten visionärer Seligkeit oder endgültiger Erleuchtung überzugehen.

Nach meiner Vermutung haben sowohl moderner Spiritismus als auch uralte Tradition recht. Es *gibt* einen postumen Zustand, wie ihn Sir Oliver Lodge in seinem Buch *Raymond* beschrieben hat. Es gibt aber auch einen Himmel seligen visionären Erlebens. Es gibt auch eine Hölle eines derartig grauenhaften visionären Erlebens, wie sie schon hier von Schizophrenen und von einigen Menschen durchlitten wird, die Meskalin nehmen. Und es gibt auch, jenseits aller Zeit, ein Erleben der Vereinigung mit dem göttlichen Urgrund.

KAPITEL 17

1956
Dreißig Jahre danach

Aldous Huxley

Von Juni 1955 bis April 1957 schrieb Huxley unter der Überschrift Aus Aldous Huxleys Werkstatt *monatlich einen Essay für die Zeitschrift* Esquire, *wobei er sich mit den unterschiedlichsten Themen befaßte. Die folgende retrospektive Analyse gilt den Voraussagen, die Huxley ein Vierteljahrhundert zuvor in seinem berühmten Roman* Schöne neue Welt *gemacht hatte; er wagt darin weitere Spekulationen über die Zukunft der Zivilisation. »Das Soma aus* Schöne neue Welt *ist nicht länger ein ferner Traum«; die Beruhigungsmittel Miltown, Equanil usw. haben zum großen Teil die gleichen Eigenschaften. Das Thema heißt: »Jedem seine Droge« – ein prophetischer Ausdruck für eine Idee, die in den späten sechziger Jahren zum Klischee werden sollte. Die Drogen, die Huxley am meisten interessierten, waren Meskalin und LSD, aber er nahm an, daß noch »andere bewußtseinsverändernde Substanzen mit womöglich noch erstaunlicheren Eigenschaften« von der Wissenschaft entwikkelt werden würden.*

Das Schlimmste, was einem Propheten passieren kann, ist, daß ihm nachgewiesen wird, er habe sich geirrt; das Zweitschlimmste ist, daß er recht behält. In den fünfundzwanzig Jahren, die dahingegangen sind, seit *Schöne neue Welt* geschrieben wurde, habe ich beide Erfahrungen gemacht. Die Ereignisse haben bewiesen, daß ich unrecht hatte, und sie haben bewiesen, daß ich recht hatte; beides ist gleich deprimierend.

Ich will hier einige Punkte aufführen, in denen ich mich geirrt habe. Anfang der dreißiger Jahre hatte Einstein Masse zu Energie in Beziehung gesetzt, und es war schon die Rede von Kettenreaktionen; aber die Bewohner der schönen neuen Welt wußten nichts von Kernspaltung. Anfang der dreißiger Jahre wußten wir auch schon alles über unersetzliche Rohstoffquellen und ihre Erhaltung; aber im 7. Jahrhundert nach Ford war die Versorgung mit Metallen und Mineralöl noch genauso reichlich wie heute. Tatsächlich wird die Rohstoffsituation bereits im Jahre 600 n. F. in hohem Maße kritisch und die Atomenergie die wichtigste Energiequelle für die Industrie sein. Auch das Bevölkerungsproblem hatten die Bewohner der schönen neuen Welt gelöst, und sie wußten, wie sich dauerhaft ein günstiges Gleichgewicht zwischen Bevölkerungsgröße und natürlichen Rohstoffquellen halten läßt. Werden unsere Nachkommen dieses glückliche Ziel innerhalb der nächsten sechs Jahrhunderte nun wirklich erreichen? Und wenn ja, wird das vermittels rationaler Planung sein oder durch die uralten Kräfte von Pest, Hunger und mörderischem Krieg? Es ist selbstverständlich nicht möglich, das vorauszusagen. Das einzige, was sich mit einiger Sicherheit voraussagen läßt, ist, daß die Menschheit (wenn die Herrschenden sich entschließen, vom kollektiven Selbstmord Abstand zu nehmen) mit schwindelerregender Geschwindigkeit einen der gefährlichsten und überfülltesten Abschnitte ihrer Geschichte durcheilen wird.

In der schönen neuen Welt werden die Kinder in biochemischen Fabriken erzeugt. Aber auch wenn Babys in Flaschen keineswegs ganz außer Frage stehen, ist es doch praktisch so gut wie sicher, daß unsere Nachkommen weiter lebendgebärend sein werden. Der Muttertag ist nicht in Gefahr, durch den Flaschentag ersetzt zu werden. Ich habe diese Prophezeiung aus rein literarischen Gründen gemacht und nicht, um eine wohlbegründete Vorhersage für die Geschichte der Zukunft zu tun; was diesen Punkt betraf, so wußte ich von vornherein, daß man mir meinen Irrtum nachweisen würde.

Von der Biologie kommen wir nun zur Politik. Die Diktatur, die in *Schöne neue Welt* beschrieben wurde, war global und – auf ihre besondere Art und Weise – gutartig. Im Licht gegenwärtiger Ereignisse und sich entwickelnder Tendenzen kommt mir der traurige Verdacht, daß ich mit dieser Vorhersage gleichfalls unrecht habe. Gewiß, das 7. Jahrhundert nach Ford liegt noch in weiter Ferne, und es ist möglich, daß bis dahin die harte wirtschaftliche Notwendigkeit oder ein aus einem Atomkrieg resultierendes soziales Chaos oder die militärische Eroberung durch eine einzige Großmacht oder irgendeine gräßliche Kombination aus all diesem unsere Nachkommen mit Gewalt dazu zwingen wird, das zu tun, was wir jetzt aus aufgeklärtem Eigeninteresse und einer allen gemeinsamen Humanität tun sollten, nämlich für das allgemeine Beste zusammenzuarbeiten. In Friedenszeiten und wenn alles erträglich läuft, kann man von den Leuten nicht erwarten, daß sie für Maßnahmen sind, von denen man – wenn sie auch letztlich eine gute Wirkung haben – befürchten mag, daß sie kurzfristig gewisse unangenehme Folgen haben werden. Trennende Kräfte sind stärker als einigende. Festbegründete Interessen im Hinblick auf Sprachen, Lebensphilosophie, Tischsitten, sexuelle Gewohnheiten, politische, kirchliche und ökonomische Organisationen sind stark genug, um alle Versuche zu blockieren, die Menschheit durch vernünftige und friedliche Methoden zu ihrem eigenen Besten zu einen. Und dann ist da der Nationalismus. Der Nationalismus mit seinen siebenundfünfzig verschiedenen Stammesgöttern ist die Religion des 20. Jahrhunderts. Wir mögen Christen, Juden, Moslems, Hindus, Buddhisten, Konfuzianer oder Atheisten sein – die Tatsache bleibt bestehen, daß es nur einen einzigen Glauben gibt, für den die meisten von uns zu töten und zu sterben bereit sind, und dieser Glaube heißt Nationalismus. Daß der Nationalismus die beherrschende Religion der Menschen zumindest für die nächsten zwei- bis dreihundert Jahre bleiben wird, scheint nur zu wahrscheinlich. Sollte sich der totale Atomkrieg vermeiden lassen, können wir nicht das Entstehen eines Weltstaates gewärtigen, sondern die Fortsetzung des jetzigen Systems unter den sich verschlechternden Bedingungen: eines Systems, in dem die einzelnen Nationalstaaten um Märkte und Rohstoffe kämpfen und für Teilkriege aufrüsten. Die meisten dieser Staaten werden wahrscheinlich Diktaturen sein. Das ist unvermeidlich; denn der zunehmende Bevölkerungsdruck auf die Ressourcen wird die Bedingungen im Innern schwieriger und den internationalen Wettkampf noch intensiver machen. Um einen wirtschaftlichen Zusammenbruch zu vermeiden und die Unzufriedenheit der Bevölkerung niederzuhalten, werden die Regierungen der hungernden Länder versucht sein, immer strengere Kontrollen durchzusetzen. Außerdem reduziert chronische Unterernährung die Körperenergie und verwirrt den Geist. Hunger und Selbstherrschaft sind unvereinbar. Sogar bei einer durchschnittlichen Ernährung mit dreitausend Kalorien pro Tag funktioniert eine Demokratie nur mit Mühe. In einer Gesellschaft, in der die meisten Mitglieder von eintausendsiebenhundert bis zweitausend Kalorien am Tag leben, ist sie ganz einfach unmöglich. Die unterernährte Mehrheit wird immer von oben, von einer wohlgenährten Minderheit, regiert werden. In dem Maße, wie die Bevölkerung wächst (zu den 2700 Millionen unserer Art kommen jährlich 40 Millionen hinzu), in dem Maße, wie der geometrisch wachsende Bedarf immer schwerer auf dem statischen oder höchstens arithmetisch wachsenden Angebot lastet, in dem Maße, wie der Lebensstandard zwangsweise sinkt und die allgemeine Unzufriedenheit ebenso zwangsweise steigt; in dem Maße, wie das allgemeine Gerangel um die karger werdenden Ressourcen immer wütender wird, werden diese nationalen Diktaturen dazu neigen, den Druck im Innern zu verstärken und immer unbarmherziger mit den anderen zu konkurrieren. »Parlamente«, so sagt ein Bewohner der schönen neuen Welt, »haben zu tagen, nicht zu schlagen. Man regiert mit dem Kopf und dem Gesäß, nicht mit der Faust.« Aber wo es viele konkurrierende nationale Diktaturen gibt, die alle im Innern Schwierigkeiten haben und alle für einen totalen oder partiellen Krieg gegen den Nachbarn rüsten, wird das Schlagen dem Tagen leicht vorgezogen, die Fäuste als Mittel der Politik dem Verstand und der »meisterhaften Untätigkeit« (um Lord Salisburys unsterbliche Wendung zu gebrauchen) des Hinterteils. Was die Politik angeht, so dürfte die Welt in naher Zukunft eher George Orwells *1984* als *Schöner neuer Welt* ähneln.

Lassen Sie mich nun einige der Punkte untersuchen, in denen ich, wie ich fürchte, recht gehabt haben mag. Die Bewohner der schönen neuen Welt waren die Erben und Nutznießer einer neuartigen Revolution, und diese Revolution ist eigentlich das Thema meiner Fabel. Alle früheren Revolutionen haben außerhalb des Individuums als psychophysischem Organismus stattgefunden – zum Beispiel auf dem Gebiet der kirchlichen Gliederung und des religiösen Dogmas, auf dem Gebiet der Wirtschaft, des politischen Aufbaus, auf dem der Technologie. Die kommende Revolution – die Revolution, deren Folgen in *Schöne neue Welt* beschrieben werden – wird alle Menschen, Männer wie Frauen, nicht nur peripher, sondern im Kern ihres organischen Daseins treffen. Die Revolutionäre der Vergangenheit haben (wenn sie Idealisten und nicht nur machthungrig waren) die gesellschaftliche Umwelt zu verändern versucht in der Hoffnung, die menschliche Natur zu verändern. Die Revolutionäre der Zukunft werden die menschliche Natur, so wie sie diese in Kopf und Körper ihrer Opfer – oder, wenn Ihnen das lieber ist, ihrer Schützlinge – vorfinden, direkt angreifen.

Bei den Bewohnern der schönen neuen Welt wurde die Beherrschung der menschlichen Natur durch veredelnde oder verschlechternde Züchtung erreicht, durch systematische Beeinflussung während der Kindheit und auch später durch Hypnopädie oder Unterricht während des Schlafs. Die Konditionierung kleiner Kinder ist so alt wie Pawlow, und die Hypnopädie ist, auch wenn sie noch in den Anfängen steckt, so doch eine weitverbreitete Technik. Phonographen mit eingebauten Uhrwerken, mittels deren sie in regelmäßigen Abständen während der Nacht ein- und ausgeschaltet werden können, sind bereits auf dem Markt und werden von Studenten, die Sprachen studieren, von Schauspielern, die ihre Rollen schnell auswendig lernen müssen, von Eltern, die ihre Kinder gern vom Bettnässen oder anderen lästigen Angewohnheiten kurieren wollen, benutzt wie von den Leuten, die Selbsthilfe betreiben, indem sie durch Autosuggestion und die »Bekräftigung positiver Gedanken« moralische und physische Vervollkommnung suchen. Daß die Prinzipien der Zuchtwahl, der Kinder-Konditionierung und der Hypnopädie noch nicht von Staats wegen angewandt worden sind, ist in demokratischen Ländern auf die fortlebende liberale Überzeugung zurückzuführen, daß Menschen nicht für den Staat da sind, sondern der Staat zum Wohle der Menschen da ist; und in den totalitären Staaten auf das, was man revolutionären Konservatismus nennen könnte – das Festhalten an der Revolution von gestern statt an der Revolution von morgen. Dennoch besteht kein Grund, selbstgefällig zu meinen, daß dieser revolutionäre Konservatismus immer so fortdauern wird. Angewandte Psychologie führt unter totalitärer Kontrolle bereits zu bemerkenswerten Resultaten. Ein Drittel aller amerikanischen Gefangenen in Korea erlag – zumindest teilweise – der Gehirnwäsche durch die Chinesen, unter deren Wirkung die durch Erziehung und Kindheitseinflüsse aufgebauten Überzeugungen zusammenbrachen. An die Stelle dieser tröstlichen Grundsätze traten Zweifel, Angst und chronische Schuldgefühle. Das wurde durch vollkommen veraltete Prozeduren erreicht, bei denen sich entschiedene Indoktrination mit dem verband, was man als Umkehrung der konventionellen Psychotherapie bezeichnen könnte. Hypnose, Hypnopädie oder bewußtseinsverändernde Drogen wurden nicht angewandt. Wären alle oder auch nur einige dieser sehr viel wirksameren Methoden angewandt worden, wäre die Gehirnwäsche vermutlich bei allen Gefangenen erfolgreich gewesen und nicht nur bei dreißig Prozent von ihnen. In der ihnen eigenen verschwommenen Art behaupten Politiker und Geistliche gern redegewandt, dieser Kampf sei kein materieller, sondern ein geistiger, keine Sache von Apparaten, sondern von Ideen. Sie vergessen dabei zu sagen, daß die Wirksamkeit von Ideen in hohem Maße davon abhängt, auf welche Weise sie eingeimpft werden. Eine gute Idee, die zum allgemeinen Wohl beiträgt, kann so ungeschickt verbreitet werden, daß sie ohne jede Wirkung auf das Leben des einzelnen oder der Gesellschaft bleibt. Umgekehrt können absurde oder schädliche Ideen den Leuten mit so viel Geschick eingepaukt werden, daß diese voll guten Glaubens losstürzen, um Berge zu versetzen – zum höheren Ruhme des Teufels und zu ihrem eigenen Unheil. Heute ist die dynamische Kraft totalitärer Ideen größer als die freiheitlich-demokratischer. Das beruht natürlich nicht auf der eigentlichen Überlegenheit totalitärer Ideen. Es beruht zum einen auf der Tatsache, daß in einer Welt, in der die Bevölkerung schnell über die Ressourcen hinauswächst, eine ständig zunehmende Kontrolle des Staates notwendig wird – und eine solche zentralisierte Kontrolle läßt sich mit totalitären Methoden leichter ausüben als mit demokratischen. Zum anderen kann man es auch auf die Tatsache zurückführen, daß die Mittel zur Verbreitung totalitärer Ideen wirksamer sind und systematischer eingesetzt werden, als das bei demokratischen und liberalen Ideen der Fall ist. Diese wirksameren Methoden totalitärer Propaganda, Erziehung und Gehirnwäsche sind, wie wir gesehen haben, ziemlich veraltet. Früher oder später werden die Diktatoren ihren revolutionären Konservatismus aufgeben und zusammen damit die altehrwürdigen Prozeduren, die sie aus der prä-psychologischen und palaeo-pharmakologischen Vergangenheit übernommen haben. Dann aber gnade uns Gott!

Zum Vermächtnis aus der proto-pharmakologischen Vergangenheit muß auch unsere Gewohnheit gezählt werden, wann immer wir eines Antriebs, einer Entspannung, eines Urlaubs für unser Bewußtsein von der unangenehmen Wirklichkeit bedürfen, Alkohol zu trinken oder, wenn wir nicht einer westlichen Kultur angehören, Haschisch oder Opium zu rauchen, Kokablätter oder Betel zu kauen oder irgendein anderes von den Dutzenden von Rauschmitteln zu nehmen. Die Bewohner der schönen neuen Welt tun nichts dergleichen; sie schlucken lediglich eine oder zwei Tabletten von einer Substanz, die Soma heißt. Dieses hat – überflüssig, es zu sagen – nichts zu tun mit dem Soma, das in den alten Hinduschriften erwähnt wird – einer ziemlich gefährlichen Droge, die aus einer bislang noch nicht identifizierten, im südlichen Zentralasien beheimateten Pflanze gewonnen wird –, sondern ist ein synthetisch hergestelltes Mittel, das »alle Vorzüge des Alkohols und des Christentums hat und keinen seiner Mängel«. In kleinen Dosen wirkt das Soma der Bewohner der schönen neuen Welt entspannend, ruft Euphorien hervor, fördert Freundlichkeit und gesellschaftliches Einvernehmen. In mittleren Mengen genommen, verändert es die äußere Welt und wirkt wie ein mildes Halluzinogen und in großen Mengen als Narkotikum. Tatsächlich fühlten sich alle Bewohner der schönen neuen Welt glücklich. Das beruhte zum Teil darauf, daß sie dazu erzogen und konditioniert worden waren, den ihnen in der sozialen Hierarchie zugewiesenen Platz einzunehmen, zum Teil auf der Hypnopädie, die sie mit ihrem Los zufrieden sein ließ, und zu wieder einem Teil auf Soma und der Fähigkeit, mit dessen Hilfe Ferien von unangenehmen Verhältnissen und vom unangenehmen Ich zu nehmen.

Alle natürlichen Narkotika, Stimulantien, entspannenden Mittel und Halluzinogene, die der moderne Botaniker und Pharmakologe kennt, sind von primitiven Menschen entdeckt worden und seit undenklichen Zeiten in Gebrauch. Eines der ersten Dinge, die der homo sapiens mit seinem frisch entwickelten Verstand und seiner Bewußtheit anstellte, war, Mittel und Wege zu finden, das analytische Denken zu umgehen und die isolierende Bewußtheit seiner selbst zu transzendieren oder sie in extremen Fällen zeitweilig auszulöschen. Er probierte alles aus, was in Wald und Feld wuchs, und hielt sich schnell an das, was in diesem Zusammenhang gut erschien, das heißt an alles, was die Beschaffenheit des Bewußtseins verändern konnte, es – gleichviel in welcher Weise – verschieden machte vom alltäglichen Fühlen, Denken und Wahrnehmen. Bei den Hindus sind rhythmisches Atmen und geistige Konzentration bis zu einem gewissen Maß an die Stelle der bewußtseinsverändernden Drogen getreten, die man anderswo nahm. Aber sogar im Ursprungsland des Joga, selbst unter den Frommen und für hauptsächlich religiöse Zwecke wurde *Cannabis indica* [Haschisch] unbehindert genommen, um die geistigen Übungen zu ergänzen. Die Gewohnheit, Ferien von der mehr oder weniger fegefeuerartigen Welt zu nehmen, die wir uns selbst erschaffen haben, ist allgemein. Moralisten mögen das anprangern, aber die Gewohnheit hält sich – trotz allen abfälligen Geredes und einer repressiven Gesetzgebung, und bewußtseinsverändernde Drogen sind überall zu bekommen. Karl Marx' Formel »Religion ist Opium für das Volk« läßt sich umkehren; man kann mit sogar noch größerer Berechtigung sagen, »Opium ist die Religion des Volkes«. Mit anderen Worten: Bewußtseinsveränderung – wie auch immer sie herbeigeführt wird (ob durch Andacht oder Askese oder Psychogymnastik oder durch chemische Mittel) – wurde immer für eines der höchsten, wenn nicht für das höchste erreichbare Gut gehalten. Bis zum heutigen Tag haben die Regierungen das Problem der bewußtseinsverändernden Chemikalien nur unter dem Aspekt des Verbots oder, ein wenig realistischer, der Kontrolle und der Besteuerung erwogen. Nicht eine hat es bislang in seiner Beziehung zum individuellen Wohlbefinden und zur gesellschaftlichen Stabilität betrachtet – und nur sehr wenige (Gott sei Dank!) unter dem Gesichtspunkt machiavellistischer Staatskunst. Weil bestimmte Kreise daran interessiert sind und weil wir geistig träge sind, benutzen wir weiter hauptsächlich Alkohol zur Bewußtseinsveränderung – nicht anders als unsere Vorfahren in der Jungsteinzeit. Wir wissen, daß der Alkohol in hohem Maße für Verkehrsunfälle, Gewaltverbrechen und häusliches Elend verantwortlich ist; und dennoch machen wir keine Anstrengungen, diese veraltete und äußerst unbefriedigende Droge durch irgendein neues, weniger schädliches und uns mehr erleuchtendes bewußtseinsveränderndes Mittel zu ersetzen. Bei den Bewohnern der schönen neuen Welt ist Noahs prähistorische Erfindung einer gegorenen Flüssigkeit wegen einer modernen synthetischen Substanz ungebräuchlich geworden, die eigens entwickelt wurde, um zu der gesellschaftlichen Ordnung und dem Glück des einzelnen beizutragen – und das mit möglichst geringem physiologischem Risiko.

In der in meiner Fabel beschriebenen Gesellschaft wird Soma als Instrument der Staatskunst benutzt. Die Tyrannen sind gutartig, dennoch sind sie Tyrannen. Ihre Untertanen werden nicht zum Gehorsam gepreßt; sie werden chemisch gezwungen, ihre Knechtschaft zu lieben und bereitwillig, ja sogar begeistert an der Erhaltung der sozialen Hierarchie mitzuarbeiten. Der Böswillige oder der Unwissende kann alles und jedes zum Schlechten nutzen. Alkohol ist zum Beispiel in geringen Mengen verwendet worden, um den Gedankenaustausch der Philosophen bei einem Symposium (wörtlich: ein Trinkgelage) zu fördern. Er wurde aber auch benutzt, so von den Sklavenhändlern, um Menschenraub leichter zu machen. Skopolamin kann benutzt werden, um einen Dämmerschlaf herbeizuführen; es kann auch dazu benutzt werden, die Beeinflußbarkeit zu vergrößern und politische Gefangene weich zu machen. Heroin kann als Schmerzmittel verwendet werden; es kann auch dazu verwendet werden, einen gefährlichen Gegner in eine Abhängigkeit zu bringen, die ihn kampfunfähig macht (wie es die Japaner während der Besetzung Chinas getan haben sollen). Unter der falschen Führung könnte die kommende Revolution auf ihre Weise ebenso verhängnisvoll werden wie ein nuklearer oder bakterieller Krieg. Durch die systematische Nutzung der bereits existierenden psychologischen, chemischen und elektronischen Mittel (nicht zu reden von den neuen und besseren Erfindungen, welche die Zukunft noch bereit hält) könnte eine tyrannische Oligarchie die Mehrheit der Menschen in willfähriger und andauernder Unterwerfung halten. Das ist die Prophezeiung, die ich in *Schöne neue Welt* ausgesprochen habe. Ich hoffe, daß ich unrecht habe, aber ich fürchte sehr, daß ich recht behalten werde.

Mittlerweile sollte klar sein, daß Soma nicht von Grund auf schlecht ist. Im Gegenteil, eine unschädliche, aber wirksame bewußtseinsverändernde Droge könnte sich als wahrer Segen erweisen. Jedenfalls wird – wie die Geschichte im Überfluß verdeutlicht – nie die Rede davon sein, alle chemischen Bewußtseinsveränderer loszuwerden. Die Wahl, vor der wir stehen, ist nicht die zwischen Soma und nichts anderem; es ist die Wahl zwischen Soma und Alkohol, zwischen Soma und Opium, Soma und Haschisch, Ololiuqui, Peyote, Datura, Agarik und allen übrigen natürlichen bewußtseinsverändernden Substanzen; zwischen Soma und solchen Erzeugnissen der wissenschaftlichen Chemie und Pharmakologie wie Äther, Chloral, Veronal, Benzedrin und den Barbituraten. Mit einem Wort, wir haben die Wahl zwischen einer mehr oder minder harmlosen, alles umfassenden Droge und einer großen Menge mehr oder minder harmloser, nur partiell wirksamer Drogen. Und diese Wahl wird sich nicht bis zum 7. Jahrhundert nach Ford hinausschieben lassen. Die Pharmakologie ist auf dem Vormarsch. Das Soma der *Schönen neuen Welt* ist nicht länger ein ferner Traum. Tatsächlich haben wir bereits etwas, das viele der Eigenschaften von Soma besitzt. Ich meine die neueste Beruhigungspille – die »Glückspille«, wie sie ihre Benutzer liebevoll nennen, die in Amerika unter den Firmennamen Miltown und Equanil bekannt ist. Diese Glückspillen üben zweierlei Wirkung aus: Sie mildern die Spannung in der quergestreiften Muskulatur und so auch die entsprechenden Spannungen im Bewußtsein. Gleichzeitig wirken sie derart auf das Enzymsystem des Gehirns ein, daß sie Störungen verhindern, die im Hypothalamus durch Einwirkungen auf die Tätigkeit der Großhirnrinde entstehen. Auf der Bewußtseinsebene ist der Effekt eine beglückende Befreiung von Angst und ichbezogener Gefühlserregbarkeit.

In meiner Fabel bringt der Wilde seine Überzeugung zum Ausdruck, daß man für die Vorzüge von Soma mit Verlusten auf der höchsten menschlichen Ebene zahlen muß. Vielleicht hatte er recht. Auf der Welt pflegt es nichts umsonst zu geben. Und dennoch läßt sich eine ganze Menge zugunsten einer Pille sagen, die uns befähigt, den Tatsachen gegenüber eine Haltung der Gelassenheit, der Seelenruhe, der »heiligen Indifferenz« einzunehmen. Der moralische Wert einer Handlung kann nicht ausschließlich an der damit verbundenen Absicht gemessen werden. Der Weg zur

Hölle ist mit guten Vorsätzen gepflastert, und wir müssen auch die Ergebnisse ein wenig berücksichtigen. Verständiges und freundliches Verhalten führt meistens zu guten Ergebnissen, und diese Ergebnisse bleiben gut, auch wenn das Verhalten, das sie bewirkte, durch eine Pille bewirkt wurde. Andererseits – können wir ungestraft systematische Selbstdisziplin durch eine Chemikalie ersetzen? Das bleibt abzuwarten.

Die interessantesten, wenn auch nicht die am ehesten nutzbaren unter allen bewußtseinsverändernden Drogen sind diejenigen, die, wie Lysergsäure und Meskalin, die Tür öffnen zu dem, was man die Andere Welt des Geistes nennen kann. Viele Menschen arbeiten bereits an der Erforschung dieser Drogen, und wir können sicher sein, daß andere bewußtseinsverändernde Substanzen mit womöglich noch bemerkenswerteren Eigenschaften in naher Zukunft hergestellt werden. Was der Mensch schließlich mit diesen außerordentlichen Elixieren anfangen wird, kann man unmöglich vorhersagen. Meine eigene Vermutung ist, daß sie dazu bestimmt sind, eine mindestens ebenso große Rolle im menschlichen Leben zu spielen wie bisher der Alkohol – und eine unvergleichlich wohltätigere.

KAPITEL 18

1956
Briefe

1956 war für Huxley ein kreatives Jahr voller vitalem Elan. Er heiratete wieder, zog in ein neues Haus, reiste viel und hielt Vorträge; Himmel und Hölle *erschien,* Eiland *wurde begonnen. Er experimentierte zweimal in diesem Jahr mit psychedelischen Stoffen. Beim erstenmal war er mit Gerald Heard und zwei Medizinern, die wissenschaftlich arbeiteten, zusammen, und ihm und Heard wurde ein neues Beruhigungsmittel, Frenquel genannt, gegeben, das einer hohen Dosis Meskalin entgegenwirken sollte. Später nahmen er und Laura Archera-Huxley mit einer geringen Dosis LSD an einer Sitzung teil, um die Wirkung von Hypnose während einer psychedelischen Evokation festzustellen.*

In den Briefen, die Huxley während dieser Zeit an Dr. Osmond schrieb, spricht er über das Gerüst zu seinem Roman Eiland *und über eine große Anzahl verschiedener Drogen: das Soma der alten Arier, das Psylocybe mexicana der mexikanischen Pilzesser, über die Ayahuasca (Yagé)-Trinker Südamerikas. Das Bild, das sich aus der Forschungsarbeit mit synthetischen psychedelischen Stoffen in Los Angeles ergibt (seinerzeit das Zentrum für derartige Versuche in den USA), ist ziemlich düster. Die Post, die er aus den »geistigen Randgruppen« erhält, bestärkt ihn in der Überzeugung, daß die psychedelische Forschung »in relativ unzugänglichen wissenschaftlichen Zeitschriften« vor sich gehen sollte. Die Prägung des Begriffs »psychedelisch« und Huxleys Wahl dabei werden in einem seit langem berühmten Brief und in einem anderen, der kürzlich erst zum Vorschein gekommen ist, diskutiert. In zwei ausführlichen Schreiben an Frauen entwickelt Huxley seine tiefgründigsten geistig-philosophischen Theorien über die neuen Drogen. Pläne für eine Musical-Version von* Schöne neue Welt *stimulierten ihn zu einem lyrischen Ausbruch, der sich in einem der folgenden Briefe findet.*

An Dr. Howard Fabing[1] [Smith 736]

740 North Kings Road
Los Angeles 46, Kalifornien
20. Januar 1956

Lieber Howard,

[...]

In der Zwischenzeit habe ich nochmals über eines der Themen nachgedacht, die wir in unserer Unterhaltung am Sonntagmorgen aufgegriffen haben: die Anwendung von Hypnose in Verbindung mit Meskalin oder LSD. Mir scheint, daß Hypnose sich auf dreierlei Weise als sehr nützlich erweisen könnte. Erstens, um den Probanden auf die Einnahme der Droge vorzubereiten. Man sollte ihn in eine leichte Trance versetzen und mit ihm über das sprechen, was er wahrscheinlich erfahren wird – und ihm klarmachen, daß er nichts zu fürchten hat. Was wir im allgemeinen »Wirklichkeit« nennen, ist nur jener Teil der gesamten Wirklichkeit, den unsere biologische Ausstattung, unser sprachliches Erbe (siehe Benjamin Whorf) und unsere gesellschaftlichen Denk- und Fühlkonventionen uns zu erfassen erlauben. (Die Ideen, die [J.] von Uexkülls klassisches Buch über »Umweltlehre« enthält, sind in diesem Zusammenhang grundlegend. Aufgußtierchen, Seeigel und Hunde – sie alle haben ihr eigenes Universum, und alle diese Universums sind sehr verschieden voneinander. Das biologisch, gesellschaftlich und linguistisch bedingte Universum des Menschen ist weitaus reicher als das der übrigen Lebewesen; aber es ist dennoch nur eine dünne Scheibe der Melone. Meskalin und LSD erlauben uns, eine andere Scheibe abzuschneiden – eine Scheibe, die uns nicht viel nützt, um als animalische Geschöpfe zu überleben und miteinander zu konkurrieren, die aber äußerst wichtig sein kann für uns insofern, als wir Wesen sind, die die Fähigkeit und das Verlangen haben, zu verstehen. Also, vereinfacht gesagt, derlei Ideen könnten dem Probanden unter Hypnose vermittelt werden, ehe er die Droge nimmt. Das könnte verhindern, daß er allein wegen der Seltsamkeit der Erfahrung in Panik gerät.)

Zweitens würde es interessant sein zu beobachten, was Hypnose ausrichten kann, während der Proband unter dem Einfluß der Droge steht. Zunächst einmal: Ist eine Person unter Meskalin überhaupt hypnotisierbar? Und wenn das der Fall ist: Können hypnotische Suggestionen die neu entdeckten visionären Fähigkeiten in bestimmte Kanäle lenken – zum Beispiel in den Bereich verschütteter Kindheitserinnerungen oder auch in besondere Gebiete des Denkens und des Vorstellungsvermögens? Läßt sich ihm, zum Beispiel, suggerieren, daß er eine Episode aus *Tausendundeine Nacht* oder aus dem Evangelium oder etwas aus dem Bereich archetypischer Symbole oder der Mythologie wahrnimmt?

Schließlich würde es interessant sein, den Probanden nach seiner Meskalinerfahrung zu hypnotisieren und den Versuch zu machen, ihn seine Meskalinerlebnisse noch einmal erfahren zu lassen – aber ohne die Hilfe der Droge. Damit sollte man, meiner Meinung nach, in dem Augenblick beginnen, wenn die Wirkung der Droge nachläßt. Man sollte den Versuch machen, die Erfahrung durch Suggestion zu verlängern und aufs neue zu steigern, gleichzeitig aber eine post-hypnotische Suggestion vermitteln, die dahin wirkt, daß es mit keinerlei Schwierigkeiten verbunden sein wird, die Erfahrung zu einem späteren Zeitpunkt noch einmal in vollem Umfang zu erlangen. Dieser Versuch wäre an den folgenden Tagen zu wiederholen, wobei zu beobachten ist, ob durch Hypnose nicht nur die Erinnerung an das Meskalinerlebnis gefestigt wird, sondern ob auch ein vollständiger Abruf oder sogar eine neue Erfahrung der gleichen Art möglich ist. Wenn das zu klappen scheint, sollte man post-hypnotische Suggestionen anwenden, um den Probanden zu befähigen, durch Autosuggestion den visionären Zustand willentlich herbeizuführen.

Es könnte sich zeigen, daß diese Wiederholung und die Reaktivierung visionärer Erfahrung nicht möglich ist. Andererseits vielleicht auch wieder nicht. Aber ich bin sicher, daß es sich lohnt, diesen Versuch zu unternehmen – und zwar an einer ganzen Reihe von Probanden, da in diesen Dingen die Fähigkeiten bei jedem einzelnen so ungeheuer verschieden sind. Daß manche Leute die Welt der Visionen unter Hypnose betreten, weiß ich aus Erfahrung. Meine Frau zum Beispiel gelangte immer in eine Welt, die die gleiche Leuchtkraft und Bedeutungsschwere wie die Meskalinwelt besitzt, mit weiten Landschaften, meistens Wüsten, und den verschiedensten Personen. Es wäre interessant festzustellen, ob – nachdem die Pforte einmal mit chemischen Mitteln geöffnet worden ist – Personen, die für gewöhnlich die Andere Welt nicht spontan oder unter Hypnose betreten können, imstande sind, auf den chemischen Schlüssel zu verzichten und das Meskalinziel mit rein psychologischen Mitteln zu erreichen (was immer *diese* Wendung bedeuten mag).

Ihr
Aldous Huxley

An Dr. Humphry Osmond [Smith 737]

740 North Kings Road
Los Angeles 46, Kal.
21. Januar 1956

Mein lieber Humphry,
vielen Dank für Deinen Brief. Ich hoffe, daß der Winter in Saskatchewan allmählich weniger rauh wird. Allerdings scheint es zur Zeit überall ziemlich schlimm zu sein – große Trockenheit hier, katastrophale Regenfälle an der Pazifikküste im Nordwesten, abscheuliche Kälte im Mittleren Westen, in den Oststaaten und auch in Europa. Vielleicht hat unser Atombomben-Unfug etwas damit zu tun: Staubwolken außer der Zeit, die Niederschlag und unerwartete Wolkenbildung bewirken. Vergessend, was am mind'sten zu bezweifeln (unser gläsern Element) – wie zorn'ge Affen spielen wir solchen Wahnsinn gaukelnd nicht nur vor dem Himmel, sondern *in* ihm.

Apropos gläsern Element: Gerald und ich haben letzte Woche einen weiteren Meskalinversuch hinter uns gebracht, diesmal mit Dr. Howard Fabing aus Cincinnati – einem sehr angenehmen, aufgeschlossenen und intelligenten Mann –, noch einem Mediziner und einer jungen Pharmakologin, Dr. Barbara Brown, die an der Entwicklung von Frenquel maßgeblich beteiligt war. Fabing wollte die Wirkung von Frenquel an uns ausprobieren, um durch uns einen Eindruck von der abkürzenden Wirkung dieses Beruhigungsmittels auf die Meskalinerfahrung zu gewinnen. Er gab uns 500 mg besonders reines Meskalin, das eigens von einem Chemiker am Antioch College für ihn hergestellt worden war. Die Wirkung war sehr stark. Ziemlich viele Visionen bei geschlossenen Augen – wenn auch nie zusammenhängend oder länger anhaltend, nichts als bewegte geometrische Formen, die sich in Architekturen verwandelten oder kurz davor standen. Das Zeitgefühl war vollkommen verändert – es war wortwörtlich eine lange Lebenszeit voller Erfahrungen von Schönheit, Sein und Liebe. Fabing verabfolgte uns etwa zwei Stunden nach der Einnahme des Meskalins eine massive intravenöse Dosis Frenquel. Die Wirkung war innerhalb einer Viertelstunde zu spüren. Es war eine deprimierende Erfahrung, in der Art, wie Emily Brontë sie beschreibt:

Ach, furchtbar ist der Schrecken und tief die Todesqual
Wenn das Ohr hört, das Auge sieht mit einem Mal

(nämlich wie ein vereinzeltes abgekapseltes Ego zu hören und zu sehen beginnt)
Wenn der Puls wieder pocht, das Hirn erneut sich rührt
(nämlich folgerichtig biologisch, utilitaristisch zu denken beginnt)
Die Seele aufs neue das Fleisch, das Fleisch die Kette spürt.

Es war die Erfahrung des Sündenfalls – die um so deprimierender war, als diese Rückkehr ins Selbst begleitet war von Schwindelgefühl und einem allgemeinen physischen Durcheinander, ähnlich, wie wenn man betrunken ist. (Wie merkwürdig, fällt mir gerade auf, daß Miltons Adam und Eva sich berauscht gefühlt haben sollen, nachdem sie die Frucht gegessen hatten! Ich muß die Passage in *Das verlorene Paradies* nachlesen.) Dieses schwipsähnliche Erlebnis des Sündenfalls hielt etwa 45 Minuten an, dann setzte bei uns beiden wieder die Wirkung des Meskalins ein. Offensichtlich wird intravenös verabfolgtes Frenquel sehr schnell abgebaut. Sobald es sicher beseitigt ist, kommt das Meskalin wieder aus seinem Versteck in der Leber hervor. Fabing ist jetzt überzeugt, daß Frenquel, um wirksam zu sein, wiederholt in kurzen Abständen gegeben werden sollte, nicht in einer einzigen großen Dosis. Gerald und ich spürten die Wirkungen bis tief in die Nacht hinein (wir hatten das Zeug um drei Uhr nachmittags genommen). Gegen sechs oder sechs Uhr dreißig stand ich auf und ging hinaus auf die Vorderveranda. An der Hauswand zwischen den Fenstern des großen Wohnzimmers sind zwei Silhouetten in Kohle noch schwach erkennbar, die mein Schwager Joep Nicholas vor vier oder fünf Jahren von Maria und mir im Profil gemacht hat – Konturen, die er um den Schatten, den die untergehende Sonne warf, gezogen hatte. Ich sah die Silhouetten nicht wirklich, weil das Licht sehr schwach war. Aber plötzlich dachte ich an sie, und tiefe Trauer überwältigte mich. Ich weiß nicht, wie lange das Weinen anhielt, aber ich muß mich von vielen angestauten Tränen befreit haben. Es war sehr quälend, aber auch sehr notwendig.

Ich füge die Kopie eines Briefes bei, den ich Fabing zum Thema möglicher Versuche mit Hypnose vor, während und nach der Einnahme von Meskalin schrieb. Ich hoffe, er macht sie – und Du hoffentlich auch, denn es könnten sich wichtige Möglichkeiten in dieser Richtung ergeben.

[...]

Herzlich,
Dein Aldous

An Dr. Humphry Osmond [Smith 740]

740 North Kings Road
Los Angeles 46, Kalifornien
14. März 1956

Mein lieber Humphry,
danke für Deinen lieben und interessanten Brief. Ich denke, Du hast recht, was die alten Inder angeht[2]. Soma wurde in Indien nur von den Priestern genommen – und es war eine gefährliche Droge, an der viele Menschen starben. Die Verehrer des Dionysos betranken sich gemeinsam – aber Alkohol ist wohl kaum ein »Elixier«, sondern eben nur Zeug, um sich zu besaufen. Ich glaube allerdings, daß einige Tropenbewohner, die die bewußtseinsverändernde Substanz genommen haben, unabhängig von anderen auf das indische Mittel gestoßen sein könnten – aber wo kann man etwas darüber erfahren? Und irgendwie sind sie zu abseits und zu primitiv, um für uns von Bedeutung zu sein. Gordon Wassons Pilzesser im südlichen Mexiko haben offensichtlich ein Elixier in kleinen Gruppen genommen, die von einem Priester oder einer Priesterin geführt wurden. Sein Bericht[3] von seinen Erfahrungen mit diesen Pilzen in einer solchen Gruppe ist sehr interessant. Die Symptome müssen fast identisch mit denen von Peyote gewesen sein – den Brechreiz eingeschlossen. Er war ungemein beeindruckt von der ganzen Prozedur. Und wenn ein Teilhaber von J. P. Morgan von so etwas beeindruckt ist, *muß* es schon ganz schön eindrucksvoll sein. Ich hoffe, Du wirst noch mehr über Deine Native American Church in Saskatchewan herausfinden. Ich bin seit längerem von einigen Indianern in Ponca City, Oklahoma, die Peyote nehmen, eingeladen, an einem ihrer Treffen teilzunehmen, habe aber bislang wegen der Tyrannei von Raum und Zeit nicht annehmen können.

Ich habe drei Artikel für die *Sunday Times* über *Dreißig Jahre danach oder Wiedersehen mit der schönen neuen Welt* geschrieben – einen über die Zukunft vom Standpunkt des Demographen aus, einen über die Bedeutung des politischen Aufbaus der schönen neuen Welt für die nächste Zukunft und den dritten über Soma (eine Variante des in dem Buch erwähnten) und dessen Bedeutung für den gegenwärtigen Massenkonsum von »Glückspillen« (Miltown, Equanil), sowie dessen soziale, ethische und psychologische Bedeutung. Ich hoffe, noch weiter in dieses Problem einzudringen, wenn ich mich auf mein geplantes Phantasiestück über eine imaginäre Gesellschaft einlasse, deren Ziel es ist, ihre Mitglieder dazu zu bringen, sich ihrer höchsten Möglichkeiten bewußt zu werden. Ich werde die Geschichte nicht in der Zukunft ansiedeln, sondern auf einer – erdachten – Insel im Indischen Ozean, nicht weit von den Andamanen. Die Insel wird von Leuten bewohnt, die von buddhistischen Kolonisten vom Festland abstammen und deshalb alles über Tantra wissen (was mehr ist, als ich weiß – aber einiges kann man lernen und einiges kann man vorgeben zu wissen). Um eine Verbindung zwischen ihnen und uns herzustellen, verwende ich einen Engländer, der in den späten Tagen der East-India-Company skrupellos ein Vermögen gemacht hat, auf die Insel gekommen ist, um sie zu erforschen, und dageblieben ist, weil er – aufgrund einer Art psychischer Bekehrung – erkannt hat, daß die Leute dort auf die meisten Fragen eine Antwort wissen. Er bleibt also da, organisiert eine Art ost-westlicher Schule der Weisheit und ist – als inzwischen alter Mann – zur Stelle, als ein anderer Engländer an die Küste verschlagen wird. Dessen Geschichte ist die eines jungen Mannes, der in einem protestantischen Haus aufwächst, darüber verrückt wird und in eine Irrenanstalt kommt (ich habe Zilboorg und andere Bücher gelesen, um den ganzen Horror frühviktorianischer Irrenhäuser mitzubekommen). Er wird dank eines vernünftigen und menschlichen Leiters, wie Dr. Conolly, der in die Anstalt kommt, geheilt und seiner Gesundheit wegen auf eine Reise geschickt. Er landet auf der Insel, wo der ältere Mann sich seiner annimmt, ihn umerzieht zu einer sakramentalen Auffassung von Sex und anderen natürlichen Funktionen, ihn durch eine Initiation gehen läßt – wobei ein heimisches Elixier eine große Rolle bei dem ganzen Verfahren spielt usw. usw. Als der junge Mann schließlich nach England zurückkehrt, ist er wirklich geistig gesund und ein vollentwickeltes menschliches Wesen – und zwar in einem solchen Maße, daß er sich sehr bald wieder von seinen rückständigen und geistesgestörten Verwandten ins Irrenhaus gesperrt findet. Unterdessen wird die Insel natürlich von einer der Kolonialmächte überfallen, und die ganze Weisheit wird systematisch ausgemerzt, wie es – mit geringerem Erfolg – der Fall war, als Großbritannien die traditionelle soziale Ordnung in Burma zerstörte – vor allem dadurch, daß es mit den denkbar besten Absichten eine zusammenhängende Rechtsordnung an die Stelle des logisch unhaltbaren, aber psychologisch wirksamen No-Systems setzte, eines Systems, bei dem die lokale Entscheidungsgewalt bei »Führern ohne Machtbefugnis« lag. Dieses Handlungsgerüst sollte eine umfassende Darstellung dessen ermöglichen, was sein sollte, was vielleicht sein könnte, was einmal war und was tatsächlich ist ...

Herzlich, Dein
Aldous

An Dr. Humphry Osmond [Smith 744]

740 North Kings Road
Los Angeles 46, Kalifornien
30. März 1956

Lieber Humphry,

danke für Deinen Brief, den ich nur kurz beantworten werde, da ich mich schon darauf freue, bald ausführlich in New York mit Dir reden zu können. Was den Namen für diese Drogen angeht – welch' ein Problem! Ich habe bei Liddell[4] und Scott nachgesehen und dort ein Verb »phaneroein« gefunden, das »sichtbar oder offenkundig, deutlich erkennbar machen« bedeutet, und ein Adjektiv »phaneros«, das »offenkundig, einsehbar, augenfällig« bedeutet. Das Wort wird in der Botanik verwendet – »phanerogam« als Gegensatz zu »cryptogam«. Den Begriff »psychodetic«[5] verstehe ich nicht ganz. Ist es ein Analogon zu geodätisch, Geodäsie? Wenn das der Fall ist, würde es »bewußtseinsspaltend« bedeuten, so wie eben Geodäsie das »Aufspalten der Erde« bedeutet, von »ge« und »daein«. Könnte man diese Drogen Psychophan oder phaneropsychisch nennen? Oder wie ist es mit phanerothym? Die erste Bedeutung, in der Thymos verwendet wird, ist Seele, also das Äquivalent zum lateinischen animus. Das Wort hat einen angenehmen Klang und ist leicht auszusprechen. Außerdem hat es eine gewisse Nähe zum gängigen psychologischen Vokabular, wie zum Beispiel zyklothym. Alles in allem, meine ich, ist es doch besser als psychophan oder phaneropsychisch.

[...]

Dein
Aldous

PS. Phanerothym – Substantiv, phanerothym – Adjektiv.
Mach dir die fade Welt sublim
Nimm ein halb Gramm Phanerothym

An Dr. Humphry Osmond [Smith 747]

740 North Kings Road
Los Angeles 46, Kalifornien
29. Juni 1956

Lieber Humphry,
wir haben Dich sehr bei unserer kleinen Konferenz vermißt, und auch Dich hätte, glaube ich, Puharichs Bericht über die Wirkungen der Käfige[6] und über das Freiwerden positiv oder negativ geladener Ionen in ihrer Atmosphäre ungemein interessiert und angeregt. Wenn seine Arbeit sich als richtig herausstellt, wird es von nun an eine Methode geben (wenn auch zunächst nur für entsprechend Sensitive), bei der man durch das bloße Drehen eines Schalters Psi-Fähigkeiten in einem unwahrscheinlichen Maße steigern kann. Nachdem er eine elektronische Standardumgebung hergestellt hat, geht Puharich jetzt daran, systematisch die Wirkung von verschiedenen Drogen, Düften, Klangreizen und ähnlichem auf Psi zu erproben. Es sollte eigentlich eine höchst gewinnbringende Untersuchung werden.

Al [Hubbard] war auch in großer Form. Seine Darstellungsart ist ein bißchen wirr; aber ich vermute, daß er und seine Gruppe inzwischen eine Menge schriftliches Material über ihre Fallstudien haben – Material, das zeigen wird, was sich in der anderen Versuchsrichtung ergibt. Denn ganz offensichtlich muß man in beiden Richtungen vorgehen – in der rein wissenschaftlichen, analytischen von Puharich, der in einer Standardumgebung einen Faktor nach dem anderen untersucht, und in der Richtung des Naturforschers, Psychologen und Therapeuten, der die Droge als Heil- und Erkenntnismittel verwendet und dabei, wenn er gut beobachten und klar denken kann, neue Tatsachen über den psychophysischen Organismus entdeckt.

Hier in Los Angeles wird zur Zeit weder die eine noch die andere Forschungsrichtung verfolgt. Wir haben ein oder zwei Ärzte, die ihren Patienten solche Substanzen verabreichen und die Vorgeschichte von besonderen Experimenten zusammentragen, ein oder zwei, welche die Droge bei Neurotikern und Psychopathen einsetzen, aber keine analytischen Forscher. Überdies sehe ich keine Möglichkeit, eine Gruppe, wie Al sie in Vancouver zustandegebracht hat, hier zusammenzubringen – weil wir keinen Al haben, das heißt niemanden mit dem erforderlichen Ansehen in der Geschäftswelt (ein Geschäftsmann kann, per definitionem, nichts

Unamerikanisches tun), den nötigen Kontakten zu Kirche und Staat und der Verbindung zu dem empfindsamen Wissenschaftsbereich, die ihm erlauben würde, Drogenlieferungen anzufordern. Und dann: weder Gerald [Heard] noch ich können für uns in Anspruch nehmen, gute Versuchspersonen zu sein. Denn wir haben keine Visionen bei geschlossenen Augen, lassen keinerlei Anzeichen von Psi erkennen und scheinen zu sehr an der »verborgenen Erkenntnis« vom So-Sein interessiert, um uns mit anderem abzugeben. Es hat also den Anschein, als müßte die wissenschaftliche wie die therapeutische Arbeit anderswo weitergeführt werden.

[...]

Herzlich,
Aldous

An Victoria Ocampo[7] [Smith 750]

3276 Deronda Drive
Los Angeles 28, Kalifornien
19. Juli 1956

Liebe Victoria,

... ich bin froh, daß Dir mein kleines Buch [*Himmel und Hölle*] gefallen hat. Wie sonderbar, daß wir alle dieses ungeheure visionäre Universum und auch das, welches jenseits der Vision liegt, mit uns herumtragen und uns im allgemeinen dieser Tatsache nicht bewußt sind! Wie können wir es lernen, wann immer wir wollen, von der einen Welt des Bewußtseins in die anderen überzuwechseln? Meskalin und Lysergsäure werden die Pforte öffnen; aber man mag ja nicht ausschließlich auf diese Chemikalien angewiesen sein, auch wenn sie mehr oder weniger völlig harmlos zu sein scheinen. Ich habe bis heute etwa sechsmal Meskalin genommen und bin über den visionären Bereich hinaus zu jenem Bereich getragen worden, welchen die Mystiker den der »verborgenen Erkenntnis« nennen – der einen Einblick in die Natur der Dinge gibt, verbunden mit der Einsicht, daß das Universum – trotz Leiden und Tragik – »in Ordnung« ist, mit anderen Worten, daß Gott die Liebe ist. Die Worte sind verheerend dumm und – auf der durchschnittlichen Bewußtseinsebene – unwahr. Aber von einer höheren Ebene aus lassen sie sich als die ursprüngliche Wahrheit erkennen, von der unser gegenwärtiges Bewußtsein ein Teil ist. Die höchste Lebenskunst wäre das Vermögen, willentlich von der »verborgenen Erkenntnis« zu dem begrifflichen utilitaristischen Wissen übergehen zu können, vom Ästhetischen zum Mystischen, und dabei die ganze Zeit fähig zu sein – um es mit den Worten des Zen-Meisters zu sagen – das Nicht-Besondere zu begreifen, das in allen Besonderheiten existiert, des Nicht-Gedachten, das im Gedanken liegt, gewahr zu werden, des Absoluten in der Relativität, des Unendlichen in den endlichen Dingen, des Ewigen in der Zeit. Die Frage ist: Wie kann man diese höchste Lebenskunst lernen?

[...] Laß es Dir gut gehen, liebe Victoria.

Immer herzlich,
Dein
Aldous

An Dr. Humphry Osmond [Smith 751]

3276 Deronda Drive
Los Angeles 28, Kalifornien
22. Juli 1956

Lieber Humphry,

[...] Meine Post aus der geistigen Randzone ist schon sehr viel umfangreicher, als mir lieb ist. Vor einigen Tagen bekam ich einen Brief aus Mauritius von einem Herrn, der vor zwanzig Jahren dorthin ausgewandert ist, um Erleuchtung zu erlangen, und nun – nach seinen eigenen Worten – das außergewöhnlichste Buch der Weltgeschichte geschrieben hat; ob ich nicht, bitteschön, eine Einführung dazu schreiben und ihm ein Stipendium für das Institute for Advanced Studies in Social Sciences der Ford Foundation oder, wenn das nicht klappt, einen Job bei einer amerikanischen Zeitung besorgen könnte! Nicht zu reden von dem Herrn aus Chikago, der die Absolute Wahrheit entdeckt hat und Briefe und Telegramme dieses Inhalts an Präsident Eisenhower und Bertrand Russell schickt. Oder von dem mexikanischen Dermatologen, der Meskalin für ein gutes Mittel gegen Ekzeme hält und will, daß ich ihm sage, wo er sich die Droge beschaffen kann. Und ebensowenig von dem jungen Mann aus Yorkshire, der einen Peyotetrieb gegessen hat, den ihm ein kakteenzüchtender Freund besorgt hat, und drei Tage lang jede Musik um einen Ton höher hörte, als sie eigentlich hätte sein müssen (übrigens ein ganz interessantes Phänomen, das mit musikalischen Probanden zu testen sich durchaus lohnte. Laura meint, daß nicht eigentlich der Ton höher wird – jedenfalls was ihre eigene Erfahrung angeht –, die Musik klingt lediglich so, als würde sie mit mehr Verve, Perfektion und Energie als gewöhnlich gespielt – was dazu führen kann, daß man glaubt, das Stück werde ein bißchen hart gespielt). Wie Du ganz richtig in Deinem Brief sagst: Wir wissen immer noch sehr wenig über die psychodelischen Substanzen, und ehe wir nicht ein gut Teil mehr wissen, denke ich, sollten die Sache und die Untersuchungen darüber nur in relativ unzugänglichen wissenschaftlichen Zeitschriften und in der Verborgenheit ziemlich anspruchsvoller Bücher und Artikel diskutiert und beschrieben werden. Was immer man über den Rundfunk verbreitet, wird unweigerlich mißverstanden; die Leute nehmen von einer gesprochenen oder gedruckten Abhandlung nur das auf, was sie hören oder lesen wollen, nicht, was wirklich mitgeteilt wird. Alles, was das Fernsehen kann, ist, die Zahl der Leute, die etwas mißverstehen, ins Tausendfache wachsen zu lassen, und gleichzeitig das Ausmaß dessen, was mißverstanden wird, noch zu vergrößern, indem es keinen »objektiven« Text liefert, auf den derjenige, der nicht begreifen will, verwiesen werden kann. Littera scripta manet, volat irrevocabile verbum.

[...]

Herzlich, immer
Dein
Aldous

An Dr. Humphry Osmond [Smith 756]

3276 Deronda Drive
Los Angeles 28, Kalifornien
23. Sept. 1956

Mein lieber Humphry,

[...]

Während Julian[8] hier war, haben wir uns in der UCLA [University of California, Los Angeles, A. d. Ü.] die mit Elektroden in den verschiedensten Gehirnabschnitten bestückten Ratten, Katzen und Affen angesehen. Sie drücken auf einen kleinen Hebel, wodurch ihnen ein kurzer, leichter elektrischer Schlag versetzt wird. Die Erfahrung muß bei gewissen Positionen der Elektroden so überaus herrlich sein, daß die Tiere sich an die achttausendmal in der Stunde selbst stimulieren, bis sie vor Erschöpfung und Hunger zusammenbrechen und schlafen. Ganz offensichtlich nähern wir uns dem Paradies der Moslems, wo jeder Orgasmus sechshundert Jahre währt!

Unser letztes Experiment mit LSD in Verbindung mit Hypnose war nicht sehr ergiebig, soweit es das hypnotische Vorgehen betraf. (Es ging darum, die Teilnehmer zu hypnotisieren und ihnen post-hypnotische Suggestionen zu vermitteln, die sie befähigen sollten, die LSD-Erfahrung auf einen bestimmten Befehl hin im Geist zu verlebendigen.) Vielleicht müssen die hypnotischen Suggestionen bei mehreren Sitzungen wiederholt werden, um wirksam zu sein. Oder es kann natürlich auch sein, daß die Wirkungen der Chemikalie mit psychologischen Mitteln nicht reproduzierbar sind, zumindest in den meisten Fällen nicht. Was für mich bei dem Experiment interessant war, war die Tatsache, daß fünfzig Mikrogramm LSD genügten, um in mir praktisch die volle Wirkung einer Standarddosis hervorzurufen, während bei Laura sich schon 25 Mikrogramm als sehr wirksam erwiesen. Es kann sein, daß die einleitende Hypnose dazu beigetragen hat, die Wirkung der Chemikalie zu verstärken.

Ich hatte vor einigen Tagen eine interessante Nachricht von einem Mann, der früher einmal Kaufmann im Dschungelgebiet des oberen Amazonas am Fuß der Anden war und jetzt Kunstunterricht an einer High School in Kalifornien gibt. Er berichtete ausführlich über eine Droge, welche die Indianer Ayahuasca[9] nennen. Sie wird aus einer Mischung dort einheimischer Pflanzen gewonnen und ist nur in großen Mengen wirksam – man muß einen Viertelliter einer übelschmeckenden Flüssigkeit herunterschlukken. Das Ergebnis kommt der Peyoteerfahrung ziemlich nahe. Die Visionen haben vor allem pflanzliche oder pflanzenähnliche Formen, weshalb die Eingeborenen das Mittel bei einer Art Naturverehrung verwenden, die einhergeht mit einer übernatürlichen Diagnose und der Kenntnis heilender Pflanzen. Der Mann möchte seinen Bericht zurückhaben, aber ich habe ihn gebeten, Dir einen Durchschlag zu schicken, zusammen mit allen ihm erreichbaren botanischen Informationen.

[...] Laura und ich werden vom 16. Oktober bis zum 1. November in New York sein (möglicherweise mit einer kurzen Unterbrechung von zwei bis drei Tagen). Ich muß eine Rede beim Bankett der New Yorker Academy of Sciences halten, die eine Tagung über Beruhigungsmittel abhält. Ich werde über die Geschichte der nervösen Spannung und über Methoden der Entspannung plaudern, die in der Vergangenheit von verschiedenen Kulturen ersonnen wurden. [...]

[...] Ich habe in der Zwischenzeit die Arbeit an meiner Phantasie [*Eiland*] zurückgestellt, um mich an eine Umarbeitung von *Schöne neue Welt* zu einem Musical zu machen. Der erste Akt ist fertig und scheint ganz lebendig zu sein. Wenn ich die Akademie-Sache in New York hinter mir habe, werde ich mich an die Wildenreservation machen. Wenn alles gut geht und ich jemand Gutes für die Musik finde – wie zum Beispiel Leonard Bernstein –, könnte etwas Bemerkenswertes herauskommen.

[...]

Herzlich,
Aldous

An Matthew und Ellen Huxley[10] [Smith 757]

3276 Deronda Drive
Los Angeles 28, Kalifornien
30. September 1956

[...]

Ich habe mich vom Buch[11] lösen müssen, da die Geschichte in eine so stark gekürzte Fassung übertragen werden muß – sechzig Manuskriptseiten gegenüber den üblichen hundertzwanzig für ein normales Stück. Aber dieser Zwang zur Stromlinienform wird eine dramatische Verbesserung bedeuten ...

... Hier ist es!

Die Ypsilons singen

Nicht mehr Mämmi, nicht mehr Päppi,
Ach wie froh sind wir, wie happy,
Jeder ist jetzt, ach, so happy,
Jeder ist so happy jetzt.

Sex in Mengen – keine Ehen,
Kinderwagen – nicht zu sehen,
Kinderwindeln nirgends wehen –
Ach wie froh sind wir, wie happy,
Jeder ist so happy jetzt.

Trips bei Tage, Trips bei Nacht,
Alles scherzt und liebt und lacht.

Reue kann an uns nicht nagen,
Sünde keinen Sünder plagen.
Jeder ist so happy jetzt.

Mädchen, kurvenreich, exotisch,
Hochekstatisch, toll erotisch,
Baby, küß mich, mach es snappy,
Jeder ist jetzt ach so happy,
Jeder ist so happy jetzt.

Essen – viel, Zeit, einzuschenken
Soma-Cocktails: nicht mehr denken,
NICHT MEHR DENKEN, NICHT MEHR DENKEN.
Jeder ist so happy jetzt.

Immer liebevoll,
Euer
Aldous

An Mrs. Ellen Huxley [Smith 761]

3276 Deronda Drive
Los Angeles 28, Kalifornien
20. November 1956

Liebste Ellen,
danke für den faszinierenden Bericht über Dein Meskalinerlebnis. [...] Hast Du auch – wie ich es bei den letzten Malen so heftig tat, als ich den Stoff nahm – ein überwältigendes Gefühl der Dankbarkeit empfunden, dieses Verlangen, der Ordnung der Dinge für das Privileg zu danken, gerade diese Erfahrung zu machen, und auch für das Privileg – denn als solches empfindet man es trotz allem –, in einem menschlichen Körper auf diesem besonderen Planeten zu leben? Und dann ist da noch ein tiefes Mitgefühl für diejenigen, die – aus welchen Gründen auch immer – sich selbst daran hindern, auch nur in die Nähe der Wirklichkeit zu gelangen, welche die Droge enthüllt – einer Wirklichkeit, die immer da ist für die, welche im richtigen Bewußtseinszustand sind, um sie wahrzunehmen. Mitleid gegenüber Menschen, die zu entschlossen gut oder zu streng intellektuell sind, die in der selbstgezimmerten Welt ihres eigenen ethischen und sozialen Systems leben, mit ihren Lieblingsvorstellungen von allem

und jedem. Mitgefühl auf der anderen Seite für diejenigen, die sich durch ihre ungeheure Selbstbezogenheit, durch Alkohol und Partys und Fernsehen blind machen. Etwas vom Mitgefühl und von der Dankbarkeit bleibt bestehen, auch wenn das Erlebnis vorbei ist. Man ist nie mehr ganz der gleiche ...

In Liebe, Dein
Aldous

An Mrs. Ellen Huxley [Smith 763]

3276 Deronda Drive
Hollywood 28, Kalifornien
6. Dezember 1956

Liebste Ellen,

Dank Dir für Deinen Brief. Ja, wie seltsam ist auch diese Empfindung von der Unwichtigkeit des Todes, die sich mit dem Gefühl für die außerordentliche Bedeutung des Lebens verbindet. Die einzigen Menschen, die *nichts* durch Meskalin oder LSD gewinnen, sind Psychoanalytiker. Es gibt hier 2 Experimentatoren, die die Droge mehreren Freudianern gegeben haben. Keiner von denen empfand irgend etwas Positives – nur einer sagte, er habe, als er aufs Klo ging, festgestellt, daß »seine Exkrete stärker und süßer röchen«. Sig Freuds Körper vermodert in seinem Grab, aber seine Seele – oder sein After – geht immer noch um!

[...]

Herzlich,
Dein
Aldous

Anmerkungen

1 Fabing ist ein Arzt aus Cincinnati, der an der Entwicklung von Frenquel beteiligt war (vgl. den folgenden Brief).

2 Indianer: Osmond hatte festgestellt, daß die Eingeborenenkirche Nordamerikas (die er unter dem Namen »Roter Fasan, Saskatchewan« kannte) eine bemerkenswerte und womöglich einzigartige Religion ausübte: die Riten wurden in kleinen Gruppen vollzogen, wobei man auf formale Priester verzichtete, ein Elixier verwendete und Erfahrungen erlangte, die sich der ganzen Kongregation mitteilten (Notiz Smith). Vgl. auch: Osmonds Einführung zu Thomas Hennells *The Witness*, 1967, S. XLII.

3 *Russia, Mushrooms and History*, 1957; vielleicht aber bezieht sich Huxley auch auf Wassons Bericht in *Life*.

4 Liddell, Henry George (1811–1898), englischer Lexikograph, gab (ab 1834) zusammen mit Robert Scott das große griechisch-englische Lexikon heraus, das heute noch ein Standardwerk ist und auch auf Arbeiten des deutschen Gräcisten F. Passow beruht. (A. d. Ü.)

5 Osmond hatte das Wort Psychedelics (Psychedelica) erwähnt, das als neuer Name für bewußtseinsverändernde Drogen den Begriff Psychotomimetica ersetzen sollte. Huxley hat das Wort offensichtlich falsch gelesen, nämlich als »psychodetics«, daher seine Verwirrung. Osmond erwiderte:

Um die Hölle auszuloten – engelsgleich dich aufzuschwingen:
Eine Prise Psychedelics wird dich da- und dorthin bringen.

Huxley hatte die Schreibweise immer noch nicht verstanden und machte aus »psychedelisch« »psychodelisch« [Notiz von Smith]. Er benutzte ständig die Version »psychodelisch«, weil er – wie andere auch – die andere Wortform ungenau fand. Seine Schreibweise ist hier beibehalten worden, da er ihr eindeutig den Vorzug gab. Allerdings bleibt dabei ein Argument Osmonds unberücksichtigt: daß der Begriff »von anderen Assoziationen gänzlich frei« sein sollte.

In einem Brief an Dr. A. Shulgin aus dem Jahr 1969 lieferte Osmond eine neue Variante zu dem Gemeinschaftsvers:

Willst du die Erdenwelt sublim
Nimm ein halb Gramm Phanerothym
Um Höll' und Himmel zu erreichen
Sind Psychedelics ohnegleichen

6 Gemeint sind Faradaysche Käfige; vgl. Brief an Mrs. Eileen Garrett, Kapitel 13, Seite 86.

7 Victoria Ocampo, eine langjährige argentinische Freundin Huxleys, Herausgeberin der hervorragenden literarischen Zeitschrift *Sur*.

8 Julian Huxley, vgl. Anmerkung S. 56.

9 Ayahuasca, von den Indianern am Amazonas und Orinoko verwendete, aus der Banisteria Caapí, einer Lianenart, gewonnene halluzinogene Substanz, auch Yagé, Notema, Nepe, Pinde genannt. (Wobei Yagé nicht die Pflanze, sondern den Absud aus einem nahe der Wurzel gelegenen Pflanzenteil bezeichnet.) Die Einnahme ist mit Brechreiz und Schwindelgefühl, narkotischen Wirkungen und Bewegungsdrang verbunden. »Ayahuasca« bedeutet »sich durch Träume bereichern«, wobei Träume Halluzinationen – besonders visueller Art – sind. Die Substanz ist zweifellos stark toxisch.

10 Huxleys Sohn und Schwiegertochter

11 Bei der Bearbeitung von *Schöne neue Welt* für die Bühne. (A. d. Ü.)

KAPITEL 19

1956
Die Geschichte der nervösen Spannung

Aldous Huxley

Der folgende Vortrag wurde während einer Tagung in New York gehalten, auf der die meisten Referate sich mit dem damals neuen Beruhigungsmittel Meprobamat (Miltown) befaßten. Wieder einmal war Huxleys Stimme die einzige aus der Welt der Geisteswissenschaften bei einer Versammlung von Ärzten und Naturwissenschaftlern.

Der Titel dieses Vortrags ist etwas irreführend, denn genau genommen gibt es gar keine Geschichte der nervösen Spannung. Anspannung ist eine Art Krankheit; und Krankheiten als solche liegen außerhalb des geschichtlichen Horizonts. Es gibt, zum Beispiel, nicht so etwas wie mittelalterliche Kopfschmerzen und auch nicht so etwas wie eine spezifisch neolithische Herdinfektion, keine typisch viktorianische Neuralgie oder New-Deal-Epilepsie. Soweit es den Patienten betrifft, sind die Symptome seiner Krankheit eine absolut persönliche Erfahrung, eine Erfahrung, für die das öffentliche Leben von Nationen, die Ereignisse, die Schlagzeilen machen oder die in wissenschaftlichen und literarischen Zeitschriften abgehandelt werden, völlig belanglos sind. [...] Kranke nehmen nur ihre eigenen Schmerzen und ihr eigenes Elend wahr, nur das, was innerhalb der vier Wände ihres Krankenzimmers vorgeht. Für sie hat sich das endlose Universum auf einen einzigen Punkt eingeengt; nichts bleibt übrig als ihr eigener leidender Körper, ihr eigener erstarrter oder gemarterter Geist. Krankheit als konkrete Erfahrung ist, mehr oder weniger, vollkommen unabhängig von Zeit und Raum. Folglich kann es keine Geschichte der Krankheit als Krankheitserfahrung geben; es kann lediglich eine Geschichte der Medizin geben – das heißt, eine Geschichte der Theorien über die Natur der Krankheiten und der zu verschiedenen Zeiten angewandten Methoden ihrer Behandlung, die gleichzeitig verzeichnet, wie organisierte Gesellschaften auf die durch die Krankheit hervorgerufenen Probleme in ihrer Gemeinschaft reagiert haben.

Zwar hat die Anspannung als psychosomatische Krankheit keine Geschichte, aber einige ihrer Ursachen liegen im Bereich des öffentlichen Lebens und können zum Thema historischer Untersuchungen werden. Das gleiche gilt für die von den verschiedenen Gesellschaften gutgeheißenen Verfahren zur Vermeidung und Befreiung von Spannungen. Das Thema ist riesengroß, meine Zeit ist kurz und meine Unkenntnis umfassend. Ich werde deshalb nicht den Versuch machen, alle historischen Faktoren, die mit Spannung zu tun haben, zu erörtern, sondern mich auf die beschränken, die sich am leichtesten abhandeln lassen und die zugleich von größter Bedeutung sind für die Probleme, mit denen wir heute zu tun haben.

Lassen Sie mich mit dem beginnen, worüber ich nicht sprechen werde. Ich werde nicht – oder allenfalls am Rande – über die historischen Ursachen der Spannungen sprechen. Denn das würde eine Diskussion über zwei umfangreiche und komplexe Themen nach sich ziehen: die Veränderung kultureller Strukturen und die Beziehungen zwischen einer bestehenden Kultur und den in ihr aufgewachsenen Individuen.

Lassen Sie mich, auf die Gefahr hin, eine intellektuelle Todsünde zu begehen, nämlich zu sehr zu vereinfachen oder zu abstrakt zu werden, diesen ganzen Komplex in einer großzügigen Verallgemeinerung zusammenfassen: Spannung entsteht in einem Menschen, der aufgrund einer angeborenen oder erworbenen Schwäche unfähig ist, mit bestimmten belastenden Situationen fertig zu werden. Diese belastenden Situationen werden durch Konflikte hervorgerufen – den Konflikt zwischen dem elementaren Trieb nach Selbstbestätigung und nach sexueller Befreiung einerseits und dem gleichermaßen elementaren Herdentrieb andererseits. Der Herdentrieb wird von der Gesellschaft kanalisiert, durch Tradition sanktioniert und vermittels der Religion und der Philosophie rationalisiert. Daraus ergibt sich, daß eine Situation, die auf der animalischen Ebene rein biologisch gelöst würde, durch historische Faktoren beeinflußt wird. Das Übel der Spannung scheint unter allen kulturellen Bedingungen aufgetreten zu sein – in Schamkulturen wie in Schuldkulturen, in primitiven wie in hochentwickelten. Und in allen Gesellschaften, von denen wir Kenntnis haben, sind im Grunde ähnliche Mittel für den Abbau dieser Spannungen entwickelt worden. Mit diesen Mitteln, sich von Spannung zu befreien, werde ich mich in meinem Vortrag befassen.

Wie alle anderen Krankheiten führt auch die Anspannung leicht dazu, die Wahrnehmungsfähigkeit des Patienten einzuschränken, bis er – in extremen Fällen – sich nur noch seiner selbst bewußt ist.

Schwere Krankheiten verändern die Persönlichkeit ihrer Opfer stark. Dieser veränderten Persönlichkeit erscheint die von der Krankheit bewirkte eingeschränkte Wahrnehmung bald als ganz normal und wird einfach hingenommen. Spannungen sind keine schwere Krankheit, und diejenigen, die sie befällt, fühlen sich immer noch wohl genug, um die verkrampfte Selbstbezogenheit, die durch ihr psychosomatisches Übel hervorgerufen worden ist, zu empfinden und darunter zu leiden. Sie gleichen jenen verlorenen Seelen, deren Strafe nach den Worten des großen katholischen Dichters Gerard Manley Hopkins darin besteht, »ihr schwitzendes Selbst zu sein, nur eben schlimmer«. Das Opfer der Spannungen weiß das und ist zutiefst unglücklich wegen dieses Gefühls, sein schwitzendes Selbst zu sein, nur eben schlimmer. Selbst gesunde Menschen, muß man hier anmerken, werden oft durch das Bewußtsein gequält, daß sie unabänderlich dazu verurteilt sind, getrenntlebende, isolierte Individuen zu sein. Neurotiker hassen es, ihr schwitzendes Selbst, nur eben schlimmer, zu sein. Normale Menschen hassen es ebenso. Punktum. Eines der unangenehmsten Symptome von Spannungen ist ganz einfach der normale Kummer darüber, ein isoliertes, sozusagen zu einer höheren Macht erhobenes Universum zu sein. Der Mensch ist ein sich selbst anbetender Egozentriker, aber ein Egozentriker, der oft auch einen entschiedenen Widerwillen empfindet gegen den Gegenstand seiner götzendienerischen Verehrung. Verbunden mit diesem Abscheu gegen das geliebte Selbst ist bei allen Menschen der Drang, das Ich zu überschreiten, aus dem Gefängnis der Persönlichkeit zu entkommen, ein Verlangen, etwas anderes und Größeres zu werden als dieses allzuvertraute Ich, eine Sehnsucht nach einer Welt, die der lähmenden und quälenden Alltagswirklichkeit überlegen ist oder die zumindest anders ist als diese. Der religiöse Mensch schreibt dieses allgemeine Bedürfnis nach Ich-Transzendenz einer eingeborenen und tief verwurzelten starken Sehnsucht nach dem Göttlichen zu. Der Biologe sieht die Sache etwas anders; für ihn entspringt dieser Wunsch des Menschen, sich selbst zu überschreiten, seinem angeborenen Herdentrieb. Das Individuum sehnt sich danach, mit der Gruppe zu verschmelzen, aber es ist zu sehr auf sich bezogen, um wirklich ganz in ihr aufzugehen, und es ist sich seiner selbst zu sehr bewußt, um den Versuch für längere Zeit zu unterdrücken. Es ist deshalb verurteilt, in einem Zustand chronischer Unzufriedenheit zu leben und sich dabei ständig nach etwas zu verzehren, das es nach Art der Dinge nie haben kann.

Diese beiden Erklärungen schließen sich gegenseitig nicht aus, und ich neige dazu, beide für – zum Teil – richtig zu halten. Aber sei dem, wie es sei, die Tatsachen, die sie erklären wollen, sind wahre Tatsachen. Es *gibt* einen Drang zur Ich-Transzendenz und im Zusammenhang damit einen tiefen Widerwillen gegen das isolierte Ego, einen Widerwillen, der bei denen, die unter nervösen Spannungen leiden, akut und quälend wird. In allen Kulturen sind bestimmte Verfahren entwickelt und systematisch angewendet worden, um zeitweise eine Ich-Transzendenz zu erreichen und damit die Spannungen abzubauen. Diese Verfahren können unter ein paar zusammenfassenden Überschriften klassifiziert werden. Es gibt chemische Methoden; Methoden, die auf Musik und Gymnastik aufgebaut sind; Methoden, die darauf beruhen, daß sich das isolierte Individuum dem Einfluß der Massen unterwirft; die verschiedenen religiösen Methoden und schließlich die Methoden, deren Ziel mystische Ich-Transzendenz ist – die verschiedenen Joga-Methoden und die geistigen Übungen östlicher und westlicher Tradition. Man würde Stunden brauchen, um all diesen Strategien gerecht zu werden. Ich muß mich auf die Behandlung von nur zweien beschränken, auf die bekannteste und auf die am schwersten zu beherrschende, nämlich auf die chemische Methode und auf das, was man die Massenmethode nennen könnte.

Diese Untersuchung befaßt sich mit der Anwendung bestimmter chemischer Verbindungen, die bestimmte Bewußtseinsveränderungen hervorrufen und so ein gewisses Maß an Ich-Transzendenz und den zeitweiligen Abbau von Spannungen ermöglichen. Diese beruhigenden Drogen sind lediglich die neuesten Ergänzungen in einer langen Liste von Chemikalien, die seit undenklichen Zeiten benutzt worden sind, um den Bewußtseinszustand zu verändern. Wir sollten uns immer daran erinnern, daß die Pharmakologie uns zwar eine Menge neuer synthetischer Substanzen beschert hat, daß sie aber keine grundlegenden Entdeckungen auf dem Gebiet natürlicher Drogen gemacht hat. Lediglich die Verfahren der Extraktion, der Reinigung und Kombination wurden verbessert. Alle in der Natur vorkommenden Sedativa, Narkotika, euphorisierenden Substanzen, Halluzinogene und Stimulantia wurden schon vor Tausenden von Jahren entdeckt – vor dem Heraufdämmern der Zivilisation. Das ist sicherlich eine der merkwürdigsten Tatsachen in dem langen Katalog der Unwahrscheinlichkeiten, der als Geschichte der Menschheit bekannt ist. Es ist ganz offenkundig, daß der primitive Mensch mit jeder Wurzel, jedem Zweig und jedem Blatt, mit jeder Blume, jedem Samen, mit allen Nüssen, Beeren und Pilzen in seiner Umgebung experimentierte. Pharmakologie ist älter als Landwirtschaft. Man kann mit gutem Grund annehmen, daß sogar schon im Paläolithikum der Mensch, als er noch Jäger und Sammler war, seine Feinde, Tiere und Menschen, mit vergifteten Pfeilen tötete. In der Jungsteinzeit vergiftete er sich systematisch selbst. Die Mohnkapseln, die man zwischen den Küchenabfällen der Bewohner der Schweizer Pfahlbauten fand, zeigen, wie früh in der Geschichte der Mensch die Techniken der Ich-Transzendenz durch Drogen entdeckt hat. Es gab Rauschgiftsüchtige, lange bevor es Bauern gab.

Hier möchte ich eine Tatsache von einiger Bedeutung erwähnen. Um Spannungen zu lösen, muß die chemische Verbindung nicht unbedingt die Eigenschaften eines Beruhigungsmittels haben. Alkohol, zum Beispiel, ist weit davon entfernt zu beruhigen, zumindest im mittleren Stadium des Rausches, und er hat Spannungen gelöst, seit Noah damals seine epochale Entdeckung gemacht hat. Ich-Transzendenz läßt sich durch ein Stimulans wie durch ein Narkotikum oder eine halluzinogene Substanz bewirken. Spannungen werden nicht nur durch solche Kontemplation bewirkenden Drogen wie Opium oder Peyote, Kawa und Ayahuasca aufgehoben, sondern auch durch belebende, extrovertierende Rauschmittel wie Wein, Haschisch und das Soma im alten Indien. Was die physischen und sozialen Auswirkungen betrifft, so sind einige Drogen weit weniger schädlich als andere und deshalb vorzuziehen, obgleich solche rein praktischen Erwägungen niemals viel Gewicht für den Drogenkonsumenten hatten. Ihm erscheint alles gut, was eine gewisse Ich-Transzendenz und Befreiung hervorruft. Solange es hier und jetzt seine Wirkung tut – wen kümmert es da, was später geschehen kann?

[...]

In seiner *Vielfalt religiöser Erfahrung* zitiert William James [1] den Ausspruch eines befreundeten Mediziners: »Es gibt keine Heilung der Trunksucht außer Gottessucht.« In einer etwas zu epigrammatischen Weise drücken diese Worte eine Wahrheit aus, die durch die kollektive Erfahrung der Anonymen Alkoholiker in vollem Umfang bestätigt wurde. Die mystische Erfahrung steht zur Trunksucht im Verhältnis des Ganzen zum Teil, der Gesundheit zur Krankheit. Für den Alkoholiker wie für den Mystiker öffnen sich Pforten, wird das, was ich »zerebrales Reduzierventil« genannt habe, umgangen, die normale Hirnfunktion, die unsere geistigen Prozesse die meiste Zeit auf eine Wahrnehmung dessen beschränkt, was biologisch nützlich ist. Beide haben eine Ahnung von etwas, das die Welt der alltäglichen Erfahrung überschreitet –

jene enge, utilitaristische Welt, die unser ichbezogenes Bewußtsein aus der unendlichen Fülle kosmischer Möglichkeiten auswählt. Was der Trinker in den frühen Phasen seines Rausches wahrnimmt, läßt sich sofort als etwas Außerordentliches erkennen. Nicht außerordentlich ist die spezielle Methode, die hier angewandt wird, um diese transzendentale Erfahrung zu machen.

Alkohol ist eine der ältesten und sicherlich die am weitesten verbreitete aller bewußtseinsverändernden Drogen. Unglücklicherweise ist sie ziemlich unwirksam und zugleich ziemlich gefährlich. Es gibt andere, bessere Methoden, als sich zu betrinken, um die gleichen wirklich hervorragenden Ergebnisse zu erzielen. Einige davon sind chemische, andere psychische Methoden. Wieder andere sind mit Fasten, mit dem Verzicht auf Schlaf und verschiedenen Formen der Selbstquälerei verbunden. Alle diese Verfahren verändern die normalerweise im Körper ablaufenden chemischen Vorgänge und erleichtern es so, das »zerebrale Reduzierventil« zu umgehen und zeitweilig dem Gefängnis des isolierten Selbst zu entkommen. Eines Tages, wenn Psychologie eine wirkliche Wissenschaft sein wird, wird man alle diese traditionellen Methoden, die eine Ich-Transzendenz hervorrufen, systematisch untersuchen und ihre besonderen Vorzüge und Mängel genau bewerten. Gegenwärtig müssen wir uns noch mit der bruchstückhaften Kenntnis begnügen, wie sie uns jetzt zur Verfügung steht.

William James' Charakterisierung des Alkohols als eines Erweckers mystischer Fähigkeiten wird auf eindrucksvolle Weise durch das bestätigt, was die Mystiker selbst von ihren ekstatischen Erfahrungen berichtet haben. In der mystischen Literatur des Islam werden ständig vom Wein und Weintrinken abgeleitete Metaphern verwendet. Ganz ähnliche Bilder finden sich in den Schriften von einigen der größten christlichen Heiligen. So nennt Johannes vom Kreuz seine Seele »la interior bodega di mi Amado« – »den inneren Weinkeller meines Geliebten« –, und die heilige Theresa von Avila sagt, daß sie »das Innerste unserer Seele als Keller sieht, in den Gott uns aufnimmt, wenn es IHM gefällt, uns mit dem köstlichen Wein Seiner Gnade zu berauschen«.

Die Erfahrung der Ich-Transzendenz und die Lösung der Spannung, die der Alkohol und andere bewußtseinsverändernde Chemikalien erzeugen, ist so wunderbar, so segensreich und seligmachend, daß die Menschen es ganz natürlich fanden, diese Drogen, denen sie ihr flüchtiges Glück verdankten, mit der einen oder anderen ihrer Gottheiten zu identifizieren. »Religion«, sagte Karl Marx, »ist Opium für das Volk.« Es wäre ebenso richtig zu sagen, daß Opium die Religion des Volkes sei. Einige wenige Mystiker haben den Zustand der Ekstase mit der Trunkenheit verglichen; aber unzählige Menschen, die trinken, rauchen, kauen und schnupfen, haben in irgendeiner Form eine ekstatische Befreiung durch den Gebrauch von Drogen erfahren. Das Übernatürliche dieses Geisteszustands wird in der äußeren Welt auf die Drogen übertragen, die ihn herbeiführten. So war in Griechenland Wein nicht nur dem Dionysos geweiht – der Wein *war* Dionysos. Bacchus wurde Theoinos genannt – »Gott-Wein« –, ein einziges Wort, das den Alkohol mit der Gottheit gleichsetzt, die Erfahrung des Trunkenseins mit dem heiligen Geist. »Als Gott geboren«, sagt Euripides, »wird Bacchus als Trankopfer für die Götter ausgegossen, und durch ihn erfahren die Menschen Gutes.« Dieses Gute bedeutete bei den Griechen vielerlei: körperliche Gesundheit, geistige Erleuchtung, die Gabe der Prophezeiung, die ekstatische Empfindung, eins zu sein mit der göttlichen Wahrheit. In ähnlicher Weise war im alten Indien der Saft der Somapflanze (was immer das für eine Pflanze gewesen sein mag) nicht nur Indra, dem Heldengott der Schlachten, geweiht, er *war* Indra. Und zugleich war es auch Indras Alter ego, eine selbständige Gottheit. Viele ähnliche Beispiele der Identifikation einer bewußtseinsverändernden Droge mit einem Gott des jeweiligen Pantheons ließen sich anführen. In Sibirien und in Mittelamerika werden verschiedene Arten halluzinogener Pilze als Götter angesehen. Die Indianer im Südwesten der Vereinigten Staaten haben den Peyotekaktus mit den heimischen Gottheiten gleichgesetzt und in neuester Zeit mit dem Heiligen Geist der christlichen Theologie. In der Antike verehrten die Barbaren im Norden Europas, die Malzbier tranken, dieses im Namen des Sabazios. Auch für die Kelten war Bier ein Gott, so wie Met für die Skandinavier und die Teutonen göttlich gewesen zu sein scheint. Im Angelsächsischen wird der Begriff der Katastrophe, der Panik, des Äußersten an Grauen und Unheil durch ein Wort vermittelt, dessen eigentliche Bedeutung »der Entzug von Met« ist. Fast überall ist der Genuß von bewußtseinsverändernden Drogen zeitweise mit einem religiösen Ritual verbunden gewesen. Trinken, Rauchen, Kauen, Schnupfen wurden als sakramentale Handlungen angesehen, gebilligt durch die Tradition und in Begriffen der jeweils herrschenden Religion erklärt. In der Welt des Islam war Alkohol verboten, aber der Drang nach Ich-Transzendenz ließ sich nicht unterdrücken, und es gab dort – und gibt immer noch – Orte, wo der Genuß von *Cannabis indica* nicht nur von der Gesellschaft gutgeheißen wird, sondern sich sogar in eine Art religiösen Ritus verwandelt hat. Manche mohammedanischen Schriftsteller haben im Haschisch das Äquivalent für das Sakrament von Brot und Wein bei den Christen gesehen. Bei den Juden gab es viele Bemühungen, das gewohnheitsmäßige Trinken von Wein durch die Religion zu sanktionieren. Jeremias bezieht sich auf den »Becher des Trostes«, der den durch den Tod Beraubten gereicht wurde. Amos spricht von Menschen, die Wein trinken im Haus ihres Gottes. Micha findet harte Worte für diejenigen, die zu seinen Lebzeiten unter dem Einfluß von Alkohol Prophezeiungen zu machen pflegten. Jesajas rügt öffentlich die Priester und Propheten, »die geirrt haben wegen starken Trinkens«. Sie haben geirrt, sagt er, »in der Vision«. Der Tradition nach war Dionysos der Gott der Prophetie und der Inspiration, aber leider sind die Offenbarungen unter Alkohol nicht allesamt verläßlich.

Wir gehen jetzt von der Ich-Transzendenz durch chemische Mittel über zur Ich-Transzendenz durch gesellschaftliche Mittel. Das Individuum kommt auf zweierlei Weise mit der Gesellschaft in direkten Kontakt – als Mitglied einer Familie, einer Berufsgruppe oder Religionsgemeinschaft oder als Teil einer Masse. Eine Gruppe ist zielgerichtet und strukturiert, eine Masse ist chaotisch, verfolgt kein bestimmtes Ziel und ist zu allem fähig, nur nicht zu einer vernünftigen Handlung. Wenn man einen Vergleich benutzen will, der nicht zu irreführend ist, könnte man sagen: eine Gruppe ist ein Organ des Staates, während die Masse so etwas wie ein im allgemeinen gutartiger, aber manchmal auch entsetzlich bösartiger Tumor ist. Den größten Teil des Lebens verbringen die meisten Menschen innerhalb von Gruppen. Die Teilnahme an Massenaktionen ist ein relativ seltenes Ereignis. Und das zum Glück, denn der einzelne in einer Masse ist etwas anderes und immer etwas Schlechteres als der einzelne für sich allein oder innerhalb von zielgerichteten und organisierten Gruppen. Der Mensch in einer Masse verliert seine persönliche Identität, und eben deshalb ist er gern in einer Masse. Gerade diese persönliche Identität will er ja überschreiten; ihr zu entkommen, ist sein sehnlichster Wunsch. Unglücklicherweise büßen die einzelnen in einer Masse mehr als nur ihre persönliche Identität ein; sie verlieren auch ihre Urteilskraft und ihre Fähigkeit, moralische Entscheidungen zu treffen. Ihre Beeinflußbarkeit nimmt so weit zu, daß sie überhaupt keine eigene Urteils- oder Willenskraft mehr besitzen. Sie werden hocherregbar, verlieren jeden Sinn für individuelle oder kollektive Verantwortung, sind plötzlichen und heftigen Wutanfällen, jäher Begeisterung und Panik unterworfen und fähig, die ungeheuerlichsten und sinnlosesten Gewalttaten zu begehen – gewöhnlich gegen andere, manchmal aber auch gegen sich selbst. Mit einem Wort: ein Mensch in der Masse verhält sich, als habe er eine große Dosis irgendeines starkwirkenden Rauschmittels geschluckt. Er ist das Opfer eines – wie man es nennen könnte – Massenrauschs. Wie Alkohol ist der Massenrausch eine aktivierende, extrovertierende Droge. Sie verändert den Bewußtseinszustand des einzelnen zur Raserei hin und ermöglicht ein hohes Maß an Ich-Transzendenz »nach unten«. Das von der Masse berauschte Individuum flüchtet vor seinem isolierten Selbst in eine Art kaum mehr menschlicher Bewußtlosigkeit.

Von Anbeginn an hat der Mensch in zielgerichteten Gruppen seine Arbeit getan und das ernsthafte Geschäft des Lebens hinter sich gebracht. Die Masse hat ihm die Ferien vom Ich ermöglicht. Die Gruppe lieferte ihm die Grundnahrung; der Massenrausch war seine köstliche Droge. Die Religion hat überall diesen Rausch durch das Gift der Masse gebilligt und begründet, genauso wie sie es mit dem Gebrauch bewußtseinsverändernder Chemikalien getan hat. Alfred North Whiteheads Äußerung, daß »Religion das ist, was der einzelne aus seiner Vereinzelung macht«, trifft nur zu, wenn wir Religion als etwas definieren, was es als historische Tatsache nie gegeben hat, außer für eine kleine Minderheit. Und das gleiche gilt für eine Definition der Religion im Sinne einer Erfahrung des einzelnen in einer kleinen Gruppe von Eingeweihten, wie etwa einer Quäker-Versammlung oder der »zwei oder drei, die versammelt sind in meinem Namen«, von denen Christus im Evangelium spricht. Die Geistigkeit kleiner Gruppen ist eine sehr hohe Form von Religiosität, aber sie ist nicht die einzige oder die üblichste – sie ist lediglich die beste. Bezeichnenderweise versprach Christus, in einer Gruppe von zweien oder dreien gegenwärtig zu sein. Er hat nie versprochen, in einer Masse anwesend zu sein. Wo zwei- oder dreitausend oder zwanzig- oder dreißigtausend Menschen versammelt sind, ist das, was dieser Masse innewohnt, im allgemeinen von ganz anderer, Christus wenig entsprechender Art. Dennoch werden solche Massenveranstaltungen wie Erweckungsversammlungen und Pilgerfahrten heute ebenso sehr von religiösen Führern gebilligt und aktiv unterstützt wie schon in heidnischen Zeiten. Der Grund dafür ist einfach. Den meisten Menschen fällt es leichter, in einer Masse Ich-Transzendenz zu erzielen und sich von ihren Spannungen zu befreien, als in einer kleinen Gruppe oder allein. Solche Massenräusche im Namen der Religion sind nicht besonders heilsam; sie ermöglichen lediglich kurze Ferien von Isolation und Befangenheit.

Die Geschichte menschlicher Bemühungen, Ich-Transzendenz in der Masse zu erzielen, ist lang und trotz aller Merkwürdigkeit, aller grausigen Verirrungen, zutiefst eintönig. Vom Potlach, dem Winterfest der Indianer, und dem Korobori, dem Mondscheintanz der australischen Eingeborenen, bis zu dem neuesten Ausbruch des »Rock'n'Roll« zeigen alle Manifestationen des Massenrauschs die gleichen untermenschlichen Merkmale. Bestenfalls sind solche Veranstaltungen nichts als grotesk in ihrer Untermenschlichkeit; schlimmstenfalls sind sie zugleich grotesk und grauenhaft. Man denke zum Beispiel an die Feste der syrischen Göttin, in deren Verlauf unter dem wahnerzeugenden Einfluß des Massenrauschs und animiert durch die Priester sich die Männer selbst kastrierten und die Frauen sich die Brüste zerfleischten. Man denke an die griechischen Mänaden, die ihre lebenden Opfer in wilder Wut zerstückelten; an die römischen Saturnalien; an alle Ausbrüche von Massenräuschen während des Mittelalters – an die Kinderkreuzzüge, an die periodisch stattfindenden Massenorgien der Flagellanten und an jene sonderbare Tanzwut, bei der die Ich-Transzendenz im Massenrausch sich mit der Ich-Transzendenz mittels Bewegung und dauernd sich wiederholender Musik verband. Man denke an die wilden religiösen Erweckungen, die rasende Massenangst der Menschen, die glaubten, das Ende der Welt sei nahe, an die Rasereien der Bilderstürmer im Namen Gottes, an die sinnlose Zerstörung um der Gerechtigkeit willen. All das ist schon schlimm genug, aber es gibt noch Schlimmeres: Den Massenrausch, den ein ehrgeiziger Demagoge für seine eigenen politischen oder religiösen Ziele ausnutzt.

Im Frühling 1954, als ich mich in Ismailia am Suezkanal aufhielt, nahmen mich meine Gastgeber ins Kino mit. Der Film, der einen Zuschauerrekord erzielte, war *Julius Caesar*. Er lief in englischer Sprache, aber mit arabischen Untertiteln. Die Zuschauer folgten dem Film mit gebannter Aufmerksamkeit, den Blick auf die Leinwand geheftet. Was, in aller Welt, fragte ich mich, interessierte Araber des 20. Jahrhunderts so leidenschaftlich an dem Bericht eines Engländers aus dem 16. Jahrhundert über Ereignisse, die sich im 1. Jahrhundert vor Christi Geburt in Rom abgespielt hatten? Und plötzlich war es klar. Cäsar, Brutus, Antonius, alle diese Politiker der Oberschicht, die da um die Macht kämpften und dabei den proletarischen Mob, den sie verachteten, aber brauchten, zynisch umschmeichelten und ausnutzten, waren für die ägyptischen Zuschauer ganz vertraute zeitgenössische Figuren. Was in Rom kurz vor und kurz nach Cäsars Ermordung geschehen war, glich in hohem Maße dem, was gerade ein paar Wochen zuvor in Kairo geschehen war, als Nagib stürzte, sich im Triumph wieder erhob und wieder von seinem Rivalen niedergezwungen wurde, der mit den Leidenschaften der Masse umzugehen verstand, wußte, wie er sich ihre rauschhafte Begeisterung, ihre trunkene Gewalttätigkeit für seine eigenen Ziele zunutze machen konnte. Als die Kinobesucher in Ismailia Shakespeares Stück verfolgten, merkten sie, daß sie einen unzensierten Bericht über den neuesten *coup d' état* anschauten.

Der größte Virtuose in der Kunst, die Symptome des Massenrausches auszunutzen, war zweifellos Adolf Hitler. Die Nazis verrichteten ihre Arbeit mit wissenschaftlicher Gründlichkeit. Alle Hilfsmittel der modernen Technik wurden mobilisiert, um eine möglichst große Anzahl Menschen auf eine möglichst niedrige Stufe der Ich-Transzendenz nach unten zu bringen. Phonographen wiederholten Kernsätze, über Lautsprecher ergoß sich eine dröhnende, stark rhythmisierte Musik, die, pausenlos wiederholt, einen Menschen um den Verstand bringt. Versteckte Tonmaschinen produzierten Unterschallschwingungen mit der gefährlichen nervenreizenden Geschwindigkeit von vierzehn Hertz. Moderne Transportmittel wurden eingesetzt, um Tausende der Getreuen im Flutlicht riesiger Stadien zu versammeln, und die Stimme des Erzhypnotiseurs drang über das Radio zu weiteren Millionen.

»Glückseligkeit, in dieser Morgendämmerung zu leben«, schrieb Wordsworth über seine Erfahrung mit dem Massenrausch während der ersten hochgestimmten Monate der Französischen Revolution. Heutzutage haben Millionen Männer und Frauen, Millionen begeisterter Jugendlicher eine ähnliche Erfahrung gemacht. Für den massenberauschten Mob, der benutzt wird, um Revolutionen zu machen und Diktaturen zu stützen, scheint sogar die Morgendämmerung des Nazismus, des Kommunismus glückseligmachend. Unglücklicherweise folgen auf Morgendämmerungen arbeitsreiche und oft wenig vergnügliche Tage und Abende. Im weiteren Verlauf revolutionärer Geschichte glänzt Glückseligkeit leicht durch Abwesenheit. Jedoch im Augenblick, wenn die Sonne aufgeht, denkt niemand daran, was aller Wahrscheinlichkeit nach am Nachmittag passieren wird. Wie Alkoholiker oder Morphiumsüchtige sind die Opfer des Massenrausches nur daran interessiert, ihr Ich hier und jetzt hinter sich zu lassen. »Nach mir die Sintflut«, ist ihr Motto, und die Sintflut tritt ganz gewiß pünktlich ein.

Lassen Sie uns von der Geschichte der Spannungen zum Schluß zu Gegenwart und Zukunft übergehen. Es ist, scheint mir, klar, daß das Problem der Spannung sich nur lösen läßt, wenn wir eine vollkommene Gesellschaft haben – also nie. Es ist aber immerhin möglich, Teillösungen und zeitweilige Linderung zu finden. Wir wollen daher ein paar praktische Schritte überlegen, die ziemlich leicht zu tun sind.

Zu allererst könnten wir unser jetziges äußerst unbefriedigendes und enttäuschendes Erziehungssystem um ein paar einfache Kurse erweitern über die Kunst, das vegetative Nervensystem und das Unbewußte zu beherrschen. So wie die Dinge heute liegen, bringen wir unseren Kindern zwar Grundsätzliches über Gesundheit, Moral und Vernunft bei, aber wir zeigen ihnen nicht, wie man nach diesen Grundsätzen handelt. Wir fordern sie auf, richtige Entscheidungen zu treffen, aber wir tun nicht das geringste, um ihnen zu helfen, diese Entscheidungen in die Praxis umzusetzen. Eine Hauptquelle nervöser Spannung ist das Bewußtsein, bei dem, was von uns gefordert wird, jämmerlich zu versagen. Wenn jedes Kind etwas Übung darin bekäme, was Hornell Hart Selbstkonditionierung genannt hat, würden wir mehr für den allgemeinen Anstand und das allgemeine Wohlbefinden tun, als alle jemals gehaltenen Predigten zusammen.

Der nächste notwendige Schritt hat prophylaktischen Charakter. Menschliche Wesen verzehren sich nach Ich-Transzendenz, und dem Massenrausch zu verfallen, ist eine der wirksamsten Methoden, Ferien vom isolierten Ich zu machen und sich von der Last der Verantwortung zu befreien. Solange die Menschen dem Massenrausch bei Fußballspielen, im Karneval, bei Erweckungsversammlungen oder Treffen demokratisch organisierter politischer Parteien frönen, geschieht nichts Böses. Aber wir dürfen nie vergessen, daß die Rattenfänger, die Demagogen, die potentiellen Hitlers immer unter uns sind. Wir dürfen nie vergessen, daß es sehr einfach ist für solche Leute, eine unschuldige Orgie zu einem Instrument der Zerstörung zu machen, sie in eine wilde, besinnungslose Kraft zu verwandeln, die auf die Vernichtung der Freiheit gerichtet ist. Um sie daran zu hindern, Massenräusche für ihre eigenen unheilvollen Zwecke auszunutzen, müssen wir ständig auf der Hut sein. Ob in einer einerseits von potentiellen Hitlers und andererseits von Massenrauschsüchtigen bewohnten Welt jemals Vernunft und Anstand ganz gesichert sein können, läßt sich bezweifeln, aber zumindest können wir versuchen, sie etwas mehr zu sichern als zur Zeit. Wir können unsere Kinder zum Beispiel in die

Lehre der allgemeinen Bedeutung und Bedeutungsentwicklung einführen. Wir können ihnen etwas über die schrecklichen Gefahren der intellektuellen Sünde erzählen. Wir können sie schaudern machen, indem wir ihnen die katastrophalen Folgen aufzählen, welche die hochgradigen Simplifikationen, Verallgemeinerungen und Abstraktionen der Demagogen für ganze Gesellschaften und für den einzelnen haben. Wir können sie ermahnen, in der Gegenwart zu leben und konkret und realistisch zu denken und sich dabei an die wahrnehmbaren Tatsachen zu halten. Wir können die absurden und schimpflichen Geheimnisse der Propaganda entschleiern und zur Illustration unserer Vorträge Beispiele aus der Geschichte der Politik, der Religion und der Werbung heranziehen. Würde eine solche Erziehung wirksam sein? Vielleicht – vielleicht auch nicht. Massenrausch ist ein sehr starkes Rauschmittel. Einmal in der Masse, büßen selbst aufrechte und vernünftige Menschen leicht ihre Vernunft ein und erliegen allen Suggestionen, denen sie ausgesetzt sind, so unsinnig, so unmoralisch diese auch sein mögen. Wir können einzig darauf hoffen, den Demagogen ihre schändliche Arbeit zu erschweren.

Den dritten Schritt werden wir tun müssen, ob wir wollen oder nicht. Wenn einmal der Same einer Wissenschaft ausgestreut ist, hat er die Neigung, aufzugehen und sich selbständig zu entwickeln – nach seinen eigenen Gesetzen, nicht nach unseren. Die Pharmakologie ist in einem Stadium rascher Entwicklung, und es scheint so gut wie sicher, daß man schon in den nächsten Jahren ganz neue Methoden der Bewußtseinsveränderung entdecken wird. Soweit es den einzelnen Menschen betrifft, werden diese Entdeckungen wichtiger, wahrhaft revolutionärer sein als die neuesten Entdekkungen auf dem Gebiet der Nuklearphysik und ihre Anwendung für friedliche Zwecke. Wenn die Atomkraft uns nicht zerstört, wird sie uns nur mehr von dem geben, was wir schon haben – nämlich billige Energie und, daraus folgend, noch mehr kleine technische Errungenschaften, noch größere Bewässerungsprojekte und noch besser funktionierende Verkehrsmittel. Sie wird uns diese Dinge zu einem sehr hohen Preis liefern – einer Zunahme schädlicher Strahlung und, damit verbunden, nachteiliger Mutationen und einer dauerhaften Verschlechterung des menschlichen Erbguts. Die Pharmakologen hingegen werden uns etwas geben, was die meisten Menschen bislang noch nie besessen haben. Wenn wir Freude, Friede und liebevolle Zuneigung haben wollen, werden sie uns liebevolle Zuneigung, Friede und Freude geben. Wenn wir uns Schönheit wünschen, werden sie die Außenwelt für uns verwandeln und uns die Pforte öffnen zu Visionen von unvorstellbarem Reichtum und größter Bedeutung. Wenn wir nach ewigem Leben verlangen, werden sie uns das Nächstbeste bieten – Äonen glücklicher Erfahrung, wie durch ein Wunder zusammengedrängt in eine einzige Stunde. Sie werden diese Gaben verteilen, ohne den furchtbaren Preis zu verlangen, den die Menschen in der Vergangenheit zu zahlen hatten, wenn sie zu häufig auf solche bewußtseinsverändernden Drogen wie Heroin oder Kokain oder auch den guten alten, tröstenden Alkohol zurückgriffen. Schon jetzt stehen uns Halluzinogene und Beruhigungsmittel zur Verfügung, deren Belastung für den Körper verblüffend gering ist, und es gibt allen Grund anzunehmen, daß die bewußtseinsverändernden und spannungslösenden Mittel der Zukunft ihre Aufgabe noch besser und mit geringeren Kosten für den einzelnen erfüllen werden. Die Menschen werden ohne Mühe erreichen können, was in der Vergangenheit nur schwer zu erreichen war – nämlich nur durch Selbstbeherrschung und geistige Übungen. Wird das für den einzelnen und für die Gesellschaft etwas Gutes sein oder etwas Schlechtes? Das sind Fragen, auf die ich keine Antwort weiß. Und auch sonst niemand, wie ich hinzufügen darf. Die Antwort könnte in ersten Umrissen in der nächsten Generation erkennbar werden. Inzwischen läßt sich mit gewisser Sicherheit nur vorhersagen, daß es notwendig sein wird, viele unserer traditionellen Begriffe von Ethik und Religion und viele unserer geläufigen Ansichten von der Beschaffenheit unseres Bewußtseins im Zusammenhang mit der pharmakologischen Revolution neu zu überdenken und zu bewerten. Das wird sehr beunruhigend sein, aber auch ungeheuer viel Spaß machen.

Anmerkungen

1 James, William (1842–1910), amerikanischer Arzt, Psychologe und Philosoph, wichtiger Vertreter des Pragmatismus, älterer Bruder des Schriftstellers Henry James (1843–1916); nach seinen medizinischen und breitgefächerten sonstigen Studien an amerikanischen und europäischen Universitäten und der Abfassung eines ersten zweibändigen Standardwerks zur empirischen Psychologie wandte er sich wieder religionsphilosophischen Problemen zu. *Die Vielfalt religiöser Erfahrung* entstand während eines zweijährigen, von Krankheit geprägten Aufenthalts in Europa; der Verfasser entwickelt in dem Buch die Idee eines »Reservoirs bewußtseinsähnlicher Energien«, die – in Zeiten seelischer Not – »besondere Kontakte« erlauben. (A. d. Ü.)

KAPITEL 20

1957
Briefe

Dieses Jahr verbrachte Huxley zu einem Teil in Los Angeles, zum anderen in einem Hotel in New York, wo er an der Bühnenfassung von Das Genie und die Göttin *und an der Musical-Version von* Schöne neue Welt *arbeitete. Gegen Ende des Jahres hatte er begonnen, an* Dreißig Jahre danach oder Wiedersehen mit der schönen neuen Welt *zu schreiben (einem ganzen Buch, nicht zu verwechseln mit dem Artikel für* Esquire*). Er nahm während dieses Jahres keine psychedelischen Drogen, dafür aber unter der Aufsicht von Dr. Hoffer eine starke Dosis Niacinamid – ein Versuch, seinen Cholesterinspiegel im Blut zu senken und so gegen den grauen Star in seinem rechten Auge anzugehen.*

An Philip B. Smith [1]

3276 Deronda Drive
Los Angeles 28, Kalifornien
20. Mai 1957

... es scheint offensichtlich zu sein, daß Narkotika wie Meskalin und LSD »eine Pforte öffnen« zu Bereichen des Bewußtseins, von denen wir für gewöhnlich keine oder sehr wenig und sehr gelegentlich Kenntnis haben. In diesem Bewußtseinsbereich können wir visionäre Erfahrungen machen, die manchmal schrecklich sind, häufiger aber (vorausgesetzt, daß wir physisch und psychisch gesund sind) schön und erleuchtend. Wir können auch das über das Wesen des Universums erfahren, was die Mystiker die »verborgene Erkenntnis« nennen – eine »Ahnung von etwas viel tiefer miteinander Verbundenem« (wie Wordsworth es ausdrückt), eine Ahnung, daß Alles in jeder Einzelheit gegenwärtig ist, das Absolute in allem Relativen. Und verbunden mit dieser verborgenen Erkenntnis könnte sich ein neues Verständnis entwickeln, durch das die übliche Subjekt-Objekt-Beziehung irgendwie übertroffen und man gewahr wird, daß das eigene Ich und die Außenwelt eins sind. Oft erfährt man auch wirklich Wahrheiten, die als *Wahrheiten bekannt sind*, die aber, wenn sie dem Bewußtsein in seinem Normalzustand in begrifflicher Form angeboten werden, unbegreiflich und absurd erscheinen. Eine Behauptung wie »Gott ist Liebe« erkennt man mit seinem ganzen Wesen, und ihre Wahrheit erscheint selbstverständlich trotz Schmerz und Tod. Damit verbunden ist eine tiefe Dankbarkeit für das Privileg, in diesem Universum zu leben. (Blake hat gesagt, »Dankbarkeit ist der Himmel selbst« – ein Satz, den ich nicht zu verstehen vermochte, ehe ich LSD genommen hatte, der mir aber jetzt strahlend klar erscheint.) Verschiedene Drogen schaffen Zugang zu verschiedenen Bereichen dieser Anderen Welt des Bewußtseins – oder erleichtern es zumindest, einen bestimmten Bereich auszuwählen. Es ist jedoch überraschend, wie sehr die durch verschiedene Chemikalien hervorgerufenen Erlebnisse sich entsprechen. Meskalin ist anders als LSD, und beide sind wieder anders als der Wirkstoff in den Pilzen, über die Gordon Wasson geschrieben hat. Aber die hervorgerufenen Erlebnisse sind einander sehr ähnlich. Und diese durch Drogen hervorgerufenen Erlebnisse sind wiederum den Erfahrungen sehr ähnlich, die einige Menschen ganz spontan machen und andere durch »geistige Übungen« herbeigeführt haben und durch solche psychophysischen Methoden, welche die im Körper ablaufenden chemischen Vorgänge verändern, wie Fasten, anhaltende Schlaflosigkeit, heftige Selbstkasteiung. Auch sollte man Wirkungen wie die einer »eingeschränkten Wahrnehmung« der Umwelt nicht vergessen. Was Männer wie Hebb und Lilly im Laboratorium tun, taten die christlichen Eremiten in der Thebaïs und anderswo und die hinduistischen und tibetanischen Eremiten in den entlegenen Zufluchtsorten des Himalaja. Ich bin überzeugt, daß diese Erfahrungen uns wirklich etwas über das Wesen des Universums vermitteln, daß sie ihren Wert in sich haben, ihn aber vor allem dann erhalten, wenn wir sie in unser Weltbild einfügen und im täglichen Leben anwenden. Die Wirkung des mystischen Erlebnisses auf das alltägliche Leben ist überall als Probe auf seine Gültigkeit betrachtet worden.

An Dr. Humphry Osmond [Smith 774]

3276 Deronda Drive
Los Angeles 28, Kalifornien
1. Juni 1957

Lieber Humphry,

... Was sagst Du nun zu Eileens Plan (über den sie, wie sie mir sagte, Dir schreiben wollte), im nächsten Winter in aller Ruhe eine Reihe von Versuchen in Mrs. Boltons Haus in Florida zu machen? Ich finde, das klingt sehr gut, und wenn Du Dich für die Dauer wenigstens einiger Versuche freimachen könntest, sollte es möglich sein, etwas von wirklichem Belang zustande zu bringen. Wenn man in einer Versuchsfolge immer mit denselben Probanden arbeitet, müßte es möglich sein, ihre jeweilige Andere Welt wirklich systematisch zu erforschen. Man wird dann auch sehen können, was eine Verbindung von Hypnose mit LSD oder Meskalin bewirkt. Dr. L. J. West von der Medical School der Universität Oklahoma war vor einigen Wochen hier – ein äußerst befähigter junger Mann, wie ich glaube. Er hat herausgefunden, daß Menschen unter dem Einfluß von Meskalin so gut wie nicht hypnotisierbar sind. Ich schlug vor, er solle seine Leute hypnotisieren, bevor sie LSD nehmen, und dann durch posthypnotische Suggestion die drogeninduzierte Erfahrung in irgendeine gewünschte Richtung lenken, unter anderem auch auf das äußerst erstrebenswerte Ziel, die Probanden fähig zu machen, das LSD-Erlebnis allein mit Hilfe der psychischen Kräfte zu wiederholen, sobald sie zum normalen Bewußtsein zurückgekehrt sind, und das, wann immer sie es wünschen. Die Tatsache, daß diese Art Erfahrung bei einigen Personen spontan auftritt, deutet darauf hin, daß Chemikalien nicht unentbehrlich sind, und es kann sein, daß sich das Unbewußte – durch posthypnotische Suggestion, die notfalls immer aufs neue wiederholt werden muß – dazu überreden läßt, die Pforte ohne die Hilfe eines chemischen Schlüssels zu öffnen. Solche Bedingungen, wie Eileen sie sich vorstellt, wären ideal für einen derartigen Versuch. Es wäre großartig, wenn Du nach Florida herunterkommen könntest, um zumindest die ersten Phasen der Arbeit zu leiten.

Vor ein paar Tagen bekam ich einen Brief von einem anderen Arzt aus Oklahoma, Dr. Philip Smith, der mit Narkotika wie Äther, Lachgas usw. experimentiert und die Wirkung einer leichten Dosis auf die Psyche testet. Er hat offensichtlich gute Resultate bei sich selbst erzielt und fragt mich, ob ich ihm irgendwelche Literaturhinweise zu diesem Thema geben könnte. Ich kenne kaum etwas, und er sagt, es gäbe auffallend wenig in der medizinischen Literatur. Aus dem wenigen, was es gibt, wird deutlich, daß hier ein weiterer Schlüssel zu den Pforten der Anderen Welt liegt.

Während meines New-York-Aufenthaltes habe ich mit Wasson in seinem Mammon-Tempel geluncht [...] Er hat eine ungeheure Menge Arbeit in sein Thema gesteckt, und das Material, das er in seinen dicken Wälzern zusammengetragen hat, ist sehr merkwürdig und anregend. Gleichwohl ist er, wie Du ja sagst, verliebt in die Vorstellung, daß seine Pilze irgendwie einzigartig und allem anderen unendlich überlegen sind. Ich versuchte, ihn eines Besseren zu belehren. Aber er zieht es vor zu glauben, daß er die absolut einzige psychodelische Substanz zu fassen bekommen hat: vor Nachahmungen wird gewarnt, echt nur mit der Unterschrift des Erfinders!

Ich sah auch den lieben alten Suzuki in New York. Was für ein wundervoller alter Mann! Hast Du sein neuestes Buch *Mysticism, Christian and Buddhist* gelesen? Es ist sehr gut. Und noch besser ist womöglich eine kleine von der London Buddhist Society veröffentlichte Schrift mit dem Titel *Essence of Buddhism*. Die ist wirklich bewunderungswürdig. Es wird einem klar, um wieviel subtiler diese fernöstlichen Buddhisten in psychologischen Dingen waren als irgend jemand im Westen. Sie wissen alles über »existentielle Erfahrungen«, sie kennen das Grauen der menschlichen Situation, wie Sartre und Camus und die übrigen es beschreiben – und sie wissen, wie man hindurchkommen kann zur anderen Seite, wo alles Relative ein absolutes So-Sein manifestiert und wo das So-Sein identisch ist mit mahakaruna, dem Großen Mitleiden ...

Herzlich,
Dein
Aldous

An J. B. Rhine [Smith 777]

The Shoreham
New York 19, N. Y.
19. September 1957

Lieber JB,

[...]

Die einzige Information über die Wirkung von LSD auf die übersinnliche Wahrnehmung habe ich von meinem Freund Dr. Hum-

phry Osmond erhalten, der feststellte, daß sich eine telepathische Verbindung zwischen ihm und einem anderen Mann herzustellen schien, während sich beide unter dem Einfluß der Droge befanden. Sie haben jedoch keinerlei systematische Untersuchungen gemacht. Und das Dumme an der Sache ist, daß Personen unter dem Einfluß von LSD oder Meskalin im allgemeinen in einem Zustand gesteigerter Erlebnisfähigkeit sind – einem Zustand, in dem sie dazu neigen, äußerst ungeduldig zu werden gegen all diese gelehrten Torheiten wie Statistiken, Versuchswiederholungen, wissenschaftliche Vorsichtsmaßregeln, Fragen von Versuchsleitern etc. Es ist ungefähr so, als bäte man jemanden, der hingerissen einem Präludium und einer Fuge von Bach lauscht oder sich mitten in einem Liebesakt befindet, einen Fragebogen auszufüllen. Menschen sind, wie Sie zweifellos festgestellt haben werden, keine sehr guten Versuchskaninchen – außer wenn es um elementarere Lebensbelange geht.
Mit freundlichem Gruß,

Ihr
Aldous H.

Anmerkungen

1 Findet sich nicht in den Notizen von G. Smith. Veröffentlicht in: P. B. Smith, *Chemical Glimpses of Reality*, Springfield, 1972, S. 86–87.

KAPITEL 21

1958
Chemische Beeinflussung

Aldous Huxley

Dreißig Jahre danach oder Wiedersehen mit der schönen neuen Welt *beruht auf einer Artikelreihe, die ursprünglich – Anfang 1958 – als Beilage zu* Newsday *erschienen war. In einem Brief an seinen Bruder Julian beschreibt Aldous das Thema – den Nachweis, daß sich seine 1932 getane Prophezeiung der Bewußtseinsbeherrschung durch den Gebrauch von Drogen und anderen Mitteln in einem totalitären Staat in der Gegenwart erfüllt – als »merkwürdig und niederdrückend«. Im hier folgenden Kapitel des Buches erläutert Huxley den Unterschied zwischen dem Soma der frühen arischen Eroberer Indiens und dem Soma aus* Schöne neue Welt. *Er gibt eine ausgezeichnete Übersicht über die die Psyche aktivierenden Drogen und ihre Vor- und Nachteile. Dabei zeigt er beiläufig Vertrautheit mit den Erkenntnissen des La-Guardia-Reports, der 1944 veröffentlicht, dann aber unterdrückt wurde, weil er zu dem Schluß kommt, Marihuana stelle keine ernsthafte Gefahr für die Gesellschaft dar (es gibt keinen Beweis dafür, daß Huxley Marihuana ausprobiert hat).*

In der »schönen neuen Welt« meiner Fabel gab es keinen Whisky, keinen Tabak, kein heimlich gehandeltes Heroin, kein geschmuggeltes Kokain. Die Menschen rauchten weder, noch tranken noch schnupften sie, noch gaben sie einander Spritzen; wann immer sich jemand niedergeschlagen oder unter pari fühlte, schluckte er eine oder zwei Tabletten eines chemischen, Soma genannten Präparats. Das ursprüngliche Soma, von welchem ich den Namen dieses hypothetischen Rauschmittels entlehnte, war eine unbekannte Pflanze (möglicherweise *Asclepias acida*), welche von den alten arischen Eroberern Indiens bei einem ihrer feierlichsten religiösen Riten verwendet wurde. Der berauschende, aus den Stengeln dieser Pflanze gepreßte Saft wurde von den Priestern und Adeligen im Lauf einer umständlichen Zeremonie getrunken. In den Hymnen des Veda wird uns gesagt, daß die Somatrinker auf viele Weise gesegnet waren; ihr Körper wurde gestärkt, ihr Herz mit Mut,

Freude und Begeisterung erfüllt, ihr Geist erleuchtet, und in einer unmittelbaren Erfahrung des ewigen Lebens empfanden sie die Versicherung ihrer Unsterblichkeit. Aber der geheiligte Saft hatte seine Nachteile. Soma war eine gefährliche Droge – so gefährlich, daß sogar der große Himmelsgott Indra manchmal erkrankte, wenn er sie getrunken hatte. Gewöhnliche Sterbliche konnten an einer zu großen Menge sogar sterben. Doch das Erlebnis war so überaus beseligend und erleuchtend, daß das Somatrinken für ein großes Vorrecht angesehen wurde. Für dieses Vorrecht war kein Preis zu hoch.

Das Soma der schönen neuen Welt hatte keinen der Nachteile seines indischen Originals. In kleineren Mengen brachte es ein Gefühl der Seligkeit, in größeren ließ es Visionen erscheinen, und wenn man drei Tabletten nahm, versank man binnen weniger Minuten in einen erfrischenden Schlaf. Und das alles ohne körperlichen oder geistigen Schaden. Die Bewohner der schönen neuen Welt konnten sich von ihren düsteren Stimmungen oder von den wohlvertrauten Ärgernissen des täglichen Lebens absentieren, ohne ihre Gesundheit zu opfern oder ihre Tüchtigkeit auf Dauer zu beeinträchtigen.

In der schönen neuen Welt war das Somanehmen kein privates Laster; es war eine politische Einrichtung, es war geradezu die Essenz von Leben, Freiheit und dem Streben nach Glück, gewährleistet durch die *Bill of Rights*. Aber dieses kostbarste aller unabdingbaren Rechte des Staatsbürgers war gleichzeitig eines der mächtigsten Beherrschungsmittel im Arsenal des Diktators. Das systematische Betäuben des einzelnen zum Wohl des Staates (und nebenbei natürlich zu seinem eigenen Genuß) war ein Hauptrequisit in der Politik der Weltaufsichtsräte. Die tägliche Somadosis war eine Versicherung gegen persönliche schlechte Anpassung, soziale Unruhe und die Verbreitung umstürzlerischer Ideen. Religion, so erklärte Marx, sei Opium fürs Volk. In der schönen neuen Welt war es umgekehrt. Opium, oder vielmehr Soma, war die Religion des Volkes. Wie die Religion, so hatte diese Droge die Macht, zu trösten und zu entschädigen, sie rief Visionen einer anderen, besseren Welt hervor, sie bot Hoffnung, stärkte den Glauben und förderte die Nächstenliebe. »Bier«, so schrieb ein Dichter,

> »viel besser, als Milton's getan,
> Gottes Wege rechtfertigen kann.«

Und wir dürfen nicht vergessen, daß Bier, verglichen mit Soma, ein Rauschmittel gröbster und unverläßlichster Art ist. Wenn es darum geht, Gottes Wege vor den Menschen zu rechtfertigen, dann verhält sich Soma zu Alkohol wie Alkohol zu den theologischen Argumenten Miltons.

Im Jahre 1931, als ich von dem imaginären synthetischen Präparat schrieb, mittels dessen künftige Generationen sowohl glücklich als auch unterwürfig gemacht werden würden, bereitete der bekannte amerikanische Biochemiker Dr. Irvin Page seine Abreise aus Deutschland vor, wo er drei Jahre lang am Kaiser-Wilhelm-Institut die chemischen Prozesse des Gehirns erforscht hatte. »Es ist schwer zu verstehen«, schrieb Page neulich in einer Abhandlung, »warum es so lange dauerte, bis die Wissenschaftler dahin gelangten, die chemischen Reaktionen in ihrem eigenen Gehirn zu untersuchen. Ich spreche«, fügte er hinzu, »aus eigenster persönlicher Erfahrung. Als ich 1931 heimkam ... konnte ich auf diesem Gebiet (dem der Gehirnchemie) keinen Arbeitsposten finden oder auch nur das geringste Interesse dafür erregen.« Heute, noch nicht dreißig Jahre später, ist das 1931 nicht vorhandene Interesse zu einer Flutwelle biochemischer und psycho-pharmakologischer Forschung angeschwollen. Die Enzyme, welche die Arbeit des Gehirns regulieren, werden eifrig erforscht. Im Körper sind bisher unbekannte chemische Substanzen wie Adrenochrom und Serotonin (deren Mitentdecker Page war) gefunden und isoliert worden, und ihre weitreichenden Wirkungen auf unsere geistigen und körperlichen Funktionen werden nun untersucht. Mittlerweile werden neue Drogen synthetisch hergestellt – Drogen, welche die Wirkungen verschiedener chemischer Substanzen verstärken oder korrigieren oder hindern, mittels deren das Nervensystem seine täglichen und stündlichen Wunder als Kontrollorgan des Körpers, als Werkzeug und Mittler des Bewußtseins vollbringt. Von unserem gegenwärtigen Blickpunkt gesehen, ist das Interessanteste an diesen neuen Präparaten, daß sie zeitweilig die chemische Beschaffenheit des Gehirns und den zugehörigen Geisteszustand verändern, ohne dem Organismus als Ganzem irgendeinen dauernden Schaden zuzufügen. In dieser Hinsicht gleichen sie dem Soma – und ganz und gar nicht den geistesverändernden Drogen der Vergangenheit. Das klassische Beruhigungsmittel, zum Beispiel, ist Opium. Aber Opium ist eine gefährliche Droge, welche seit der neueren Steinzeit bis herauf in unsere Tage die Menschen süchtig gemacht und ihre Gesundheit ruiniert hat. Dasselbe gilt von dem klassischen Euphorikon, dem Alkohol – dem Rauschmittel, das mit den Worten des Psalms »das Herz des Menschen erfreut«. Unglückseligerweise aber erfreut der Alkohol das Menschenherz nicht nur; er verursacht, im Übermaß genossen, Krankheit und Süchtigkeit und ist seit acht- oder zehntausend Jahren die Hauptquelle von Verbrechen, häuslichem Unfrieden, sittlicher Verkommenheit und vermeidbaren Unfällen.

Unter den klassischen Anregungsmitteln sind Tee, Kaffee und Mate glücklicherweise fast völlig harmlos. Sie sind auch sehr schwache Anregungsmittel. Im Gegensatz zu diesen »Getränken, die beleben, nicht betäuben«, ist Kokain ein sehr starkes und sehr gefährliches Rauschgift. Diejenigen, die Gebrauch davon machen, müssen für ihre Ekstasen, ihr Gefühl, unbegrenzte körperliche und geistige Kräfte zu besitzen, schwer bezahlen: mit Zeiten qualvoller Niedergeschlagenheit, mit so gräßlichen körperlichen Symptomen wie der Empfindung, von Myriaden krabbelnder Insekten überlaufen zu werden, und mit Wahnvorstellungen, welche zu Gewaltverbrechen führen können. Ein anderes Stimulans eines jüngeren Jahrgangs ist das Amphetamin, besser bekannt unter seinem handelsüblichen Namen Benzedrin. Amphetamin ist sehr wirksam – aber, wenn mißbraucht, auf Kosten der geistigen und körperlichen Gesundheit. Schätzungsweise gibt es in Japan heute etwa eine Million Amphetaminsüchtige.

Von den klassischen Visionenerzeugern sind die bekanntesten das Peyote Mexikos und der Südweststaaten der USA und der Indische Hanf, in der ganzen Welt unter dem Namen Haschisch, Bhang, Kif oder Marihuana genossen. Den besten medizinischen und anthropologischen Gewährsmännern nach ist Peyote viel weniger schädlich als des Weißen Mannes Gin oder Whisky. Es erlaubt den Indianern, welche es bei ihren religiösen Riten verwenden, ins Paradies einzugehen und sich mit der geliebten Gemeinschaft eins zu fühlen, ohne sie für dieses Vorrecht mit etwas Schlimmerem bezahlen zu lassen als der Peinlichkeit, etwas, das einen höchst widerlichen Geschmack hat, kauen zu müssen und sich ein oder zwei Stunden lang einigermaßen angeekelt zu fühlen. *Cannabis indica* ist eine weniger unschuldige Droge – wenngleich nicht annähernd so schädlich, wie die Sensationskrämer uns glauben machen möchten. Der Ärzteausschuß, den 1944 der Bürgermeister von New York zur Untersuchung des Marihuanaproblems einsetzte, kam nach sorgfältiger Untersuchung zu dem Schluß, *Cannabis indica* sei keine ernsthafte Bedrohung der Gesellschaft oder auch nur der Leute, die sich seinem Genuß hingeben. Es sei bloß ein öffentliches Ärgernis.

Von diesen klassischen Geistveränderern gehen wir nun zu den neuesten Produkten der psycho-pharmakologischen Forschung über. Am meisten in der Öffentlichkeit angepriesen werden unter diesen die drei neuen Beruhigungsmittel Reserpin, Chlorpromazin und Meprobamat. Bei gewissen Klassen von Psychopathen angewendet, haben sich die beiden ersten als bemerkenswert wirksam erwiesen, nicht indem sie Geisteskrankheit heilen, sondern indem sie deren unangenehmere Symptome, zumindest zeitweilig, zum Schwinden bringen. Meprobamat (auch Miltown genannt) erzielt ähnliche Wirkungen bei Patienten, welche an verschiedenen Formen von Neurose leiden. Keines dieser Mittel ist völlig harmlos; aber ihr Preis, in körperlicher Gesundheit und geistiger Leistungsfähigkeit ausgedrückt, ist außerordentlich gering. In einer Welt, in welcher niemand etwas umsonst bekommt, bieten Beruhigungsmittel sehr viel für sehr wenig. Miltown und Chlorpromazin sind noch nicht Soma; aber sie kommen gewissen Eigenschaften dieses mythischen Präparats ziemlich nahe. Sie gewähren zeitweilige Befreiung von nervöser Spannung, ohne in der großen Mehrzahl der Fälle dauernden organischen Schaden zuzufügen und ohne mehr als eine ziemlich leichte Beeinträchtigung der geistigen und körperlichen Fähigkeiten während ihrer Wirkung zu verursachen. Ausgenommen als Narkotika, sind sie wahrscheinlich den Barbituraten vorzuziehen, welche die scharfe Schneide des Geistes abstumpfen und, in großen Mengen genommen, eine Anzahl unerwünschter psychophysischer Symptome hervorrufen und zu ausgesprochener Süchtigkeit führen können.

Mit dem LSD-25 (Lysergsäurediäthylamid) haben die Pharmakologen jüngst einen anderen Eigenschaftskomplex des Somas geschaffen – einen Wahrnehmungsverbesserer und Visionenerzeuger heißt das, welcher, physiologisch gesprochen, fast risikolos ist. Dieses bemerkenswerte Präparat, das schon in so kleinen Dosierungen wie 50 oder sogar nur 25 Millionsteln eines Gramms wirksam ist, vermag (gleich dem Peyote) Menschen in eine andere Welt zu versetzen. In der Mehrzahl der Fälle ist diese Welt, zu der LSD-25 Zutritt verschafft, himmlisch; in einigen kann sie fegefeuergleich oder sogar höllisch sein. Aber ob positiv oder negativ, das Lysergsäureerlebnis wird fast von jedermann, der sich ihm unterzieht, als hochbedeutsam und erleuchtend empfunden. Auf jeden Fall ist die Tatsache, daß der Geist so gründlich und mit so wenig Kosten für den Körper verändert werden kann, ganz und gar erstaunlich.

Mein Soma war nicht nur ein Visionen hervorrufendes und ein beruhigendes Mittel; es war auch (und zweifellos unmöglicherweise) ein Stimulans für Geist und Körper und bewirkte sowohl aktive Euphorie als auch die negative Glückseligkeit, die der Befreiung von Angst und Spannung folgt.

Das ideale, kräftige, aber unschädliche Anregungsmittel erwartet noch seine Entdeckung. Amphetamin ist, wie wir gesehen haben, noch lange kein befriedigendes; es fordert einen zu hohen Preis für das, was es bietet. Ein mehrversprechender Kandidat für die Rolle des Somas in dessen dritter Funktion ist Iproniazid, das heute dazu verwendet wird, deprimierte Kranke ihrem Elend zu entreißen, apathische zu beleben und im allgemeinen die verfügbare seelische Energie aller zu vermehren. Noch mehr verspricht, dem Zeugnis eines hervorragenden Pharmakologen meiner Bekanntschaft nach, ein neues Präparat, welches sich noch im Versuchsstadium befindet und Deaner heißen wird. Deaner ist ein Aminoalkohol, von dem angenommen wird, daß er die Erzeugung von Azetylcholin im Körper steigert und dadurch auch die Tätigkeit und Leistungsfähigkeit des Nervensystems. Wer die neue Pille schluckt, braucht weniger Schlaf, fühlt sich frischer und zuversichtlicher, denkt schneller und besser – und das alles, zumindest auf kurze Dauer, fast ohne organische Risiken. Es klingt fast zu schön, um wahr zu sein.

Wir sehen also, daß es zwar mein Soma noch nicht gibt (und wahrscheinlich nie geben wird), daß aber ziemlich gute Ersatzmittel für die verschiedenen Wirkungen des Somas schon entdeckt worden sind. Es gibt heute physiologisch billige Beruhigungsmittel, physiologisch billige Visionenerzeuger und physiologisch billige Anregungsmittel. Daß ein Diktator, wenn er wollte, zu politischen Zwecken von diesen Präparaten Gebrauch machen könnte, liegt auf der Hand. Er könnte sich gegen politische Unruhen sichern, indem er den chemischen Zustand der Gehirne seiner Untertanen änderte und sie so mit ihrem Sklavendasein aussöhnte. Er könnte Beruhigungsmittel benutzen, um die Aufgeregten zu beschwichtigen, Anregungsmittel, um Begeisterung in den Gleichgültigen zu erwecken, und halluzinogene Mittel, um die Aufmerksamkeit der Elenden von ihrem Elend abzulenken. Aber wie, so fragt man sich wohl, wird der Diktator seine Untertanen dahin bringen, diese Pillen zu schlucken, die sie so denken, fühlen und handeln machen werden, wie er es für wünschenswert erachtet? Aller Wahrscheinlichkeit nach wird es genügen, diese Pillen bloß erhältlich zu machen. Heutzutage sind Alkohol und Tabak allgemein erhältlich, und die Menschen geben beträchtlich mehr für diese sehr unbefriedigenden Euphorika, Pseudostimulantien und Sedativa aus, als sie für die Erziehung ihrer Kinder auszugeben bereit sind. Oder man betrachte die Barbiturate und die Beruhigungsmittel. In den USA sind diese Präparate nur auf ärztliche Verschreibung erhältlich. Aber die Nachfrage des amerikanischen Publikums nach etwas, das das Leben in einer städtisch-industriellen Umwelt ein wenig erträglicher machen würde, ist so groß, daß die Ärzte nun Rezepte für die verschiedenen Beruhigungsmittel bis zur Summe von achtundvierzig Millionen im Jahr schreiben. Überdies wird die Mehrzahl dieser Rezepte mehr als einmal angefertigt. Einhundert Dosierungen von Glückseligkeit sind nicht genug: Laß aus dem Drugstore noch eine Flasche holen – und, wenn die zu Ende ist, wieder eine ... Fest steht, daß Beruhigungsmittel, wenn sie so leicht und billig zu kaufen wären wie Aspirin, nicht, wie gegenwärtig, millionenweise verbraucht würden, sondern milliardenweise. Und ein gutes, billiges Anregungsmittel wäre fast ebenso beliebt.

Unter einer Diktatur würden bei jeder Veränderung der Umstände die Apotheker angewiesen werden, ihre Tonart zu ändern. In Zeiten nationaler Krise wäre es ihre Aufgabe, den Verkauf von Anregungsmitteln zu steigern. Zwischen Krisen aber könnten zuviel Lebhaftigkeit und Energie der Untertanen dem Tyrannen recht unangenehm werden. In solchen Zeiten würden die Massen dringend ermahnt werden, beruhigende und Visionen erzeugende Mittel zu kaufen. Unter dem Einfluß dieser Beschwichtigungssirupe würden sie ganz gewiß ihrem Herrn und Meister keine Unannehmlichkeiten bereiten.

Wie die Dinge heute liegen, können Beruhigungsmittel manche Leute daran hindern, nicht nur ihren Herrschern, sondern auch sich selbst genug Unannehmlichkeiten zu bereiten. Zu viel Spannung ist ein Krankheitszustand; das gilt aber auch für zu wenig Spannung. Es gibt gewisse Gelegenheiten, wo wir angespannt sein sollten, wo ein Übermaß an Gelassenheit (und besonders einer von außen, durch ein chemisches Präparat aufgezwungenen Ruhe und Gelassenheit) völlig unangebracht ist.

Bei einer unlängst veranstalteten Konferenz über Meprobamat, an welcher ich teilnahm, schlug ein berühmter Biochemiker scherzweise vor, die Regierung der USA solle den Sowjetvölkern fünf Milliarden Portionen dieses beliebtesten Beruhigungsmittels zum Geschenk machen. Der Scherz hatte auch seine ernste Seite. Aus einem Wettstreit zwischen zwei Völkern, von denen das eine unaufhörlich durch Drohungen und Versprechungen erregt und beständig durch einseitige Propaganda gelenkt wird, während das andere nicht weniger beständig durch Fernsehen abgelenkt und durch Miltown beruhigt wird – welcher der beiden Gegner wird da wohl eher als Sieger hervorgehen?

Nicht nur beruhigend, halluzinogen und stimulierend wirkte das Soma meiner Fabel, es vermochte auch die Beeinflußbarkeit zu erhöhen und konnte so dazu verwendet werden, die Wirkungen der Regierungspropaganda zu verstärken. Mehrere Präparate, welche bereits in der Pharmakopöe stehen, können, weniger wirksam und mit größeren physiologischen Risiken, für denselben Zweck verwendet werden. Da gibt es zum Beispiel das Skopolamin, den Wirkstoff des Bilsenkrauts, in großen Mengen ein starkes Gift; da gibt es ferner Pentothal und Natriumamytal. Pentothal, aus irgendeinem wunderlichen Grund »das Wahrheitsserum« genannt, ist von der Polizei verschiedener Länder dazu benutzt worden, widerspenstigen Verbrechern Geständnisse zu entringen (oder sie ihnen vielleicht zu suggerieren). Pentothal und Natriumamytal senken die Schranke zwischen Bewußtsein und Unterbewußtsein und sind von Bedeutung bei der Behandlung von »Kampfmüdigkeit« mittels eines Verfahrens, das in England als »Abreagierungstherapie«, in den USA als »Narkosynthese« bekannt ist. Es wird behauptet, daß diese Präparate manchmal von den Kommunisten verwendet werden, wenn sie wichtige Häftlinge für das öffentliche Erscheinen im Gerichtssaal vorbereiten.

Mittlerweile sind Pharmakologie, Biochemie und Neurologie auf dem Vormarsch, und wir können ganz gewiß sein, daß sie im Lauf der nächsten paar Jahre neue und bessere chemische Verfahren entdecken werden, die Beeinflußbarkeit zu erhöhen und psychische Widerstände herabzusetzen. Wie alles andere, können auch diese Entdeckungen zum Guten oder zum Schlechten verwendet werden. Sie können den Psychiater bei seinem Kampf gegen die Geisteskrankheiten unterstützen, sie können aber auch dem Diktator bei seinem Kampf gegen die Freiheit helfen. Wahrscheinlich werden sie (da die Wissenschaft göttlich unparteiisch ist) beides tun, versklaven und befreien, heilen und gleichzeitig vernichten.

KAPITEL 22

1958
Briefe

1958 reiste Huxley viel im Ausland und hielt dort Vorträge. In Briefen an Dr. Osmond drückte er immer wieder sein Interesse an verschiedenartigen Experimenten aus: an Versuchen mit LSD *und Hypnose, an psychedelischen Versuchen mit Künstlern und visuell nicht befähigten Personen und – in prophetischer Vorwegnahme seiner eigenen Situation fünf Jahre später – an LSD-Versuchen mit Krebspatienten im Endstadium der Krankheit. Er postulierte auch eine Reihe von Richtlinien für psychedelische Sitzungen und sah literarische Klassiker unter dem Aspekt transzendenter Zustände durch.*

An Dr. Humphry Osmond [Smith 787]

3276 Deronda Drive
Los Angeles 28, Kalifornien
11. Januar [1958]

Lieber Humphry,
... Ich hatte zu viel zu tun, um die Anleitung für Personen, die Meskalin oder LSD-25 nehmen wollen, auszuarbeiten, aber ich will mich bemühen, das bald zu machen. Am besten wäre die Sache zu lösen, glaube ich, indem man eine Reihe von Fragen stellt. Zum Beispiel: »Verstehen Sie jetzt, was Blake meinte, als er sagte: ›Dankbarkeit ist der Himmel selbst‹?« oder »Meister Eckhart hat Gott – sozusagen als ›Arbeitsthese‹ – ›die Verneinung aller Verneinung‹ genannt. Wie denken Sie darüber?« oder »Was bedeutet das Wort Istigkeit für Sie, wenn Sie sich die Welt um Sie herum betrachten?« oder »Samsara und Nirwana sind ein und dasselbe – das Absolute ist gegenwärtig in jedem relativen und besonderen Vorgang. Die Ewigkeit manifestiert sich in jedem Augenblick. Was halten Sie von diesen Paradoxen?« oder »Trotz allen gegenteiligen Anscheins ist Gott die Liebe, und alles ist irgendwie

in Ordnung. Wie steht es damit?« oder »Spalte das Holz, und du wirst mich finden, hebe den Stein, und ich bin da.« oder »Was für ein Wunder – Wasser zu schöpfen und Holz zu schlagen!« oder »Die gemeinste Fliege, die in Gott ruht, ist dem höchsten der Engel, der in sich selbst ruht, überlegen.« Es müßte möglich sein, einige Dutzend solcher kurzer Fragen und Behauptungen zusammenzustellen, die dem Probanden im Laufe seines Versuchs vorgelegt werden sollten. Falls er seinen Geist darauf richtet, könnten sie wirken wie die Zen-»Koans« und ihm plötzlich bis dahin unbekannte Bereiche öffnen. Sicherlich ist es einen Versuch wert. Wenn Du dieses Vorgehen für richtig hältst, werde ich weiter an der Sache arbeiten.

[...]

Dein
Aldous

An Dr. Humphry Osmond [Smith 788]

3276 Deronda Drive
Los Angeles 28, Kalifornien
2. Februar 1958

Lieber Humphry,

[...] Sid Cohen[1] arbeitet an einem interessanten Projekt, das er finanziert zu bekommen hofft – ein Projekt, bei dem die Wirkung von LSD in abgestufter Dosierung auf die Aufführung einer Gruppe von Künstlern untersucht werden soll. Ein anderes wichtiges Projekt wäre, die Droge einer Gruppe sorgfältig ausgewählter Leute zu geben, die sowohl Vertreter der extremen Sheldon-Richtung als auch die gewöhnlicheren Exemplare der gemäßigten Richtung umfaßt. Ein anderes Projekt sollte dazu dienen, herauszufinden, ob Menschen, die zu dem Galtonschen Typ der nicht visuell Befähigten gehören, je Visionen bei einer mittleren Dosis LSD haben, ob man sie durch eine starke Dosis dazu bringen kann und ob es bei ihnen durch entsprechende Suggestionen zu Visionen kommt (was [...] behauptet). Noch ein weiteres Projekt: die Verabfolgung von LSD bei Krebs im Endstadium, in der Hoffnung, daß das Sterben dadurch zu einem mehr geistigen und nicht nur rein physiologischen Prozeß wird. Die *Saturday Evening Post* hat mich um einen Beitrag über die ethischen, religiösen und sozialen Auswirkungen der Psychopharmakologie gebeten, und ich werde in diesem Artikel ganz gewiß derartige Hinweise geben und auch alle anderen, die Du oder sonst irgend jemand, der auf diesem Gebiet arbeitet, für richtig hält. Wenn Du Dich entschließt herzukommen, können wir über dies alles reden. Sonst wäre ich für jeden brieflichen Hinweis dankbar.

[...]

Immer
Dein
Aldous

An Dr. Humphry Osmond [Smith 790]

3276 Deronda Drive
Los Angeles 28, Kalifornien
16. Februar 1958

Lieber Humphry,

[...] Etwas, das einer Person, die unter dem Einfluß von LSD steht, unbedingt vorgelesen werden sollte, ist Blakes *Die Vermählung von Himmel und Hölle*, einschließlich der großartigen *Denkwürdigen Phantasien*, die den *Sprichwörtern der Hölle* vorangehen und folgen. Lies es durch und sieh, ob Du mir zustimmen kannst. Ich bin sicher, daß der Proband eine Tonbandaufzeichnung des Textes zutiefst einleuchtend finden wird. Übrigens habe ich bei einer der Gelegenheiten, als ich LSD genommen hatte, festgestellt, daß es in mehrfacher Hinsicht gut ist, dabei Aufnahmen von Gedichten oder religiösen Aussprüchen zu hören. Zunächst einmal macht man dieselbe merkwürdige Erfahrung wie beim Hören von Musik – man hat die Empfindung, daß, obgleich das Tempo unverändert bleibt, die Sache unendlich lange dauert. Die Gedichte und religiösen Aussprüche bekommen ebenso diese gewissermaßen »ewige« Qualität. Ein anderer wichtiger Punkt: man scheint die tiefere Bedeutung dessen, was da gelesen wird, besser als unter normalen Umständen zu erfassen, das, was es für einen selbst bedeutet. So habe ich die kultivierte melancholische Resignation eines Matthew Arnold, die ich sonst schätze und die mir vertraut ist, unter dem Einfluß von LSD als viel zu negativ empfunden –, ja, als unrealistisch.

[...]

Dein
Aldous

Anmerkungen

1 Psychiater in Los Angeles, Autor von *The Beyond Within*; *The LSD Story* (1964) und Co-Autor (zusammen mit R. Alpert) von *LSD* (1967).

KAPITEL 23

1958
Drogen, die den Geist der Menschen formen

Aldous Huxley

Die Saturday Evening Post *bat Huxley um den folgenden Artikel, und dieser nutzte die Gelegenheit, einige seiner revolutionären Ideen einem breiten Publikum darzulegen. Er war der Überzeugung, daß Alkoholismus und andere Formen von Drogensucht ebenso eine Folge des Verlangens nach Ich-Transzendenz seien wie mystische Theologie, geistige Übungen und Joga. Aber hier zeigt sich Huxley optimistischer als in* Dreißig Jahre danach oder Wiedersehen mit der schönen neuen Welt *und verweist auf eine durch chemische Drogen hervorgerufene »erhöhte Intelligenz« und geistige Evolution. Er erwähnt besonders das Überwiegen des religiösen Erlebnisses bei Peyote- und LSD-Räuschen und sagt eine Wiederbelebung des Religiösen voraus – mit den Worten Hermann Hesses, »die Reise nach Osten« –, die ein Jahrzehnt später die westliche Welt erschütterte, als psychedelische Substanzen und die geistigen Lehren des Hinduismus und Buddhismus einer großen Anzahl von Jugendlichen zugänglich wurden. Aber der weitverbreitete und unbedachte Umgang der Gesellschaft mit, häufig verfälschten, psychedelischen Substanzen würde Huxley abgestoßen und ganz sicherlich tief bekümmert haben.*

Dieser Essay ist eine Hommage Huxleys an William James, den großen amerikanischen Psychologen und Philosophen, der mit zwei bewußtseinsverändernden Substanzen experimentiert hat: mit Peyote und mit Lachgas.

Im Laufe der Geschichte sind sehr viel mehr Menschen an Trunk- und Drogensucht gestorben als für ihre Religion oder ihr Vaterland. Das Verlangen nach Äthylalkohol und Opiaten war stärker in diesen Millionen als die Liebe zu Gott, zur Heimat, zu den Kindern oder sogar zum Leben. Ihr Aufschrei hieß nicht: Freiheit oder Tod. Sie verlangten nach einem Tod, dem die Versklavung vorausging. Da ist ein Paradox und ein Geheimnis. Warum sollten so viele Männer und Frauen bereit sein, sich für eine Sache, die so völlig hoffnungslos ist, zu opfern und dies noch dazu auf eine so quälende und demütigende Weise?

Für dieses Geheimnis gibt es natürlich keine einfache und auch nicht nur eine Erklärung. Menschen sind ungemein komplizierte Geschöpfe, die in einem halben Dutzend verschiedener Welten zugleich leben. Jedes Individuum ist einzigartig und, in mehr als einer Hinsicht, anders als alle übrigen seiner Spezies. Keines unserer Motive ist eindeutig, keine unserer Handlungen kann auf einen einzigen Ursprung zurückgeführt werden, und bei allen menschlichen Gruppen, die wir erforschen, können bemerkenswert ähnliche Verhaltensmuster das Ergebnis vieler verschiedener Ursachen sein.

So gibt es Alkoholiker, die wegen ihres biochemischen Körperhaushalts für Alkoholismus prädestiniert scheinen. (Wie Professor Roger Williams von der Universität Texas gezeigt hat, sind unter Ratten einige geborene Trinker und andere geborene Abstinenzler, die das Zeug niemals anrühren.) Andere Alkoholiker sind nicht durch einen ererbten Defekt in ihrer biochemischen Ausstattung zu ihrer Sucht verurteilt, sondern durch neurotische Reaktionen auf quälende Ereignisse in ihrer Kindheit oder Jugend. Wieder andere lassen sich auf diesen langsamen Selbstmord aus reinem Nachahmungstrieb und aus Kameradschaftlichkeit ein, »weil sie sich ihrer Gruppe so gut angepaßt haben« – ein Prozeß, der sich für den so gut angepaßten einzelnen nur katastrophal auswirken kann, wenn die Gruppe zufällig kriminell, geistesschwach oder auch bloß unwissend ist. Wir sollten auch die große Gruppe der Süchtigen nicht vergessen, die zu Drogen oder zum Glas greifen, um physischen Schmerzen zu entgehen. Aspirin ist, erinnern wir uns daran, erst vor sehr kurzer Zeit erfunden worden. Bis gegen Ende der viktorianischen Ära waren »Mohn und Alraunwurzeln« neben Bilsenkraut und Äthylalkohol die einzigen schmerzstillenden Mittel, die der zivilisierte Mensch zur Verfügung hatte. Zahnschmerzen, Arthritis und Neuralgien konnten Männer wie Frauen dahin bringen, opiumsüchtig zu werden, und das geschah oft genug.

De Quincey[1] griff zunächst zu Opium, um sich von »unerträglichen rheumatischen Kopfschmerzen« zu befreien. Er schluckte seinen Mohn, und eine Stunde später: »Welch' eine Auferstehung aus den tiefsten Tiefen der Seele! Welch' eine Offenbarung!« Und nicht nur, daß er keine Schmerzen mehr empfand: »Diese negative Kraft ging unter in der unendlichen Menge jener positiven Kräfte, die sich vor mir aufgetan hatten, in dem Abgrund einer plötzlich enthüllten göttlichen Freude ... Hier war das Geheimnis des

Glücks, über das die Philosophen jahrhundertelang disputiert hatten, mit einem Male aufgedeckt.«

»Auferstehung, Offenbarung, göttliche Freude, Glück ...« De Quinceys Worte führen uns mitten hinein in unser paradoxes Geheimnis. Das Problem der Drogensucht und des exzessiven Trinkens ist nicht nur eine Sache des chemischen Körperhaushalts und der Psychopathologie, es geht dabei nicht nur um die Befreiung von Schmerz oder um die Anpassung an schlechte Gesellschaft. Es ist auch eine Frage der Metaphysik – eine, so könnte man fast sagen, theologische Frage. In seiner *Vielfalt religiöser Erfahrung* von 1902 rührt William James an diesen metaphysischen Aspekt der Sucht: »Die Macht des Alkohols über die Menschheit beruht ohne Frage auf seinem Vermögen, die mystischen Fähigkeiten in der menschlichen Natur zu stimulieren, die für gewöhnlich im nüchternen Zustand von den kalten Tatsachen und trockener Kritik niedergehalten werden.« [...] William James war nicht der erste, der die Ähnlichkeit von Trunkenheit und den mystischen oder vor-mystischen Zuständen erkannte. Beim Pfingstfest gab es Leute, die für das seltsame Verhalten der Jünger die Erklärung hatten: »Diese Männer da sind voll des süßen Weins.«

Petrus klärte sie bald über ihren Irrtum auf: »Diese da sind nicht trunken, wie Ihr sagt, da es doch erst die dritte Stunde des Tages ist. Aber das ist, was der Prophet Joel geweissagt hat! Und es wird kommen der Tag, spricht Gott, da werde ich ausgießen meinen Geist über alles Fleisch.«

[...]

Jede hochentwickelte Religion besteht gleichzeitig auf mehreren verschiedenen Ebenen. Sie besteht einmal aus einer Reihe abstrakter Begriffe für die Welt und die Herrschaft über die Welt. Sie besteht aus einer Reihe von Riten und Sakramenten, sie besteht darin, in einer traditionellen Weise mit Symbolen umzugehen, in denen sich die Glaubensvorstellungen von der kosmischen Ordnung ausdrücken. Und sie besteht aus Gefühlen wie Liebe, Angst und Verehrung, die durch diesen Umgang mit Symbolen hervorgerufen werden.

Und schließlich existiert sie als ein besonderes Gefühl oder eine bestimmte Intuition – als eine Empfindung für das Einssein aller Dinge in ihrem göttlichen Prinzip, als lebendige Vorstellung dessen (um es in der Sprache der Hindu-Theologie zu sagen), daß »du Das bist«, als eine mystische Erfahrung des selbstverständlichen Vereintseins mit Gott.

Das gewöhnliche wache Bewußtsein ist ein sehr nützlicher und meistens unentbehrlicher Geisteszustand. Aber es ist keineswegs die einzige Form des Bewußtseins, noch die unter allen Umständen beste. Indem der Mystiker sein gewöhnliches Ich und seine gewöhnliche Wahrnehmung überschreitet, wird er fähig, seine Vision zu erweitern, einen tieferen Einblick in das unermeßliche Wunder des Seins zu gewinnen.

Das mystische Erlebnis ist in zweifacher Hinsicht wertvoll: es vermittelt dem, der es hat, ein besseres Verständnis von sich selbst und von der Welt und es kann ihm helfen, ein weniger ichbezogenes, dafür aber kreativeres Leben zu führen.

[...]

Ein totales Verbot aller bewußtseinsverändernden chemischen Drogen läßt sich verhängen, aber nicht durchsetzen, und fast immer schafft ein solches Verbot mehr Übel als Gutes. Als noch unbefriedigender hat sich die völlige Duldung und uneingeschränkte Verfügbarkeit der Drogen erwiesen. In England drohte Anfang des 18. Jahrhunderts billiger, unbesteuerter Gin – »für einen Penny betrunken, für zwei Penny besoffen« – die Gesellschaft total zu demoralisieren. Ein Jahrhundert später versöhnte Opium (in der Form von Laudanum) die Opfer der industriellen Revolution mit ihrem Los – aber zu dem schrecklichen Preis von Sucht, Krankheit und frühem Tod. Heute verfolgen die meisten zivilisierten Gesellschaften einen Kurs zwischen den beiden Extremen des totalen Verbots und der uneingeschränkten Duldung. Bestimmte bewußtseinsverändernde Drogen wie Alkohol sind zugelassen und allgemein erhältlich gegen Zahlung einer sehr hohen Steuer, die dazu führt, daß der Konsum eingeschränkt wird. Andere bewußtseinsverändernde Stoffe sind nicht erhältlich, es sei denn mit ärztlichem Rezept – oder illegal über einen Drogenhändler. Auf diese Weise läßt sich das Problem in Grenzen halten und einigermaßen handhaben. Gelöst ist es ganz sicher nicht. Auf ihrer unermüdlichen Suche nach Ich-Transzendenz werden Millionen von Möchtegern-Mystikern zu Süchtigen, begehen Tausende von Verbrechen und werden in Hunderttausende vermeidbarer Unfälle verwickelt.

Müssen wir auf diese trostlose Weise ewig so weitermachen? Bis vor einigen Jahren wäre die Antwort auf diese Frage ein klägliches »Ja« gewesen. Heutzutage wird uns, dank der neuesten Entwicklungen in der Biochemie und Pharmakologie, eine praktikable Alternative geboten. Wir sehen, daß es uns in Kürze möglich sein könnte, in bezug auf die chemische Ich-Transzendenz einiges besser zu machen als während der letzten siebzig bis achtzig Jahrhunderte.

Kann eine wirksame Droge völlig unschädlich sein? Vielleicht nicht. Aber das physiologische Risiko läßt sich sicherlich so weit einschränken, daß es unbedeutend ist. Es gibt starke bewußtseinsverändernde Substanzen, die ihre Wirkung tun und die dabei weder den Konsumenten dazu treiben, sich wie ein Krimineller oder Wahnsinniger zu verhalten, noch dessen psychophysischen Organismus schädigen. Biochemie und Pharmakologie kommen gerade erst richtig in Schwung. In wenigen Jahren werden wahrscheinlich Dutzende von wirksamen Drogen auf dem Markt sein, die, was ihre physiologischen und sozialen Auswirkungen angeht, sehr preiswert sein werden.

In Anbetracht dessen, welche wirksamen und nahezu unschädlichen Drogen wir bereits haben, vor allem aber in Anbetracht dessen, was wir zweifellos sehr bald haben werden, sollten wir uns unverzüglich ernsthafte Gedanken über das Problem dieser neuen bewußtseinsverändernden Substanzen machen. Wie sollen sie gebraucht werden? Wie können sie mißbraucht werden? Werden die Menschen besser und glücklicher durch diese Entdeckung werden? Oder schlechter und noch elender?

Die Sache muß von verschiedenen Standpunkten aus betrachtet werden. Sie betrifft gleichzeitig Biochemiker und Ärzte, Psychologen und Sozialanthropologen, Gesetzgeber wie Gesetzeshüter. Und schließlich ist es eine ethische Frage und eine religiöse Frage. Früher oder später – und je früher, desto besser – werden alle mit ihr befaßten Spezialisten sich zusammentun und unter Heranziehung des besten verfügbaren Beweismaterials und unter Verwertung der phantasievollsten Prognosen darüber diskutieren und entscheiden müssen, was zu geschehen hat. Zunächst aber lassen Sie uns einen ersten Blick auf dieses vielschichtige Problem werfen.

Im vergangenen Jahr haben amerikanische Ärzte 48 Millionen Rezepte für Beruhigungsmittel ausgeschrieben, viele von diesen wahrscheinlich zu wiederholten Malen. Die Tranquilizer sind die bekanntesten unter den neuen, fast unschädlichen bewußtseinsverändernden Substanzen. Die meisten Menschen können sie nicht gerade völlig ungestraft, aber zu einem annehmbar geringen physiologischen Preis nehmen. Die ungeheure Beliebtheit dieser Drogen ist ein schlagender Beweis dafür, daß sehr viele Menschen sowohl ihre Umgebung wie ihr »schwitzendes Selbst« nicht leiden können. Unter der Wirkung von Beruhigungsmitteln ist der Grad ihrer Ich-Transzendenz nicht sehr hoch, aber ausreichend, um in vielen Fällen aus Trübsal Zufriedenheit zu machen.

Theoretisch sollten Beruhigungsmittel nur solchen Personen gegeben werden, die an ziemlich schweren Formen von Neurose oder Psychose leiden. In der Praxis haben sich unglücklicherweise viele Ärzte von der gegenwärtigen pharmakologischen Mode mitreißen lassen und verschreiben allen und jedem Beruhigungsmittel. Die Geschichte medizinischer Moden ist – wenn ich das bemerken darf – mindestens ebenso grotesk wie die Geschichte der Damenhutmoden – mindestens ebenso grotesk und, da dabei Menschenleben auf dem Spiel stehen, erheblich tragischer. Im vorliegenden Falle haben Millionen von Patienten, die die Beruhigungsmittel gar nicht wirklich brauchten, die Tabletten von ihren Ärzten erhalten und gelernt, bei jedem noch so geringfügigen Mißbehagen Zuflucht zu ihnen zu nehmen. Das zeugt für eine sehr schlechte Medizin und, was den Konsumenten angeht, für eine zweifelhafte Moral und für sehr wenig Verstand.

Es gibt Umstände, unter denen auch Gesunde mit Recht zu einer chemischen Kontrolle ihrer negativen Emotionen Zuflucht nehmen. Wenn man sich tatsächlich nicht beherrschen kann, möge die Beruhigungspille es für einen tun. Aber es ist weder vernünftig noch richtig, wenn gesunde Menschen jedesmal, wenn sie ärgerlich, ängstlich oder angespannt sind, sofort zu einem chemischen Bewußtseinsveränderer ihre Zuflucht nehmen. Zu viel Spannung und Angst kann die Leistungsfähigkeit eines Menschen mindern – aber zu wenig auch. Es gibt viele Gelegenheiten, bei denen es durchaus angemessen ist, besorgt zu sein, nämlich wenn in einer verzwickten Situation ein Übermaß an Gelassenheit unsere Möglichkeiten, richtig zu handeln, reduzieren könnte. Dann ist eine von innen her, durch die psychologische Methode der Selbstbeherrschung gelenkte und gemilderte Spannung in jeder Hinsicht einer Ausgeglichenheit vorzuziehen, die von außen durch chemische Mittel herbeigeführt wird.

Und nun lassen Sie uns den – leider keineswegs hypothetischen – Fall betrachten, daß zwei Gesellschaften miteinander konkurrieren. In der Gesellschaft A kann man Beruhigungsmittel auf Rezept und zu einem recht stattlichen Preis erhalten – was in der Praxis bedeutet, daß ihr Gebrauch auf eine begüterte und einflußreiche Minderheit beschränkt ist, welche die Führungsschicht dieser Gesellschaft stellt. Diese Minderheit führender Bürger konsumiert jährlich mehrere Millionen dieser Gelassenheit spendenden

Pillen. In der Gesellschaft B hingegen sind die Beruhigungstabletten nicht so einfach zu bekommen, und die Angehörigen der einflußreichen Minderheit versuchen nicht, bei der leisesten Provokation eine womöglich notwendige und produktive Spannung mit Hilfe der Chemie zu meistern. Welche der beiden konkurrierenden Gesellschaften wird den Wettlauf wohl gewinnen? Eine Gesellschaft, deren Führer exzessiven Gebrauch von Beruhigungssäften machen, ist in Gefahr, hinter die Gesellschaft zurückzufallen, deren Führer nicht zu tief beruhigt sind.

Wir wollen uns jetzt einer anderen Art von Droge zuwenden – die noch nicht entdeckt worden ist, deren Entdeckung aber wahrscheinlich unmittelbar bevorsteht –, einer Droge, die es ermöglicht, daß sich Menschen in Situationen glücklich fühlen, in denen es ihnen normalerweise schlecht geht. Solch eine Droge wäre ein Segen, aber ein mit großen politischen Gefahren verbundener Segen. Ein Diktator könnte, indem er unschädliche euphorisierende chemische Substanzen allen frei zugänglich macht, eine ganze Bevölkerung mit Zuständen versöhnen, die ein Mensch mit Selbstachtung nicht hinnehmen dürfte. Despoten haben es immer für nötig gehalten, ihre Macht durch politische oder religiöse Propaganda zu stützen. In dieser Hinsicht ist das Wort mächtiger als das Schwert. Aber noch mächtiger als das Wort und noch mächtiger als das Schwert ist die Pille. In Nervenkliniken hat man festgestellt, daß eine Ruhigstellung durch chemische Mittel weitaus wirksamer ist als eine Zwangsjacke oder eine psychiatrische Behandlung. Die Diktatoren von morgen werden die Menschen ihrer Freiheit berauben, ihnen aber dafür ein Glück schenken, das, subjektiv gesehen, nicht weniger real ist, nur weil es mit chemischen Mitteln erzeugt wurde. Das Streben nach Glück ist eines der herkömmlichen Rechte des Menschen. Unglücklicherweise kann es sich erweisen, daß die Erlangung des Glücks unvereinbar ist mit einem anderen Menschenrecht – der Freiheit nämlich.

Es ist jedoch durchaus möglich, daß die Pharmakologie das, was sie auf der einen Seite nimmt, auf der anderen zurückgeben wird. Chemisch erzeugte Euphorie kann leicht zu einer Bedrohung der individuellen Freiheit werden, aber chemisch erzeugte Lebenskraft und erhöhte Intelligenz könnten ohne weiteres das stärkste Bollwerk der Freiheit bilden. Die meisten von uns arbeiten mit fünfzehn Prozent ihrer wirklichen Fähigkeiten. Wie können wir unsere jammervoll geringe Effektivität erhöhen?

Zwei Methoden stehen zur Verfügung: die pädagogische Methode und die biochemische. Wir können Erwachsene und Kinder nehmen, so wie sie sind, und ihnen eine weitaus bessere Ausbildung geben, als sie bislang erhalten haben. Oder wir können sie durch entsprechende biochemische Methoden in überlegene Individuen verwandeln. Wenn diese überlegenen Individuen nun noch eine bessere Erziehung erhalten, werden die Ergebnisse revolutionierend sein. Sie werden sogar verblüffend sein, wenn wir diese Individuen den ziemlich dürftigen Erziehungsmethoden unterwerfen, die heute en vogue sind.

Wird es wirklich möglich sein, mit chemischen Mitteln höher geartete Individuen hervorzubringen? Die Russen sind zweifellos überzeugt davon. Sie haben zum gegenwärtigen Zeitpunkt zur Hälfte einen Fünf-Jahres-Plan hinter sich gebracht für die Herstellung »pharmakologischer Substanzen, die eine erhöhte nervliche Aktivität normalisieren und die menschliche Arbeitsfähigkeit verbessern«. Mit Vorläufern dieser künftigen Bewußtseins-Verbesserer wird bereits experimentiert. Zum Beispiel hat man festgestellt, daß gewisse Vitamine – nehmen wir etwa Nikotinsäure und/oder Ascorbinsäure (Vitamin C) –, in massiver Dosierung verabfolgt, die psychischen Energien manchmal in gewissem Maße erhöhen. Eine Verbindung von zwei Enzymen – Äthylendisulphonat und Adenosintriphosphat, die, wenn sie zusammen injiziert werden, den Kohlehydrat-Stoffwechsel im Nervengewebe verbessern – kann sich auch als wirksam erweisen.

Inzwischen werden, wie es heißt, gute Resultate mit verschiedenen neuen synthetischen, fast unschädlichen Stimulantien erzielt. Da gibt es Iproniazid, das, laut einigen Fachleuten, »die gesamte psychische Energie zu stärken scheint«. Unglücklicherweise hat Iproniazid bei starker Dosierung Nebenwirkungen, die in manchen Fällen sehr ernst sein können! Ein anderes Psychoenergetikum ist ein Aminoalkohol, der, wie man meint, die körpereigene Produktion von Azetylcholin fördert, eine für das Funktionieren des Nervensystems äußerst wichtige Substanz. Wenn man in Rechnung zieht, was bereits erreicht worden ist, scheint es durchaus möglich, daß wir in wenigen Jahren imstande sein werden, uns – biochemisch – an unseren eigenen Haaren emporzuziehen.

Inzwischen wollen wir den Russen inbrünstig allen Erfolg für ihr laufendes pharmakologisches Unternehmen wünschen. Die Entdeckung einer Droge, die imstande ist, die psychische Energie des Durchschnittsmenschen zu vermehren, und die Verteilung dieser Droge in der ganzen UdSSR würden wahrscheinlich das Ende der gegenwärtigen Regierungsform in Rußland bedeuten. Allgemein verbreitete Intelligenz und geistige Beweglichkeit sind die mächtigsten Feinde der Diktatur und gleichzeitig die Grundvoraussetzung einer funktionierenden Demokratie. Selbst im demokratischen Westen könnte uns ein bißchen mehr psychische Energie nicht schaden. Gemeinsam könnten Erziehung und Pharmakologie einiges tun, um den Verschleiß unseres biologischen Materials auszugleichen, auf den Genetiker schon oft aufmerksam gemacht haben.

Von diesen politischen und ethischen Überlegungen wollen wir jetzt zu den im eigentlichen Sinne religiösen Problemen übergehen, die sich durch einige der neuen Bewußtseinsveränderer stellen werden. Wir können voraussehen, welcher Art diese künftigen Probleme sein werden, wenn wir die Wirkungen eines natürlichen Bewußtseinsveränderers untersuchen, der jahrhundertelang bei religiösen Riten verwendet worden ist. Ich spreche vom Peyotekaktus, den man in Mexiko und im Südwesten der Vereinigten Staaten findet. Peyote enthält Meskalin – das inzwischen synthetisch hergestellt werden kann –, und Meskalin »stimuliert« nach William James »die mystischen Fähigkeiten der menschlichen Natur« viel stärker und in einer weit mehr erleuchtenden Weise als Alkohol und, was noch hinzukommt, bei einem außerordentlich geringen physiologischen und sozialen Risiko. Peyote bewirkt Ich-Transzendenz auf zweierlei Weise: es führt den, der es nimmt, in die Andere Welt, in die Welt visionärer Erfahrung ein, und es gibt ihm ein Gefühl der Verbundenheit mit den übrigen am Ritual Beteiligten, mit den Menschen überhaupt und mit der göttlichen Natur der Dinge.

Die Wirkungen von Peyote können verdoppelt werden durch das synthetische Meskalin und durch LSD (Lysergsäurediäthylamid), einem Derivat des Mutterkorns. LSD ist in unglaublich kleinen Mengen wirksam und wird jetzt von Psychotherapeuten in Europa, Südamerika, Kanada und den Vereinigten Staaten experimentell angewendet. Es senkt die Barriere zwischen dem Bewußten und dem Unbewußten und erlaubt dem Patienten, tiefer und verständnisvoller in die geheimen Winkel seiner Seele zu blicken. Diese Vertiefung der Selbsterkenntnis vollzieht sich vor dem Hintergrund einer visionären und sogar mystischen Erfahrung.

Wenn diese chemischen Bewußtseinsveränderer in der psychologisch richtigen Umgebung verabfolgt werden, ermöglichen sie echte religiöse Erlebnisse. So kann eine Person, die LSD oder Meskalin nimmt, mit einem Male – und nicht nur intellektuell, sondern mit ihrem ganzen Wesen, als Erfahrung – die Bedeutung solch gewaltiger religiöser Behauptungen begreifen wie: »Gott ist Liebe.« oder: »Auch wenn ER mich züchtigt, ich will IHM vertrauen.«

Es versteht sich von selbst, daß diese zeitweilige Ich-Transzendenz keine Garantie ist für eine anhaltende Erleuchtung oder ein dauerhaft besseres Verhalten. Es ist eine »unverdiente Gnade«, die weder notwendig noch ausreichend ist für eine Erlösung, die aber, richtig aufgenommen, für diejenigen, denen sie widerfährt, unendlich hilfreich sein kann. Und dies gilt für alle solchen Erfahrungen, ob sie nun spontan auftreten oder weil man die richtige bewußtseinsverändernde Chemikalie geschluckt oder einen Kurs für »geistige Übungen« oder für körperliche Kasteiung mitgemacht hat.

Diejenigen, die sich verletzt fühlen durch die Vorstellung, daß das Schlucken einer Pille zu einer echten religiösen Erfahrung beitragen kann, sollten sich erinnern, daß alle üblichen Kasteiungen – wie Fasten, auf Schlaf verzichten und Sich-selbst-Martern –, die sich die Asketen jeder Religion selbst auferlegt haben, um sich Verdienste zu erwerben, ebenso wie die bewußtseinsverändernden Drogen, höchst wirksame Mittel sind, um die im Körper ablaufenden chemischen Vorgänge im allgemeinen und die des Nervensystems im besonderen zu beeinflussen. Oder nehmen Sie die Prozeduren, die allgemein als »geistige Übungen« bekannt sind. Die Atemtechnik, die von den Jogi in Indien gelehrt wird, läuft darauf hinaus, den Atem möglichst lange anzuhalten. Das wiederum bewirkt eine erhöhte Konzentration von Kohlendioxyd im Blut, und die psychologische Folge davon ist eine Veränderung des Bewußtseinszustandes. Auch Meditationen, die mit lang anhaltender intensiver Konzentration auf einen einzigen Gedanken oder ein einziges Bild verbunden sind, können – aus neurologischen Gründen, die ich nicht zu verstehen behaupte – zu einer Verlangsamung der Atmung und sogar zu langen Atempausen führen.

Viele Asketen und Mystiker haben die den chemischen Körperhaushalt verändernden Kasteiungen und geistigen Übungen durchgeführt, während sie – über kürzere oder längere Zeiträume – als Eremiten lebten. Nun ist das Leben eines Eremiten wie des Heiligen Antonius ein Leben mit nur sehr wenigen äußeren Anregungen. Wie aber Hebb, John Lilly und andere Experimentalpsychologen anhand von Laborversuchen gezeigt haben, unterliegt ein Mensch in sehr eingeschränkter Umgebung fast ohne äußere Stimuli einer Veränderung seines Bewußtseinszustands und kann sein normales Ich in einem Maße transzendieren, daß er Stimmen hört und Visionen hat, die oft äußerst unerfreulich sind – wie so viele der Visionen des Heiligen Antonius –, manchmal aber auch beglückend.

Daß jeder Mensch sein Ich mit Hilfe physischer Methoden oder chemischer Mittel in einer wirklich geistigen Weise transzendieren kann, erscheint überempfindlichen Idealisten einigermaßen schockierend. Aber schließlich ist die Droge, sind die körperlichen Übungen nicht die Ursache der geistigen Erfahrung: Sie wirken nur als Auslöser dafür.

Bergson hat, als er über William James' Experimente mit Lachgas schrieb, die ganze Sache in einigen klaren Sätzen zusammengefaßt: »Die psychische Disposition war potentiell da und wartete nur auf ein Signal, um sich in einer Aktion auszudrücken. Sie hätte geistig durch eine Anstrengung auf seinem eigenen geistigen Niveau hervorgerufen werden können. Aber sie konnte genauso materiell ausgelöst werden durch die Verhinderung dessen, was sie verhinderte, das heißt, durch die Beseitigung eines Hindernisses; und das war die ganze negative Wirkung, welche die Droge erzeugte.«[2] Wenn – ob aus moralischen oder physischen Gründen – die psychologische Disposition unzulänglich ist, wird die Beseitigung von Hindernissen durch eine Droge oder durch asketische Praktiken zu einer eher negativen als positiven geistigen Erfahrung führen. So ein infernalisches Erlebnis ist äußerst niederdrükkend, kann aber auch höchst heilsam sein. Es gibt eine Menge Menschen, denen ein paar Stunden in der Hölle – einer Hölle, zu der sie selbst so viel beigetragen haben – unendlich gut tun könnten.

Jetzt treten Substanzen in Erscheinung, die mystische Fähigkeiten stimulieren und kein oder fast kein physiologisches Risiko darstellen, und bald werden viele Arten davon auf dem Markt sein. Wir können ziemlich sicher sein, daß sie, sobald sie verfügbar sind, in weitem Umfange benutzt werden. Der Drang nach Ich-Transzendenz ist so stark und so allgemein, daß es gar nicht anders sein kann. In der Vergangenheit haben nur wenige Leute spontane mystische Erfahrungen gemacht oder sind ihnen nahe gekommen; noch weniger Menschen waren bereit, sich den psychophysischen Disziplinen zu unterwerfen, mittels deren das einzelne Individuum für diese Art der Ich-Überschreitung vorbereitet wird. Die starken, aber nahezu risikolosen bewußtseinsverändernden Drogen der Zukunft werden das alles völlig verändern. Mystische oder nahezu mystische Erfahrungen werden nicht mehr selten sein, sondern alltäglich. Was einst das geistige Privileg einiger weniger war, wird für alle erreichbar sein. Für die Priester der etablierten Weltreligionen werden sich damit eine Reihe unvorhergesehener Fragen erheben. Für die meisten Menschen war Religion immer eine Sache traditioneller Symbole und ihrer eigenen emotionalen, intellektuellen und ethischen Reaktion auf diese Symbole. Für Menschen, die unmittelbare Erfahrung mit der Ich-Transzendenz in die Andere Welt ihres Bewußtseins gemacht haben, in die Welt der Vision und der Übereinstimmung mit der Natur der Dinge, ist eine Religion bloßer Symbole nicht sehr befriedigend. Die Lektüre eines noch so schön geschriebenen Kochbuchs ist kein Ersatz für das eigentliche Essen. Wir werden ermahnt, »zu *erfahren*, daß der HERR gut ist«.

Auf die eine oder andere Weise werden die Kirchen sich mit den neuen Bewußtseinsveränderern einigen müssen. Die Einigung kann so aussehen, daß sie es ablehnen, irgend etwas mit ihnen zu tun zu haben. In diesem Falle wird sich ein psychologisches Phänomen von potentiell hohem geistigen Wert außerhalb der etablierten Kirche manifestieren. Andererseits könnten sich die Kirchen dafür entscheiden, sich positiv mit den Bewußtseinsveränderern zu einigen – wobei ich nicht in der Lage bin zu sagen, auf welche Weise.

Ich selbst glaube daran, daß die bewußtseinsverändernden Drogen – auch wenn sie zunächst Verwirrung stiften mögen – auf lange Sicht dazu beitragen werden, das geistige Leben der Gemeinschaften, in denen sie verfügbar sind, zu vertiefen. Die berühmte »Wiederbelebung der Religion«, von der so viele schon seit so langer Zeit sprechen, wird nicht durch Wanderprediger auf Massenversammlungen noch durch Fernsehauftritte photogener Pfarrer herbeigeführt. Sie wird als Folge biochemischer Entdeckungen kommen, die es für eine große Anzahl Menschen möglich machen werden, eine radikale Ich-Transzendenz und ein tieferes Verständnis für die Natur der Dinge zu erlangen. Und diese Wiederbelebung der Religion wird zugleich eine Revolution sein. Statt sich vor allem um Symbole zu kümmern, wird sich die gewandelte Religion vor allem mit Erfahrung und Intuition befassen – wird sie zu einem alltäglichen Mystizismus werden, der alltäglicher Rationalität zugrunde liegt und ihr und den alltäglichen Aufgaben, Pflichten und allen menschlichen Beziehungen Bedeutung gibt.

Anmerkungen

1 De Quinceys *Bekenntnisse eines englischen Opiumessers*, erschienen London 1822, war die erste sich zu Drogen bekennende Fallstudie in der Literatur.

2 Henri Bergson, französischer Philosoph (1859–1941); *Les deux sources de la morale et de la religion* erschien 1932, engl. 1935, deutsch 1933 unter dem Titel *Die beiden Quellen der Moral und der Religion*.

KAPITEL 24

1959
Briefe

Huxley hielt in diesem Jahr Vorlesungen als Gastprofessor an der University of California in Santa Barbara über The Human Condition. *Seine restliche Arbeitszeit widmete er dem schwierigen Problem, einen roten Faden für sein utopisches Phantasiestück zu finden. Die American Academy of Arts and Letters ehrte ihn mit ihrem Preis, den vor ihm Ernest Hemingway, Thomas Mann und Theodore Dreiser erhalten hatten. Zu Joe Hyams, der ihn für* This Week Magazine *interviewte (8.11.1959), sagte Huxley: »Die Innenwelt ist fast so groß wie die Außenwelt.« Pater Thomas Merton gegenüber verteidigte er beredt den Wert der durch Drogen herbeigeführten religiösen Erfahrung. Obgleich der Besitz von LSD bis 1966 nicht illegal war, war es für einen Laien, wie die an Osmond gerichtete Bitte zeigt, schwierig, den Stoff zu beschaffen.*

An Pater Thomas Merton [Smith 808]

3276 Deronda Drive
Los Angeles 28, Kalifornien
10. Januar 1959

Lieber Pater Merton,

[...] Über Meskalin und Lysergsäure ist jetzt sehr viel gearbeitet worden, sowohl von Forschern wie von Klinikern, die diese Drogen therapeutisch bei Alkoholismus und ähnlichen Neurosen angewendet haben. (Eine Gruppe, die jetzt in British Columbia am Alkoholproblem arbeitet, verwendet übrigens Lysergsäure innerhalb eines religiösen, und zwar spezifisch katholischen, Bezugsrahmens und erzielt dabei bemerkenswerte Ergebnisse, hauptsächlich, indem sie den Patienten zu der Erkenntnis verhilft, daß das Universum etwas vollkommen anderes ist, als es ihnen von ihrem gewöhnlichen konventionellen Erfahrungsniveau aus erscheint.) Die Ergebnisse all dieser Versuche sehen in der Statistik ungefähr so aus: Etwa siebzig Prozent derjenigen, welche die Droge nehmen, haben eine positive Erfahrung, die übrigen eine negative, die wirklich höllisch sein kann. (Viele der Zustände, welche die Wüsten-Heiligen erfuhren, waren negativ. Sehen Sie sich nur die unzähligen Bilder von der Versuchung des Heiligen Antonius an.) Alle stimmen darin überein, daß die Erfahrung voll tiefer Bedeutung ist. Immer wieder findet man in den Berichten der Probanden Äußerungen wie: »Dies ist die wunderbarste Erfahrung, die ich je gemacht habe«, und »Ich fühle, daß mein Leben sich von Grund auf verändert hat«. Die positiven Erlebnisse sind, wenn die Droge zum erstenmal genommen wird, zum Teil rein ästhetischer Natur – Transfiguration der äußeren Welt, so daß man sie sieht, wie der junge Wordsworth sie gesehen und später in seiner *Ode on the Intimations of Immortality in Childhood* beschrieben hat: als ein Universum von unfaßbarer Schönheit, in dem alles voller Leben und voller dunkler, aber ungemein wichtiger Bedeutung ist. Personen, die von Natur aus visuell begabt sind, neigen dazu, mit geschlossenen Augen Visionen zu haben oder sogar mit offenen Augen, so als würden diese auf den Bildschirm der äußeren Welt projiziert. Diese Visionen sind häufig paradiesisch, und die Beschreibungen erinnern einen unweigerlich an die Schilderung des Neuen Jerusalem in der Apokalypse oder des Garten Eden bei Hesekiel oder auch an die verschiedenen Darstellungen des Paradieses in anderen Religionen. Schließlich gibt es auch solche LSD-Konsumenten, deren Erfahrung weit über das Ästhetische hinausgeht, so daß man das Erlebnis als prä-mystisch oder sogar, meine ich, als mystisch bezeichnen könnte. Während der letzten fünf Jahre habe ich zweimal Meskalin und drei- oder viermal LSD genommen. Meine erste Erfahrung war überwiegend ästhetisch. Die späteren Erlebnisse hatten einen anderen Charakter und halfen mir, viele der dunklen Äußerungen zu verstehen, wie man sie in den Schriften christlicher und orientalischer Mystiker findet: Eine unaussprechliche Dankbarkeit für den Vorzug, in dieses Universum hineingeboren zu sein. [...] Eine Transzendenz der üblichen Subjekt-Objekt-Beziehung. Eine Überwindung der Todesangst. Ein Gefühl der Übereinstimmung mit der Welt und ihrem geistigen Prinzip und die Überzeugung, daß – trotz der Leiden und dem Bösen und allem sonst – alles irgendwie in Ordnung ist. [...] Schließlich ein Verstehen – kein intellektuelles, sondern eine Art umfassendes Verstehen mit Leib und Seele – der Behauptung, daß Gott Liebe ist. Die Erfahrungen sind natürlich vergänglich, aber die Erinnerung daran und ihre, wenn auch unvollständige,

Wiederbelebung, die sich spontan oder während einer Meditation einstellt, üben eine nachhaltige und tiefe Wirkung auf das Bewußtsein aus. Es scheint in der einschlägigen Literatur keinen Beweis dafür zu geben, daß man sich an die Droge gewöhnt oder daß sie ein heftiges Verlangen nach einer Wiederholung hervorruft. Es entsteht ein Gefühl – ich weiß das aus eigener Erfahrung wie aus persönlichen Berichten anderer –, daß dieses Erlebnis von überragender Bedeutung ist und es sich dabei unter keinen Umständen um eine Sache handelt, auf die man sich leichtherzig oder zum bloßen Vergnügen einläßt. (In mancher Hinsicht ist sie nicht vergnüglich; denn es gehört der zeitweilige Tod des Ego, ein Darüberhinausgehen, dazu.) Wer den Wunsch hat, dieser »unverdienten Gnade« teilhaftig zu werden, sich auf sie einzulassen, strebt danach, aber nicht in der Weise, daß er versucht, das Experiment häufig zu wiederholen, sondern indem er sich in einem Zustand wacher Passivität der – um Eckharts Wendung zu gebrauchen – transzendenten »Istigkeit« öffnet, die er einmal gekannt hat oder, in gewisser Weise, gewesen ist. Theoretisch besteht die Gefahr, daß die Probanden ein Verlangen nach ständiger Wiederholung der chemisch herbeigeführten Erfahrung haben könnten. In der Praxis bestätigt sich das nicht. Eine Wiederholung des Erlebnisses im Abstand von einem Jahr oder auch von einem halben wird meistens als wünschenswert empfunden.

Ein Freund von mir wurde – während der letzten fatalen Phasen der Krankheit – durch eine spontane Theophanie vom Alkoholismus gerettet, ein Erlebnis, das sein Leben so vollständig verändert hat, wie das des Paulus auf dem Weg nach Damaskus verändert wurde. Er hat inzwischen zwei- oder dreimal LSD genommen und bestätigt, daß seine Erfahrung unter der Wirkung der Droge völlig übereinstimmt mit jenem Erlebnis, das sein Leben veränderte – der einzige Unterschied sei, daß die spontane Erfahrung nicht so lange anhalte wie die chemisch herbeigeführte. Hier öffnet sich zweifellos ein Feld für ein ernsthaftes und ehrfurchtvolles Experimentieren.

Mit allen guten Wünschen bin ich

Ihr
sehr ergebener
Aldous Huxley

An Dr. Humphry Osmond [Smith 825]

3276 Deronda Dr.
L. A. 28, Kal.
29. November 1959

Lieber Humphry,

[...] Laura arbeitet inzwischen weiter an ihrer Psychotherapie – in vielen Fällen mit bemerkenswerten Ergebnissen, denn sie scheint ein intuitives Wissen zu haben, was im gegebenen Moment zu tun ist, welche Methode in jeder der aufeinander folgenden Stimmungs- und Empfindungsphasen des Patienten angebracht ist. In einigen Fällen, wo die Methode gerechtfertigt zu sein schien, hat sie sehr gute Ergebnisse mit einer Therapie unter LSD gehabt. (Übrigens, was gibt es für schreckliche Leute in Eurer Profession! Wir trafen neulich zwei Beverly-Hills-Psychiater, die sich auf LSD-Therapie spezialisieren – der Schuß zu 100 Dollar! –, und ich habe wirklich selten Leute mit geringerem Feingefühl und vulgärerer Sinnesart getroffen! Sich vorzustellen, daß durch LSD verletzbar gemachte Menschen solchen Leuten ausgesetzt sind, ist tief verstörend. Aber was läßt sich dagegen tun? Psychiatrie ist eine Kunst, die auf einer immer noch unvollkommenen Wissenschaft beruht – und wie in allen Künsten gibt es in der Praxis mehr schlechte und gleichgültige als gute Vertreter! Wie kann man die schlechten ausschließen? Es macht nichts, wenn es schlechte Künstler in der Malerei oder in der Literatur gibt – aber bei der Therapie und bei der Erziehung macht es ungeheuer viel, denn ganze Leben und Schicksale können durch die Unzulänglichkeiten dieser Leute beeinträchtigt werden. Aber es zeigt sich keine praktikable Möglichkeit, die Unfähigen und Unangenehmen herauszufiltern und nur die Guten und Begabten übrigzulassen.) Und da wir gerade von LSD reden: Kannst Du mir ein halbes Dutzend Dosierungen schicken? Ich möchte selbst einige Versuche anstellen, und Laura würde es gern einer Reihe ihrer Patienten geben, um die Therapie damit abzurunden. Ich möchte Sid Cohen nicht allzu oft damit behelligen und möchte auch nicht Leute wie [...] oder [...] oder [...] fragen, die den Stoff haben, einen schlechten Gebrauch davon machen, und die ich ablehne. Wenn es möglich sein sollte, wäre ich Dir äußerst dankbar, und wenn nicht, an wen soll ich mich in der Sandoz-Belegschaft[1] wenden?

Herzlich, Dein
Aldous

Anmerkungen

1 Sandoz, das pharmazeutische Unternehmen in Basel, hatte bis 1966 den Hauptvertrieb von LSD und Psilocybin für Forschungszwecke.

KAPITEL 25

1960
Briefe

In diesem Jahr hielt Huxley viele Vorlesungen an Universitäten an der Ost- wie an der Westküste und an der Menninger Foundation in Topeka. Seine wachsende Beliebtheit als Vortragender läßt sich vermutlich sowohl seiner einzigartigen und liebenswürdigen Intelligenz zuschreiben als auch seinen Themen, unter denen die visionäre Erfahrung nur ein besonders faszinierender Gegenstand war. Bei Huxley wurde Krebs festgestellt, der aber schnell durch eine erfolgreiche Radiumbehandlung bekämpft werden konnte. Es blieb Zeit für zwei psychedelische Sitzungen: zunächst für ein LSD-*Experiment im Juni. Im November reiste er dann mit Humphry Osmond nach Cambridge, wo sie mit Dr. Timothy Leary und dessen Kollegen zusammentrafen, die damals eine groß angelegte Versuchsreihe (das Psychedelic Research Project) an der Harvard-Universität durchführten. Dort nahm Huxley in einer Gruppe von weiteren fünf Personen zum erstenmal Psilocybin.*

An Dr. Humphry Osmond [Smith 824]

3276 Deronda Dr.,
L. A. 28, Kal.
17. Juli 1960

Mein lieber Humphry,

[...]

Deine Arbeit mit Leuten, die starke bildhafte Vorstellungen haben, klingt sehr interessant. Hast Du eine Ahnung, warum einige Menschen sich etwas visuell vorstellen können und andere nicht? Ich kann es nicht – es sei denn, das Fieber steigt auf 40 Grad. Selbst LSD – zumindest bei einer Dosierung von 100 Mikrogramm – bringt mich nicht dazu, mit geschlossenen Augen etwas zu sehen. Ich habe vor drei oder vier Wochen etwas LSD genommen und hatte ganz interessante Erfahrungen in der Art, in welcher – wie die Indianer sagen – der Gedanke und der Denkende und der gedachte Gegenstand eines sind – und auch wie diese unpersönliche Erfahrung etwas wird, das *mir* gehört; dann kein Ich mehr und eine Art *sat chit ananda*, für einen Augenblick ohne *Karuna* oder Nächstenliebe (wie merkwürdig, daß die Veda-Anhänger nichts über Liebe sagen, während die Mahayana-Buddhisten darauf bestehen, daß wenn *Prajnaparamita* [der Weisheit des anderen Ufers] nicht *Karuna* hat – als Kehrseite der Medaille – Nirwana für den Bodhisattwa nicht besser ist als die Hölle). Und bei diesem LSD-Erlebnis hatte ich eine dunkle Ahnung von den beiden Arten von Nirwana – der lieblosen Bewußtseinsseligkeit und der anderen voll Liebe und vor allem mit dem Gefühl, daß man nie genug lieben kann.

Mir gefiel, was Du über Dr. Raynor Johnsons Kapitel über Drogen und geistige Erfahrung in seinem neuen Buch[1] gesagt hast. Eine interessante Arbeit – obwohl er vielleicht mehr Geist-Wesen aufführt, als im strengen Sinne erforderlich ist. Aber vielleicht ist Ockhams[2] Klinge kein wohlbegründetes wissenschaftliches Prinzip? Vielleicht sollten Wesen manchmal über den Punkt einer allereinfachsten Erklärung hinaus »vermehrt« werden. Denn die Welt ist zweifellos weitaus merkwürdiger und komplexer, als wir gewöhnlich annehmen.

Ich hoffe, Deine Verwaltungsschwierigkeiten haben sich bewältigen lassen und Du bist jetzt frei für interessantere Dinge. Ich habe mich gefreut, zu hören, daß die Russen Deine [Adrenochrom-]Arbeit aufgegriffen haben.
Immer

Dein
Aldous

Anmerkungen

1 Dr. Raynor Johnson: *Watcher on the Hills. A Study of Some Mystical Experiences of Ordinary People*, New York 1959.

2 Ockham oder Occam, William, geb. ca. 1280 in Ockham, England, gestorben 1349 in München, Franziskaner, englischer Scholastiker, wegen angeblich häretischer Lehren in jahrelangem Konflikt mit Papst Johannes XXII.; zeitweiliger Ausschluß aus dem Franziskaner-Orden. Mit seinen Theorien zur geistlichen und weltlichen Macht wesentliche Figur im Kampf zwischen Papst und Kaiser. Neben Albertus Magnus größter systematischer Denker des Mittelalters. Der als »Ockham's razor« – Ockhams Klinge – bekannte Ausspruch heißt: »Entia non sunt multiplicanda praeter necissitatem« – »Wesen sollten nur aus Notwendigkeit vermehrt werden.« (A. d. Ü.)

KAPITEL 26

1960
Die Kunst der Prosadichtung

Aldous Huxley

Für die berühmte Folge von Interviews mit großen Autoren in der Zeitschrift Paris Review *wurde Huxley gebeten, sich zu der Beziehung zwischen psychedelischen Drogen und dem kreativen Prozeß und über den Wert psychologischer Einsichten zu äußern, die Drogen dem Romanschreiber vermitteln.*

PR
Sehen Sie eine Beziehung zwischen dem kreativen Prozeß und dem Gebrauch von Drogen wie LSD?

HUXLEY
Ich glaube, man kann da nicht verallgemeinern. Die Erfahrung zeigt, daß es ungeheure Unterschiede in der Art gibt, wie Menschen auf LSD reagieren. Manche Leute können vermutlich eine unmittelbare ästhetische Inspiration für das Malen oder Dichten daraus gewinnen. Andere können das nicht, glaube ich. Für die meisten ist es eine äußerst bedeutsame Erfahrung, die meiner Meinung nach auf indirekte Weise zum kreativen Prozeß beitragen kann. Aber ich glaube nicht, daß man sich hinsetzen und sagen kann: »Ich will ein großartiges Gedicht schreiben, also nehme ich jetzt LSD.« Es ist keinesfalls sicher, meine ich, daß man das gewünschte Ergebnis erzielt – nahezu jedes Ergebnis ist möglich.

PR
Kann die Droge dem Lyriker mehr bringen als dem Romanschreiber?

HUXLEY
Nun ja, der Lyriker kann ganz gewiß eine außergewöhnliche Vorstellung vom Leben gewinnen, die er sonst auf keine andere Weise bekäme, und das könnte ihm erheblich helfen. Aber, wissen Sie, das eigentlich Wichtige an dieser Erfahrung ist ja, daß Sie während

des Erlebnisses wirklich nicht daran interessiert sind, irgend etwas zu tun – auch nicht daran, Gedichte zu schreiben. Wenn Sie eine Liebesbeziehung zu einer Frau haben, sind Sie dann daran interessiert, darüber zu schreiben? Sicherlich nicht. Während des Erlebnisses sind Sie mit Worten nicht wählerisch, weil diese Erfahrung über Worte hinausgeht und sich in Worten überhaupt nicht ausdrücken läßt. So scheint mir die Vorstellung, daß man das, was da geschieht, sofort in Begriffe fassen kann, sehr töricht. *Nach* dem Ereignis könnte das Erlebte durchaus hilfreich sein: man sieht das Universum, das einen umgibt, ganz anders und könnte sich vielleicht inspiriert fühlen, etwas darüber zu schreiben.

PR
Aber nimmt man denn viel von dieser Erfahrung mit?

HUXLEY
Man hat immer eine vollständige Erinnerung an das Erlebnis. Man erinnert sich, daß etwas Außergewöhnliches stattgefunden hat. Und bis zu einem gewissen Grade kann man die Erfahrung wieder aufleben lassen, ganz besonders die Verwandlung der Außenwelt. Man erfährt Andeutungen davon, man sieht die Welt ab und zu in dieser veränderten Weise – nicht mit gleicher Intensität, aber doch ähnlich. Es hilft einem, die Welt auf neue Weise zu sehen. Und man begreift sehr genau, wie gewisse besonders begabte Menschen sie gesehen haben. Man wird tatsächlich in die Welt eingeführt, in der van Gogh oder in der Blake gelebt hat. Diese unmittelbare Erfahrung der Welt beginnt unter der Wirkung der Droge, und hinterher kann man sich an diese Welt – in der einige privilegierte Menschen aus- und eingegangen sind, wie es Blake offensichtlich immer gelang – erinnern und ihrer in gewissem Maße auch wieder habhaft werden.

PR
Aber das Talent des Künstlers ist nicht anders als vor der Einnahme der Droge?

HUXLEY
Ich kann nicht einsehen, warum es anders sein sollte. Man hat einige Versuche angestellt, um zu erfahren, was ein Maler unter dem Einfluß der Droge tun kann, aber die meisten Beispiele, die ich gesehen habe, sind völlig uninteressant. Man kann nie hoffen, die völlig unglaubhafte Intensität der Farbe, die man unter dem

Einfluß der Droge wahrnimmt, in vollem Maße wiederzugeben. Das meiste, was ich gesehen habe, sind ziemlich langweilige Bilder, ein bißchen im Stil des Expressionismus, die in nahezu keinem Zusammenhang mit der wirklichen Erfahrung stehen, möchte ich meinen. Vielleicht könnte ein so ungeheuer begabter Mann wie Odilon Redon – der vermutlich die Welt ohnehin immer so gesehen hat – Gewinn aus einer LSD-Erfahrung ziehen. Ein derart begabter Künstler könnte vielleicht seine Visionen als Modelle benutzen und die durch die Droge verwandelte äußere Welt auf der Leinwand wiedergeben.

PR
Heute nachmittag und auch in Ihrem Buch *Die Pforten der Wahrnehmung* sprechen Sie hauptsächlich von der visuellen Erfahrung unter Drogeneinfluß und von der Malerei. Gibt es einen ähnlichen Gewinn in psychologischer Hinsicht?

HUXLEY
Ja, ich glaube schon. Während man unter Drogeneinfluß steht, hat man tiefe Einsichten in die Menschen um einen herum und auch in sein eigenes Leben. Bei vielen tauchen gewaltige Mengen tief vergrabener Dinge ins Bewußtsein auf. Ein Prozeß, der unter Umständen sechs Jahre Psychoanalyse beansprucht, vollzieht sich in einer Stunde – und ist noch dazu erheblich billiger! Und die Erfahrung kann auch in anderer Hinsicht sehr befreiend und erweiternd sein. Sie zeigt, daß die Welt, in der man gewöhnlich lebt, das Produkt des konventionellen, eingeschränkten Wesens ist, das man eben ist, und daß es noch ganz andere Welten gibt. Es ist sehr heilsam zu erkennen, daß diese ziemlich langweilige Welt, in der die meisten von uns die meiste Zeit verbringen, nicht die einzige ist, die es gibt. Ich meine, daß es bekömmlich ist, diese Erfahrung zu machen.

PR
Können solche psychologischen Einsichten dem Romancier nützen?

HUXLEY
Ich bezweifle das. Schließlich ist ja das Schreiben eines Romans das Ergebnis einer dauernden Anstrengung. Die Offenbarungen einer LSD-Erfahrung liegen außerhalb der Zeit und der gesellschaftlichen Ordnung. Um einen Roman zu schreiben, sind eine ganze Reihe von Inspirationen über Menschen in einer tatsächli-

chen Umgebung und eine Menge harter Arbeit aufgrund dieser Inspirationen erforderlich.

PR

Gibt es irgendeine Ähnlichkeit zwischen LSD oder Meskalin und dem »Soma« in Ihrer *Schönen neuen Welt*?

HUXLEY

Nicht die allergeringste. Soma ist eine frei erfundene Droge, die auf dreierlei Weise wirkt: euphorisierend, halluzinogen und beruhigend – eine völlig unmögliche Kombination. Meskalin ist der Wirkstoff des Peyotekaktus, der lange Zeit von den Indianern im Südwesten bei ihren religiösen Riten verwendet wurde. Jetzt wird er synthetisch hergestellt. Lysergsäurediäthylamid (LSD 25) ist eine chemische Verbindung mit ähnlichen Wirkungen wie Meskalin; es ist vor zwölf Jahren entwickelt worden und wird zur Zeit nur experimentell benutzt. Meskalin und LSD verändern die äußere Welt und rufen in manchen Fällen Visionen hervor. Die meisten Menschen machen die positive und erleuchtende Erfahrung, wie ich sie beschrieben habe; aber die Visionen können ebenso himmlisch wie infernalisch sein. Diese Drogen sind physiologisch unschädlich, außer für Leute mit einem Leberschaden. Sie lassen bei den meisten keinen Kater zurück, und sie machen nicht abhängig. Psychiater haben festgestellt, daß sie, wenn sie behutsam eingesetzt werden, bei der Behandlung bestimmter Neurosen sehr hilfreich sein können.

[...]

KAPITEL 27

1960
Pilze zum Lunch

Timothy Leary[1]

Huxley und Osmond besuchten Dr. Timothy Leary in Harvard, wo inzwischen das Psychedelic Research Project lief. Im folgenden Bericht gibt Leary seine Eindrücke von Huxley während ihres ersten Zusammentreffens in Cambridge wieder.

... George [Littwin] fing an, über die Literatur zu visionären Zuständen zu sprechen, und fragte mich, ob ich Aldous Huxleys Bücher über Meskalin – *Die Pforten der Wahrnehmung* und *Himmel und Hölle* – gelesen hätte, und als ich sagte, nein, lief er in sein Büro hinunter und brachte sie mir. Schmale, kleine, rechteckige Bände. Ich steckte sie in meine Jackentaschen.

Das eigentliche Problem ergab sich zuletzt: Wo würden wir die Pilze herbekommen? Irgend jemand hatte mir erzählt, daß es dem Public Health Service gelungen war, die Pilze synthetisch herzustellen, und ich sagte, ich würde nach Washington schreiben und versuchen, dieser Spur zu folgen. Gerhart [Braun], der wieder in Mexiko war, hatte mir gesagt, daß er weiter auf der Suche nach Juana, der Hexe, bleibe. Wenn er sie fände, könne er einen großen Vorrat bekommen und mir welche schicken. Und Frank Barron erzählte mir, als er wieder in Berkeley war, daß die Leute an der Universität von Mexiko Pilze gezüchtet hätten und wir vielleicht ein paar von dort bekommen könnten.

An diesem Abend las ich Huxley. Und dann las ich die beiden Bücher noch einmal. Und noch einmal. Alles war da. Meine ganze eigene Vision. Und auch mehr. Huxley hatte Meskalin in einem Garten genommen, war aus seinem Bewußtsein ausgebrochen und in der Ewigkeit aufgewacht.

Etwa eine Woche später sagte mir irgend jemand auf einer Party, daß Huxley den Herbst hier verbrächte, und das klang wie ein gutes Omen. Ich setzte mich also hin und schrieb ihm einen Brief.

Zwei Tage später rief Mr. Huxley während einer unserer Planungskonferenzen an und sagte, er sei interessiert, und so verabredeten wir uns zum Lunch.

Aldous Huxley wohnte in einem neuen M. I. T.-Apartment mit Blick über den Charles River. Auf mein Klingeln kam er herunter – groß, blaß und zerbrechlich –, und wir fuhren zusammen zum Harvard Faculty Club. Er las die Speisekarte langsam durch sein Vergrößerungsglas. Ich fragte ihn, ob er Suppe wünsche, und er fragte, was für eine Suppe, und ich sah auf die Karte, und da stand Pilzsuppe. Wir lachten und hatten also Pilze zum Lunch.

Aldous Huxley: ein gebeugter, turmhoch aufragender, grauer Buddha. Ein weiser und gütiger Mensch. Ein Kopf wie eine mehrsprachige Enzyklopädie. Eine elegante, leicht glucksende Stimme, die gelegentlich in kurz aufwallender amüsierter Empörung – wegen der Überbevölkerung oder der Wichtigtuerei der Psychiater – in die Höhe ging.

Wir redeten darüber, wie man die bewußtseinserweiternden Drogen erforschen und gebrauchen sollte, und fanden uns ganz angenehm zusammen über dem, was zu tun und zu lassen war. Wir wollten jedenfalls dem Bewußtsein anderer nicht behavioristisch begegnen; vermeiden, die Probanden zu etikettieren oder zu entpersönlichen. Wir sollten unseren eigenen Jargon oder unsere eigenen experimentellen Spiele anderen nicht aufzwingen. Wir waren nicht darauf aus, neue Gesetze, will sagen, die überflüssigen Implikationen unserer eigenen Prämissen, zu entdecken. Wir sollten uns nicht auf den pathologischen Standpunkt beschränken. Wir sollten Ekstase nicht als Manie und ruhige Heiterkeit nicht als Katatonie interpretieren. Wir sollten Buddha nicht als einen von allem losgelösten Schizoiden diagnostizieren, noch Christus als einen exhibitionistischen Masochisten, noch die mystische Erfahrung als ein Symptom, noch den visionären Zustand als geradezu klassische Psychose. Aldous Huxley kicherte voller mitfühlendem Humor über die menschliche Torheit vor sich hin.

Und mit so viel Bildung! Er bewegte sich in der Geschichte vor und zurück, während er die Mystiker zitierte. Wordsworth. Plotin. Den Areopagiten. William James. Eine Spannweite von der esoterischen Vergangenheit bis zu unserer biochemischen Gegenwart: Humphry Osmond, der in Saskatchewan Alkoholiker mit LSD heilt; Keith Ditmans Plan, Skid Row in Los Angeles mit Hilfe von LSD in Ordnung zu bringen; Roger Heim, der einen Sack voll mexikanischer Pilze zu Chemikern in Paris brachte, die den Wirkstoff nicht isolieren konnten, und der dann zu Albert Hofmann, dem großen Schweizer ging, und dem gelang es, und er nannte den Stoff Psilocybin. Sie schickten die Pillen der *Curandera* in Oaxaca, und sie probierte sie und hatte Zukunftsvisionen und war glücklich, daß sie ihre Praxis nun das ganze Jahr über betreiben konnte und nicht nur während der drei regnerischen Pilz-Monate.

Aldous Huxley sah in aller Schärfe die politischen Komplikationen und die zu erwartende Opposition der »Murugan« (so hatte er in seinem Roman *Eiland* die Machthaber genannt).

[...]

Er empfahl und riet, scherzte und erzählte Geschichten, und wir hörten zu und gestalteten unser Forschungsprojekt danach. Huxley machte den Vorschlag, an unseren Planungskonferenzen teilzunehmen, und war bereit, mit uns Pilze zu essen, wenn die Sache soweit wäre.

Bei diesen Sitzungen entstand der Plan einer Pilot-Studie, bei der die Probanden wie Astronauten behandelt werden sollten: sie sollten sorgfältig vorbereitet und kurz über alle verfügbaren Fakten unterrichtet werden. Dann erwartete man, daß sie sozusagen mit ihrem eigenen Raumschiff losfahren, ihre Beobachtungen machen und der Bodenkontrollstelle berichten würden. Unsere Probanden waren keine passiven Patienten, sondern heldenhafte Forscher.

Im Oktober und November 1960 fanden viele Sitzungen statt, um den Ablauf der Untersuchung festzulegen. Aldous Huxley kam und hörte zu, schloß dann die Augen und entzog sich der Szene und verfiel in seine kontrollierte meditative Trance, was einigen der Harvard-Leute, die Bewußtsein mit Reden gleichsetzten, auf die Nerven ging. Und dann öffnete er die Augen und gab einen kristallklaren Kommentar ab ...

Anmerkungen

1 Dr. Timothy Leary, amerikanischer Psychologe irischer Abstammung, in den sechziger Jahren weltweit bekannt geworden als »Drogen-Papst«; gründete – nach seiner Entlassung von der Harvard-Universität in Cambridge, Mass. – ein »Institut für geistige Expansion« und eine »Internationale Vereinigung für innere Freiheit«. Zur Zeit seiner ersten Begegnung mit Aldous Huxley konnte er offenbar noch unbehelligt an dem Psychedelic Research Project arbeiten, von dem hier die Rede ist.

KAPITEL 28

1960
Bericht über eine Harvard-Sitzung

Der folgende Bericht über eine Psilocybin-Sitzung (nach unveröffentlichten Labornotizen) führt die Methodologie der Harvard-Forscher vor Augen und zeigt Huxley als halbanonymen Probanden in einem Gruppenversuch.

Datum: Sonntag, der 6. November 1960

Situation: Die verbliebenen Mitglieder der Forschungsgruppe wurden in dieser Sitzung einem Psilocybin-Versuch unterworfen. Die Sitzung begann um 12 Uhr mittags und dauerte bis 20 Uhr. Schauplatz war wie bei den vorangegangenen Sitzungen das geräumige und bequeme Haus des Forschungsleiters.

Teilnehmer: 1, 4: aus den vorigen Sitzungen
11: Mr. Aldous Huxley
12: die 20jährige Ehefrau von 3. Sie ist störend, eine ziemlich unreife junge Frau mit übertriebenen Erwartungen (und Ängsten), weil sie das Erlebnis mit älteren und bedeutenderen Personen teilt, die sie respektiert.
13: ein hochbegabter graduierter Psychologiestudent, 27 Jahre alt, angespannt, energisch, der zwei Wochen vor dem Experiment bereits in einem Zustand antizipatorischer Panik war.
14: eine 25jährige College-Absolventin, Ehefrau von 6, die am Rande mit visionären Dingen zu tun gehabt hatte, weil ihr Mann sich im zurückliegenden Jahr in der Meskalinforschung engagiert hatte.

Dosierung: 1: nahm 10 mg zu Beginn des Versuchs und nach 40 Minuten weitere 10 mg.

4: gleiche Dosis wie oben.
11: nahm 10 mg zu Beginn, dann nichts mehr.
12: gleiche Dosierung wie 1 und 4, was eindeutig eine Überdosis war. Diese Person (50 kg) hatte am Vortag Magen-Darm-Beschwerden, menstruierte und war außerdem nicht so beweglich und gefühlsmäßig »stark« wie die oben genannten Teilnehmer.
13: gleiche Dosis wie 1, 4 und 12, zusammen also 20 mg.
14: gleiche Dosis wie oben.

Ergebnisse:
1: machte die klassischen Erfahrungen: visuelle Intensivierung, Ruhe des Vedanta, philosophisches Erlebnis der Übereinstimmung, das sich auf die von der Gruppe aufgebrachten Themen Häuslichkeit und Pflicht konzentrierte. Dieser Teilnehmer war gezwungen, während sechs der acht Stunden des Versuchs eine leitende Funktion zu übernehmen, und es gelang ihm besser als gewöhnlich, die nötigen gesellschaftlichen Routineentscheidungen zu treffen; er behauptete, bleibende Einsichten in philosophische und ethische Dinge gewonnen zu haben.
4: saß während fünf Stunden ganz still da, euphorisch, genau beobachtend und sich in das, was um sie herum vorging, einfühlend; hatte sich fast ganz unter Kontrolle trotz der 20-mg-Dosis.
11: verharrte während der ganzen Zeit in kontemplativer Ruhe; brachte gelegentlich bedeutsame Epigramme vor; bezeichnete das Erlebnis als philosophisch erbauend.
12: törichte Euphorie; fühlte sich einigermaßen isoliert, weil die anderen Teilnehmer ruhig dasaßen und meditierten; nach weiteren 10 mg depressiv, weinte, konzentrierte sich ganz auf persönliche Probleme; obgleich das Erlebnis quälend war, hat es ihr doch Probleme bewußt machen können, mit denen sie sich in der Folge auseinandergesetzt und die sie durchdacht hat.

[Rest des Berichts fehlt]

KAPITEL 29

1961
Briefe

Im Mai dieses Jahres vernichtete ein Waldbrand das Haus der Huxleys am Deronda Drive einschließlich der 4000 Bände umfassenden Bibliothek und aller Manuskripte mit Ausnahme des fast vollendeten Romans Eiland, *den Huxley aus den Flammen rettete und einige Wochen später abschloß. »Es ist merkwürdig, in meinem Alter ganz von vorn anzufangen«, schrieb Huxley im Hinblick auf den Brand. 1961 hielt er drei größere Vorträge: auf einer Konferenz über Bewußtseinskontrolle in San Franzisko, auf der jährlich stattfindenden Parapsychologie-Tagung in Frankreich und bei einem internationalen Kongreß für angewandte Psychologie in Dänemark. Außerdem traf er sich mit Dr. Albert Hofmann in der Schweiz und reiste – zum erstenmal seit den zwanziger Jahren – nach Indien.*

An Dr. Timothy Leary

3276 Deronda Drive
Los Angeles 28, Kalif.
6. Februar 1961

Lieber Tim,

[...]

In S. F. traf ich Dr. [Oscar] Janiger, den ich einige Jahre nicht gesehen hatte. Er erzählte mir, daß er hundert Malern LSD gegeben habe und daß sie vor, während und nach der Einnahme der Droge Bilder gemalt hätten, die von einer aus Kunstkritikern bestehenden Jury beurteilt werden sollten. Das könnte interessant sein. Ich habe ihm Deine Adresse gegeben & denke, daß Du von ihm hören wirst.

Ich habe auch kurz mit Dr. Joly West (Professor für Psychiatrie an der Universität von Oklahoma, Medical School) gesprochen, der mir sagte, er habe viel über den Verlust sensorischer Fähigkeiten gearbeitet, wobei er verbesserte Formen von John Lillys Methoden angewandt habe. Interessante visionäre Ergebnisse – aber ich hatte keine Zeit, sie mir im einzelnen anzuhören.

Du hast recht, was die Hoffnungslosigkeit »wissenschaftlichen« Vorgehens betrifft. Diese Idioten wollen Ethologen à la Pawlow, nicht à la Lorenz sein. Pawlow hat nie ein Tier in seinem natürlichen Zustand gesehen, nur unter Zwang. Diese »wissenschaftlichen« LSD-Burschen tun das gleiche mit ihren Versuchspersonen. Kein Wunder, daß sie über Psychosen berichten.

Dein
Aldous

An Dr. Timothy Leary [Smith 861]

The Plaza
Fifth Avenue, an der 59. Straße,
New York
13. April 1961

Lieber Tim,
wenn Du das nächste Mal in New York bist, sieh Dir die Max-Ernst-Ausstellung im Museum of Modern Art an. Einige der Bilder sind wunderbare Beispiele dafür, wie man die Welt unter dem Einfluß von LSD oder Pilzen sieht. Ernst sieht auf visionäre Weise und ist auch ein erstklassiger Künstler, und er ist fähig, das, was er sieht, in seinen Bildern auszudrücken, die von allen, die ich kenne, der visionären Wirklichkeit am nächsten kommen. Es könnte interessant sein, mit ihm in Kontakt zu kommen, zu erfahren, wie er in seinem Normalzustand ist, ihm dann Pilze oder LSD zu verabreichen und ihn dazu zu bringen, seine normalen Erfahrungen mit denen unter Drogen zu vergleichen. Diese Verbindung einer psychischen Idiosynchrasie mit einem ungeheuren Talent macht ihn zu einem Fall von einzigartiger Bedeutung.

Herzlichst,
Aldous

KAPITEL 30

1961
Das Londoner Interview

Aldous Huxley

Während des Sommers in London gewährte Aldous Huxley John Chandos von der BBC *sein längstes Interview (das sich über zwei ganze Nachmittage erstreckte). Teile daraus werden von seiner Biographin, Sybille Bedford, zitiert, darunter auch der folgende Auszug, der sich auf psychedelische Drogen bezieht.*

BBC
Wie oft haben Sie Meskalin genommen?

A.
Meskalin habe ich zweimal genommen und LSD wohl fünfmal, denke ich.[1]

BBC
Ist die Wirkung bei jedem die gleiche?

A.
Es kommt darauf an. Im großen und ganzen, nein. Laut der Statistik erzielen etwa 70% ein gutes, positives, beglückendes Ergebnis, für einen gewissen Prozentsatz ergibt sich gar nichts und wieder andere machen sehr unangenehme, ja höllische Erfahrungen unter Drogeneinwirkung. Sie entwickeln starke Ängste.

BBC
Und wie waren Ihre Erfahrungen?

A.
Meine waren immer positiv ...

BBC
Wie lange hält die Wirkung an?

A.
Acht Stunden.

BBC
Sitzt man während dieser Zeit still da, oder bewegt man sich?

A.
Man bewegt sich, wenn man will ... Man verbringt eine Menge Zeit damit, einfach dazusitzen und die Dinge ruhig zu betrachten –

wobei man ein paar von diesen merkwürdigen metaphysischen Einsichten in die Welt gewinnt ...

BBC

Führt diese Droge zur Gewöhnung?

A.

Nein, nein, überhaupt nicht ... Die meisten Menschen, die ich kenne, verspüren kein besonderes Verlangen, sie weiter zu nehmen. Sie würden sie vielleicht gern jedes halbe Jahr oder auch jedes Jahr einmal nehmen oder so etwa ...

BBC

Wird nicht ein Zustand erreicht, in dem man sich gern befindet oder in dem man bleiben möchte?

A.

Man könnte nicht die ganze Zeit über in diesem Zustand bleiben ... Die Welt wird zu etwas so Außerordentlichem und so Absorbierendem, daß man nicht über die Straße gehen könnte ohne erhebliche Gefahr, überfahren zu werden ...

BBC

Aber wenn diese Vision so wertvoll ist – möchte man sie nicht fortsetzen?

A.

Nun ja, ich würde die Droge gern einmal im Jahr nehmen. Die meisten Leute ... die sie genommen haben, verspüren nicht den Wunsch, gewissermaßen dauernd damit herumzuspielen ... Man nimmt das Ganze zu ernst, als daß man sich so verhalten könnte. Man möchte nicht darin schwelgen.

BBC

Würde es Schwelgen bedeuten, wenn sich dadurch ein neues Leben auftäte ...?

A.

Nun ja, man braucht geraume Zeit, um das alles zu verdauen, glaube ich.

Anmerkungen

1 Huxley hatte sagen wollen, er habe viermal Meskalin und dreimal LSD genommen. In der Folge nahm er noch einmal LSD und zweimal Psilocybin – also nachgewiesenermaßen insgesamt zehn psychedelische Dosen innerhalb von zehn Jahren – das ist im Prinzip auch die Zahl, die L. Huxley und S. Bedford genannt haben.

KAPITEL 31

1961
Visionäre Erfahrung

Aldous Huxley

Der folgende Vortrag, den Huxley vor einer internationalen Versammlung von Psychologen hielt, ist vielleicht sein systematischster zu diesem Thema. Die Frage »Warum sind Edelsteine kostbar?« gewann die Funktion eines Zen Koan, wann immer er über dieses Thema sprach. Er bezieht die Methoden des Zugangs zur visionären Welt ein sowie die charakteristischen Merkmale der Erfahrung und ihren Wert für Religion, Volkskunde und Kunst. Zu seinen Anmerkungen zum chemischen Zugang kommt nun auch die Erwähnung der seinerzeit gerade gelungenen synthetischen Herstellung von Psilocybin hinzu.

Herr Präsident, meine Damen und Herren, ich fühle mich hier in einer Gruppe bedeutender Wissenschaftler ein bißchen unsicher. Aber ich tröste mich mit dem Gedanken, daß Leute meiner Profession sich bereits drei- oder viertausend Jahre, ehe Ihre Profession erfunden wurde, mit psychologischen Problemen befaßt haben. Natürlich haben Sie das, was innerhalb der Literatur in einer ziemlich vagen und intuitiven Weise gelegentlich erkannt wurde, systematisiert, und ganz gewiß können wir nun wieder sehr viel von Ihnen lernen.

Meine Entschuldigung für mein Hiersein läßt sich in einem Satz von Alexander Pope zusammenfassen, der besagt, daß »Narren unbedenklich eindringen, wo Engel nicht einzutreten wagen«. Bei so vielen akademischen Engeln – die natürlich völlig gehemmt sind durch ihre Umgebung, ihre begründeten intellektuellen Interessen und ihre akademischen Titel – scheint es mir sehr wichtig, daß ab und zu einmal ein literarischer Narr einbricht, der in keiner Weise gehemmt ist und der einfach anfängt, dieses ungeheuer weite Feld zu durchstreifen, und keine Angst hat, sich lächerlich zu machen oder in akademische Ungelegenheiten zu geraten. Ich denke, der Literat kann, trotz der Tatsache, daß er nichts von handfestem wissenschaftlichem Interesse beizutragen hat, dennoch von einigem Wert sein, insofern er Bereiche des phantastischen Universums des menschlichen Geistes durchforscht, vor denen der eher vorsichtige akademische Psychologe ängstlich zögert. Und nach dieser kurzen Einleitung erlauben Sie mir nun, zu dem faszinierenden Thema der visionären Erfahrung zu kommen.

Warum sind Edelsteine kostbar?

Also, ich werde mit einer dieser Fragen beginnen, wie Kinder sie gern ihren ratlosen Eltern stellen – einer Frage wie: Warum ist Gras grün? Meine Frage heißt: Warum sind Edelsteine kostbar? Wenn Sie darüber nachdenken, ist das doch sehr merkwürdig: Warum wohl haben Menschen so ungeheuer viel Zeit, Energie und Geld darauf verwandt, farbige Kiesel zu sammeln? Dieses Tun hat keinen faßbaren ökonomischen Wert. Die Steine sind auf ihre Weise ganz hübsch, aber dennoch erscheint es merkwürdig, daß ein solcher Energieaufwand auf das Sammeln von Edelsteinen verwendet wurde, und auch, daß so immens viel Mythologie und Volkskunde, wie sie im Zusammenhang mit Edelsteinen entstanden sind und feste Formen angenommen haben, überhaupt entstehen konnten.

Warum wurden Edelsteine immer als etwas äußerst Kostbares betrachtet? Nun, diese Frage hat vor etwa fünfzig Jahren der bedeutende amerikanische Philosoph George Santayana gestellt und auch die Antwort darauf gegeben. Er sagte, glaube ich, sie seien kostbar, weil sie in dieser Welt der Vergänglichkeit, des permanenten Zugrundegehens, einer absoluten Dauer am nächsten kämen. Sie geben uns sozusagen ein sichtbares Bild der Ewigkeit und Unwandelbarkeit. Ich glaube schon, daß an dieser Antwort etwas dran ist, aber ich glaube nicht, daß dies die ganze Antwort auf unsere Frage ist. Sie ist wichtig, weil sie auf einen tief im Bewußtsein liegenden psychischen Faktor zurückgreift, aber ich finde, sie greift nicht weit genug zurück. Ich glaube nicht, daß sie auf den wichtigsten psychischen Faktor hinführt, der die Kostbarkeit von Edelsteinen bestimmt. Und hier will ich einen Philosophen der Antike zitieren, Plotin, den großen Neuplatoniker, der in einer höchst interessanten und tief bedeutsamen Passage folgendes sagt: »In der erkennbaren Welt, welche die Welt der platonischen Ideen ist, leuchtet alles. Folglich ist das Schönste in unserer Welt das Feuer.«

Diese Bemerkung ist aus verschiedenen Gründen bedeutungsvoll. Vor allem interessiert sie mich sehr, weil sie zeigt, daß große metaphysische Systeme, das platonische wie das neuplatonische, wesentlich auf quasi-sensorischer Erfahrung aufgebaut worden sind. Die Welt der Ideen leuchtet, es ist eine Welt, die man sehen kann, und diese sonderbare Tatsache, daß die ideale Welt tatsächlich gesehen werden kann, läßt sich auch bei Plato selbst entdecken. In *Phaidos* spricht Sokrates von der postumen Welt, in die der gute Mensch nach seinem Tode eingeht, und es läßt sich allein dem Dialog nur mit Mühe entnehmen, ob dies einfach eine paradiesische Welt ist, oder ob es sich in gewissem Sinne auch hier um die Welt der Ideen handelt. Aber gleichviel: was Sokrates über diese Welt sagt – die er »die andere Erde« nennt –, heißt wiederum, daß in jener anderen Welt alles leuchtet, daß die Steine auf der Straße und auf den Bergen wie Edelsteine beschaffen sind. Und er endet mit den Worten, daß die Edelsteine in unserer Welt, die hochgeschätzten Smaragde, Rubine und so weiter, nur winzige Bruchstücke der Steine sind, die auf jener anderen Erde zu sehen sind; und diese andere Erde, wo alles heller und klarer und wirklicher ist als in unserer Welt, ist, wie er sagt, eine Vision seliger Betrachter. Hier also findet sich ein weiterer Hinweis darauf, daß eine große metaphysische Idee, daß auch die platonische Idee, das platonische System einer idealen Welt auf einer Welt der Vision beruht. Es ist die Vision seliger Betrachter, und ich denke, wir erkennen jetzt allmählich, warum Edelsteine kostbar sind: sie sind kostbar, weil sie uns irgendwie an etwas erinnern, das bereits in unserem Bewußtsein ist. Sie erinnern uns an jene paradiesische, sur-reale Welt, die einige Menschen gelegentlich wahrnehmen, von der die meisten, wie ich glaube, einen flüchtigen Blick erhascht haben und die wir alle – auf eine dunkle Weise – unbewußt wahrnehmen. Und wie Plotin sagt, wegen der Existenz dieser anderen Welt, dieser leuchtenden anderen Welt, ist das Schönste auf Erden das Feuer.

Unter diesem Gesichtspunkt ist es interessant, daß wir vom »Feuer« der Diamanten sprechen, daß die kostbarsten, die wertvollsten Diamanten jene mit dem stärksten »Feuer« sind. Und die Kunst des Diamantenschleifens ist natürlich die Kunst, sie so strahlend wie möglich zu machen, so daß sie das ganze Feuer, das in ihnen ist, zeigen. Man kann in der Tat sagen, daß alle Edelsteine in gewisser Weise kristallisiertes Feuer sind. In diesem Zusammenhang ist es voller Bedeutung, daß es im Buch Hesekiel – an der Stelle, wo der Prophet den Garten Eden beschreibt – heißt, er sei voller »Feuer-Steine«, die nichts anderes sind als Edelsteine. Man erkennt also, wie ich meine, ganz klar, daß Edelsteine eben darum kostbar sind, weil sie uns an jene seltsame andere Welt erinnern, die wir noch irgendwo im Sinn haben, zu der einige Zugang erhalten können und zu der andere spontan Zugang bekommen.

Zugang zur visionären Welt

Spontaner Zugang. Ehe ich mich auf die wahre Beschaffenheit dieser visionären Innenwelt einlasse, lassen Sie mich etwas über die Mittel und Wege eines Zugangs zu ihr sagen. Einige Menschen finden ihn spontan. Sie scheinen sich ohne jede Mühe zwischen der visionären Welt und der alltäglichen, biologisch nützlichen Welt unserer normalen Erfahrung hin- und herzubewegen. Man weiß von Leuten, wie zum Beispiel William Blake, die sich ständig zwischen diesen beiden Welten bewegten. In Blakes mittleren Jahren gab es eine Periode, da er außerstande war, die visionäre Welt zu erreichen. Etwa zwanzig Jahre lang sah er sie nicht. Er vermochte sie in seiner Jugend immer wahrzunehmen, und im Alter gelang es ihm dann wieder, ganz mühelos in sie einzugehen. Es gibt, scheint mir, eine Menge Beispiele von Künstlern, die zwischen den beiden Welten hin- und hergegangen sind. Sehr schöne und sehr genaue Beschreibungen der visionären Welt finden sich bei George Russell, dem irischen Dichter, der unter den Initialen A. E. schrieb; er teilt darin seine eigenen Erfahrungen mit, die er machte, als er in dieser leuchtenden Welt des Geistes aus- und einging.

Es gibt also diese einigen wenigen Auserwählten, die spontan fähig sind, jene andere Welt aufzusuchen und gesund und munter zurückzukommen. Das trifft auch, meine ich, für eine große Zahl von Kindern zu; ich weiß nicht, wie das Verhältnis ist, ich glaube, es ist nie systematisch untersucht worden, aber viele Kinder haben diese Fähigkeit, in einer Art visionärer Welt zu leben. [...] Im Laufe der Zeit – sobald sie nämlich unserem analytischen und begrifflichen Erziehungssystem unterworfen werden – verlieren sie diese Fähigkeit, jene andere Welt wahrzunehmen, die in den Worten Wordsworth' »nach und nach zum Licht des gewöhnlichen Tages verblaßt«. Nachdem sie in einer Welt gelebt haben, »die Glanz und Frische eines Traums« besaß, kehren sie zurück in diese ziemlich langweilige und dürftige Welt, in der die meisten von uns ihr Leben zubringen. Beiläufig möchte ich anmerken, daß es eines unserer größten Erziehungsprobleme ist, wie wir den Kindern dabei helfen können, aus beiden Welten das Beste zu gewinnen. Wie helfen wir ihnen, den größten Gewinn aus der Welt frühester – also auch visionärer – Erfahrungen zu ziehen und gleichzeitig soviel wie möglich aus der Welt der Sprache, der Begriffe und der allgemeinen Ideen zu gewinnen? Gegenwärtig scheint unser Erziehungssystem geradezu die Garantie dafür zu geben, daß wir – indem wir den Kindern Wörter und Begriffe beibringen – jene andere Welt der Schönheit und einer höheren Wirklichkeit, in der so viele Kinder leben, auslöschen.

Das sind zwei Fälle einer spontanen Wahrnehmung der anderen, der visionären Welt. Eine weitere Gruppe, die spontan zu dieser Wahrnehmung fähig ist, sind die Sterbenden. Wer Tolstoi gelesen hat, wird sich erinnern, wie in der großartigen Erzählung *Der Tod des Iwan Iljitsch* der gequälte Mann am Ende seiner unsäglichen Leiden und seines Elends spürt, wie er immer tiefer und tiefer in einen schwarzen Sack gesteckt wird, und ganz plötzlich, wenige Stunden vor seinem Tode, erkennt er, daß der Boden des Sackes offen und dort ein Licht ist.

Das ist keineswegs nur eine literarische Erfindung. In den letzten Monaten hat Dr. Karlis Osis [1] von der Parapsychology Foundation in New York Fragebogen an eine Menge Ärzte und Krankenschwestern verschickt und sie um Berichte über den Bewußtseinszustand von Patienten auf dem Totenbett gebeten. Interessant ist, daß er, glaube ich, von rund 800 Befragten spontane Berichte erhielt, wonach die Patienten unmittelbar vor ihrem Tode diese ungeheure Visionen von Licht, von leuchtenden Gestalten hatten. Und es ist gleichfalls eine höchst interessante Tatsache, daß dieses Phänomen, über das natürlich bereits in der einschlägigen Literatur geschrieben worden ist, nun statistisch bestätigt ist.

Das ist eines der höchst faszinierenden Dinge, die die Psychologen heute machen. Sie bestätigen mittels Fragebogen und anhand von Laborversuchen alle möglichen Dinge, die man intuitiv und aufgrund von Beobachtung gewußt hat und über die in der Vergangenheit Schriftsteller und Philosophen beiläufig berichtet haben.

Dies ist, wie gesagt, die dritte Gruppe der spontanen Fälle. Wir werden uns jetzt mit den Fällen zu befassen haben, bei denen der Zugang induziert wurde.

Induzierter Zugang. Die Tatsache, daß das visionäre Erlebnis zu allen Zeiten und in allen Kulturen sehr hoch eingeschätzt worden ist, bedeutet, daß man zu allen Zeiten und in allen Kulturen systematische Anstrengungen gemacht hat, dieses Erlebnis herbeizuführen. Das kann auf ganz verschiedene Arten und Weisen geschehen. Lassen Sie uns einige davon kurz betrachten.

Eine Methode ist die Hypnose. Eine gewisse Anzahl von Leuten (nicht sehr viele, aber ich habe einige gesehen) betreten in tiefer Hypnose ganz offensichtlich jene Welt und berichten über sehr merkwürdige und interessante Dinge: Sie sehen Gestalten, sie sehen leuchtende Landschaften und so weiter. Das sind keine ganz gewöhnlichen Erscheinungen, aber es ist interessant zu wissen, daß es eine gewisse Anzahl von Menschen gibt, die durch Hypnose in diese andere Welt befördert werden können.

Es gibt noch andere psychologische Methoden, um in die andere Welt zu gelangen. Eine der im Orient bestbekannten ist natürlich die, sich auf einen Punkt zu konzentrieren, die traditionelle Joga-Methode also, bei der alles bis auf einen bestimmten Punkt, auf den sich die Aufmerksamkeit konzentriert, ausgeschlossen wird. Das scheint in vielen Fällen zu bewirken, daß die Schranken, die unsere alltägliche, biologisch utilitaristische Bewußtseinswelt umgeben, durchbrochen werden und man zu einer anderen Bewußtseinsform – der visionären – gelangt. Und dann gibt es noch eine weitere Methode, die, versteht sich, in allen großen Religionen praktiziert worden ist: die Methode der – wie man es jetzt nennt – »sensorischen Verarmung«, das heißt die Methode, sich einer stark eingeschränkten Umwelt auszusetzen. Hier ist es wieder sehr interessant festzustellen, daß die ausgebildeten Psychologen im Laboratorium das wiederholen, was Heilige und Eremiten aus metaphysischen und religiösen Gründen in Höhlen, in den Bergen oder in der Wüste geleistet haben. Es ist eine äußerst seltsame Tatsache, daß das Bewußtsein nach relativ kurzer Zeit beginnt, ungeheure Visionen zu entwickeln, wenn wir die äußeren Stimuli begrenzt oder ganz und gar ausgeschaltet haben. Aus der Geschichte kennen wir den Heiligen Antonius und die im 4. Jahrhundert in der ägyptischen Wüste lebenden Mönche der Thebaïs und dann die Eremiten im Himalaya, die tibetanischen Einsiedler und die Hindus, die in vollkommener Isolierung in Höhlen lebten. Wenn Sie, zum Beispiel, über das Leben von Milarepa lesen, dem großen tibetanischen Eremiten, oder über das Leben des Heiligen Antonius und des Heiligen Paul, der Eremiten der christlichen Tradition, werden Sie feststellen können, daß diese Isolierung in der Tat visionäre Erlebnisse bewirkte. Und es ist, wie ich schon sagte, interessant festzustellen, daß diese Tatsachen in unserer Zeit von Wissenschaftlern wie D. O. Hebb an der Mc Gill University in Kanada oder wie mein Freund Dr. John Lilly am National Institute of Health in Washington bestätigt werden. Lilly ist, was eine Einschränkung der Umwelt betrifft, womöglich am weitesten gegangen. Er taucht in ein Bad von ca. 36 Grad Celsius unter, schnallt sich in einem Gurtwerk fest, so daß er sich kaum bewegen kann, atmet nur durch einen Schnorchel, so daß sogar sein Gesicht mit Wasser bedeckt und die Empfindung an allen Körperteilen die gleiche ist und hat so innerhalb von drei oder vier Stunden ungeheure visionäre Erlebnisse. Nun ist es interessant, daß die meisten dieser Erlebnisse – wie die des Heiligen Antonius – äußerst unangenehm sind. Ich habe Dr. Lilly gebeten, diese Erlebnisse zu beschreiben, aber er hat mir nie genau gesagt, welcher Art sie waren, nur daß sie wirklich äußerst unangenehm waren. Auch der Heilige Antonius war, wie jeder, der einmal eine Gemäldegalerie besucht hat, weiß, äußerst unangenehmen Erlebnissen ausgesetzt, aber er hatte augenscheinlich auch ab und an echte mystische und göttliche Erlebnisse. Es ist auch interessant, daß in allen religiösen Überlieferungen die Wüste und andere Orte mit einem Minimum an sensorischer Stimulation immer ambivalent betrachtet wurden: in erster Linie als Orte, wo Gott am nächsten ist, und an zweiter Stelle als Orte, wo es von Teufeln wimmelt. Im Neuen Testament lesen wir zum Beispiel, daß die Teufel, die von Jesus ausgetrieben werden, in die Wüste gehen, weil dies ihre natürliche Umgebung, das Habitat der Teufel, ist. Andererseits wiederum sagen die Heiligen, die im 4. Jahrhundert in der Wüste lebten, daß sie dorthin gegangen seien, weil das der Ort sei, wo man Gott näherkäme als anderswo. Und wie gesagt, es ist hochinteressant, daß diese sehr alten religiösen Praktiken anhand von Laborversuchen moderner Psychologen bestätigt werden können und bereits bestätigt worden sind.

Eine weitere Methode, in jene andere Welt zu gelangen, sind systematische Atemübungen. Am konsequentesten wurden sie natürlich in Indien entwickelt; wir finden aber auch Spuren davon in der westlichen Tradition, besonders in der griechisch-orthodoxen Kirche, wo die Leute ganz offensichtlich bestimmte Atemübungen anwandten, und sogar bei einzelnen westlichen Mystikern. Ich denke an Vater Surin, den französischen Jesuiten des 17. Jahrhunderts, der von den verschiedenen Arten, zu atmen, spricht, wenn er sie auch nicht genau beschreibt. Das Wesentliche, was sich über das Atmen sagen läßt, ist, glaube ich, daß alle diese sorgfältig ausgearbeiteten Übungen auf ein längeres Anhalten des Atems hinauslaufen. Das führt notwendigerweise zu einer stärkeren Konzentration von Kohlendioxyd im Blut. Und es ist allgemein bekannt, daß eine hohe Konzentration von Kohlendioxyd sehr bemerkenswerte und aufregende visionäre Erlebnisse bewirkt. Wir sehen also hier auf empirische Weise, daß in allen religiösen Traditionen der Vergangenheit von Methoden Gebrauch gemacht wurde, die die chemischen Abläufe im Körper veränderten, um so derartige visionäre Erlebnisse zu fördern. Eben dies ist auch der physiologische – nicht der metaphysische oder ethische – Grund für das Fasten.

Fasten ist in fast allen Kulturen unter anderem mit dem Ziel praktiziert worden, Visionen herbeizuführen. In einer primitiven indianischen Gesellschaft Amerikas war es zum Beispiel ein fester Bestandteil bei der Initiation der Jünglinge. Sie gingen hinaus in den Wald oder die Prärie und fasteten, bis sie eine Vision des Gottes hatten, den sie suchten, und nach einer gewissen Zeit stellte sich diese Vision immer ein. Natürlich ist die Methode des Fastens in jeder Religion angewandt worden. Auswirkungen des Fastens auf die Psyche sind in einer umfangreichen Untersuchung von Ancel Keys[2] nachgewiesen worden, die unter dem Titel *The Biology of Human Starvation* veröffentlicht worden ist. Sie enthält eine sehr genaue Beschreibung dessen, was geschieht, wenn man über einen langen Zeitraum sich jeglicher Nahrung enthalten hat, und dazu gehören visionäre Erfahrungen. Wir wissen auch, daß eine unzureichende Zufuhr von Vitaminen oder Kalorien – wie zum Beispiel bei den Vitaminmangelkrankheiten Pellagra oder Beriberi – tiefe psychische Veränderungen bewirkt. Hier ist es wieder interessant, mit unserem heutigen Wissen auf die Geschichte zurückzublicken und zu erkennen, warum eine Epoche wie das Mittelalter vermutlich weitaus ergiebiger war, was Visionen angeht, als unsere Gegenwart. Der Grund ist ganz einfach: wir sind mit Vitaminen schlicht vollgestopft, und sie waren es nicht. Schließlich war jeder Winter im Mittelalter eine Periode extremen Vitaminmangels: Pellagra und andere Mangelkrankheiten waren weit verbreitet. Zu einer langen Periode unfreiwilligen Fastens kamen die vierzig Tage der kirchlichen Fastenzeit, wo freiwilliges Fasten zu dem unfreiwilligen Fasten noch hinzukam, so daß um die Osterzeit der Geist für jede Art von Vision äußerst empfänglich war. Es gibt für mich keinen Zweifel darüber, daß dies einer der Gründe dafür ist, daß spontane visionäre Erlebnisse heutzutage so viel seltener sind als früher; es ist einfach eine Frage der Ernährung. In der Vergangenheit, in früheren Kulturen, machte eine recht mangelhafte Ernährung gewisse Arten visionärer Erfahrung möglich, während unsere heutige üppige Ernährung eher dazu führt, sie auszuschließen.

Zu den verschiedenen Methoden, das Bewußtsein in jene andere Welt zu befördern, gehört auch der Schlafentzug. Auch das findet man in allen Religionen: der Schlaf wird verkürzt, und das Bewußtsein öffnet sich und ist bereit für visionäre Erlebnisse. Hier ist es wiederum interessant zu sehen, wie der ausgebildete Psychologe die Erkenntnisse der Vergangenheit bestätigt. Mein Freund Dr. J. West hatte vor einigen Jahren Gelegenheit, einen Mann, der Diskjockey bei einem amerikanischen Sender war, während einer Periode der Schlaflosigkeit zu beobachten. Der Mann war eine Wette eingegangen, daß er, ich weiß nicht mehr genau, wie viele Tage – sagen wir zehn oder zwölf – nicht schlafen würde. Dr. West überwachte ihn und berichtete mir, daß sein Patient interessanterweise nach sieben oder acht Tagen in einer vollkommen visionären Welt gelebt habe mit allen möglichen merkwürdigen, teils schrecklichen, teils sehr schönen Visionen. Auch hier also finden wir alte empirische Erkenntnisse durch moderne Laborversuche bestätigt.

Sogar die mittelalterliche Neigung zur Askese oder Kasteiung war vermutlich Visionen äußerst förderlich. Selbstgeißelung, zum Beispiel: wenn man die Wirkungen dieser Prozedur analysiert, so wird einem recht klar, daß sie visionäre Erlebnisse hervorrufen sollte. Zuerst setzte sie große Mengen von Adrenalin und Histamin frei, die beide sehr merkwürdige Wirkungen auf das Bewußtsein haben. Dann gab es im Mittelalter weder Seife noch Desinfektionsmittel, weshalb die Wunden eiterten, und die Zerfallsprodukte des Protein gerieten ins Blut. Und auch das wissen wir, daß diese Dinge sehr merkwürdige und interessante psychische Wirkungen haben. Höchst erstaunlich – und eine Bestätigung dieser Tatsachen – ist eine Bemerkung aus dem 19. Jahrhundert, die der große französische Curé d'Ars gemacht hat (der inzwischen als Saint Jean Vianney heiliggesprochen worden ist): Als sein Bischof ihm die überaus rigorose Enthaltsamkeit und Selbstgeißelung verbot, die er als junger Mann betrieben hatte, meinte er voller Sehnsucht: »Als mir erlaubt war, mit meinem Körper zu machen, was ich wollte, hat Gott mir nichts verweigert.« Diese psychologisch hochinteressante Äußerung zeigt, daß es offenkundig psychische Reaktionen auf biochemischer Basis gibt, die – zusammen mit dieser Art von Selbsttortur – Visionen herbeiführen können.

Chemischer Zugang. Lassen Sie uns nun zu der letzten Gruppe der Visionen herbeiführenden Prozeduren kommen. Sie sind mit der Einnahme verschiedener Chemikalien verbunden. Wie der französische Anthropologe Philippe de Félice[3] vor etwa zwanzig Jahren in seinem Buch *Poisons Sacrés, Ivresses Divines* gezeigt hat, ist in nahezu jeder Religion, in den hochentwickelten wie in den primitiven, Gebrauch gemacht worden von bewußtseinsverändernden Drogen, um visionäre Erlebnisse herbeizuführen. Zu diesem Zweck sind alle chemischen Substanzen verwendet worden. Die am frühesten erwähnte ist, wie ich annehme, das *Soma* der Inder. Niemand weiß, glaube ich, was für eine Pflanze Soma war. Man hat es als *Asclepias* oder »Wolfsmilch« identifiziert, aber die Beschreibung in den heiligen Texten scheint mit den Charakteristika der »Wolfsmilch« nicht übereinzustimmen. Nach den alten Texten war es eine Kriechpflanze, welche die arischen Eindringlinge um das Jahr 1000 v. Chr. aus Zentralasien mitgebracht hatten, und je weiter sie in Indien vordrangen, um so schwieriger wurde es, dieser Pflanze habhaft zu werden. Philippe de Félice stellt die sehr interessante Hypothese auf, daß die Entwicklung des Joga offensichtlich in die gleiche Zeit fiel, auch wenn damit schon früher in der vor-arischen Epoche in Indien begonnen worden sein mag. Joga könnte den arischen Eindringlingen dadurch aufgezwungen worden sein, daß es unmöglich wurde, Soma zu beschaffen, weshalb sie – da sie Visionen nicht durch biochemische Mittel herbeiführen konnten – zu rein psychologischen Methoden und Atemübungen greifen mußten, um zu dem gleichen Ergebnis zu gelangen. Die Hypothese ist fesselnd und vielleicht richtig. Ich weiß es nicht. Unter den übrigen Drogen, die in der Vergangenheit selbstverständlich benutzt worden sind, sind solche äußerst gefährlichen bewußtseinsverändernden Substanzen wie Opium und Koka, aus dem Kokain gewonnen wird, und solche relativ gefährlichen wie Haschisch – und schließlich unser guter alter Freund Alkohol, den die Griechen und später die Perser gebrauchten und den dann die Kelten als bewußtseinsverändernde Droge verwendeten und als Gott anbeteten. Das ist interessant: die Substanz, die das Bewußtsein verändert, wird als göttlich betrachtet, dann personifiziert und als göttliches Wesen in die äußere Welt projiziert. Das gleiche Phänomen finden wir in Mittelamerika, wo Archäologen vor kurzem im Hochland von Guatemala eine große Anzahl kleiner Steinfiguren ausgegraben haben; sie stellen Pilze dar, aus deren Stielen der Kopf eines Gottes wächst. Es ist von großer Bedeutung, daß dieser bewußtseinsverändernde Pilz, der, wie wir gleich sehen werden, mittlerweile auch in Europa bekannt ist, als Gottheit personifiziert wurde.

Zugang durch Pilze. Zu den harmloseren bewußtseinsverändernden Drogen, deren man sich in der Vergangenheit bei religiösen

Riten bediente, gehört Peyote, der mexikanische Kaktus, der im Südwesten Amerikas und in großen Teilen Mexikos verwendet wird, und dann der Banistero [*Banisteria caapi*] Südamerikas und jetzt selbstverständlich der mexikanische Pilz.

In neuester Zeit hat die Pharmakologie teils durch verfeinerte Extraktionsmethoden, teils auf synthetischem Wege eine ganze Reihe bewußtseinsverändernder Drogen von außerordentlicher Wirksamkeit hergestellt, die sich – und das ist sehr bemerkenswert – dadurch auszeichnen, daß sie kaum schädliche physische Nebenwirkungen haben. Unter den natürlichen Drogen ist es das Peyote, das nahezu keine schädlichen Wirkungen auf den Körper ausübt; es erzeugt keine Abhängigkeit; weder nehmen Indianer im Alter von achtzig Jahren mehr davon als in ihrer Jugend, noch empfinden sie den Wunsch, es häufiger als jeden Monat oder alle sechs Wochen einmal zu nehmen, dann nämlich, wenn ihre religiösen Riten stattfinden. Der Extrakt aus Peyote, der Wirkstoff Meskalin, der jetzt synthetisch hergestellt wird, hat die gleichen Eigenschaften. Neuere Ergänzungen zu der Ausstattung der Pharmakologen und der Psychopharmakologen sind LSD-25 (Lysergsäurediäthylamid), das Dr. Albert Hofmann aus Basel 1943 synthetisierte, und seit ganz kurzer Zeit Psilocybin, das, wenn ich nicht irre, erst vor zwei oder drei Jahren synthetisch hergestellt wurde, gleichfalls von Dr. Hofmann. Er extrahierte zunächst den Wirkstoff aus den mexikanischen Pilzen, die Professor Heim von seiner Expedition nach Mexiko, die er zusammen mit Mr. Gordon Wasson machte, mitgebracht hatte.[4] Ich habe kürzlich mit Interesse einen Brief gelesen, den Professor Heim an meinen Bruder geschrieben hat. Darin berichtet er: »Ich bin gerade aus Mexiko zurückgekommen, wo ich einen großen Triumph erlebt habe: ich hatte einige von Hofmanns Psilocybinkapseln mitgenommen und der alten Dame – der Curandera, der Medizinfrau, mit der wir seinerzeit unsere Pilzexperimente gemacht hatten – eine Dosis davon gegeben; sie war ganz entzückt, weil die Wirkung genau die gleiche war wie bei den Pilzen, und meinte: ›Jetzt kann ich das ganze Jahr über meine Magie betreiben und muß nicht mehr auf die Pilzsaison warten!‹« Vielleicht ist das einer der großen Triumphe der modernen Wissenschaft, daß Professor Hofmann in Basel womöglich eines Tages ein Telegramm des Inhalts bekommt: »Erbitte per Flugpost hundert Kapseln nach Südmexiko, muß nächste Woche wichtigen Zauber ausführen!« – und die Kapseln werden abgeschickt, und der Zauber wird ausgeführt.

Die biochemischen Methoden sind nach meinem Dafürhalten

zur Zeit die wirksamsten und auch sozusagen die narrensichersten Mittel, uns in jene andere Welt zu transportieren. Ich glaube, daß sich hier ein weites Feld zum systematischen Experimentieren für Psychologen eröffnet, weil es nun mit einem minimalen physischen Risiko möglich ist, Bewußtseinsbereiche zu erforschen, die man bislang nicht erreichen konnte – es sei denn, man machte Gebrauch von äußerst gefährlichen Drogen oder man ginge auf die Suche nach den wenigen Menschen, die einen spontanen Zugang zu dieser Welt haben. (Selbstverständlich ist es auch für diese sehr schwierig, sich auf Befehl dahin aufzumachen – »der Geist wehet, wo er will« –, wir können nie sicher sein, daß die Menschen mit dieser Fähigkeit zum spontanen visionären Erlebnis dieses auch auf Wunsch gleich haben werden.) Mit Drogen wie Psilocybin ist es den meisten Menschen möglich, jene andere Welt mit geringer Mühe und nahezu ohne jeglichen persönlichen Schaden zu betreten.

Das Wesen der visionären Erfahrung

Nachdem wir die möglichen Zugänge zu der Welt visionärer Erfahrung behandelt haben, möchte ich jetzt über das Wesen dieser Welt sprechen. Wie ist ein visionäres Erlebnis beschaffen?

Licht. Der größte gemeinsame Faktor bei all diesen Erlebnissen ist, denke ich, das Licht. Es gibt beides, schlechtes Licht und gutes Licht. In seiner Dichtung *Das verlorene Paradies* spricht Milton vom Licht der Hölle, das, wie er sich ausdrückt, »sichtbare Finsternis« ist. Das scheint mir eine psychologisch sehr zutreffende Beschreibung dieser unheilvollen Helligkeit zu sein, die einige in ihren Visionen manchmal erblicken und die, glaube ich, ein Licht ist, das viele Schizophrene sehen. In Dr. Séchehayes *Tagebuch einer Schizophrenen*[5] beschreibt ihre Patientin genau dieses entsetzliche Licht, in dem sie lebt: es ist eine Art Höllenlicht, ein Licht, das dem grellen Licht in einer Fabrik, dem gräßlichen Gefunkel von elektrischem Licht auf Maschinen gleicht. Diejenigen aber, die eine positive Erfahrung machen, sagen, das Licht sei von unglaublicher Schönheit und voller Bedeutsamkeit.

Beim positiven Lichterlebnis lassen sich, meiner Meinung nach, zwei Hauptarten unterscheiden: einmal das Erlebnis von sozusagen undifferenziertem Licht, ein Erlebnis einfach von Licht, von Licht, das alles überflutet. Und dann das Erlebnis eines differenzierten Lichts, das heißt von Gegenständen, Personen, Landschaften, die von Licht durchtränkt zu sein und von innen her zu leuchten scheinen.

Ganz allgemein könnte man, meine ich, sagen, daß das Erlebnis des undifferenzierten Lichts mit dem vollkommenen mystischen Erlebnis eng verbunden ist. Das mystische Erlebnis ließe sich schlicht als das Erlebnis definieren, in der die Subjekt-Objekt-Beziehung transzendiert wird, in der ein Gefühl vollkommener Übereinstimmung des Subjekts mit anderen Menschen und mit dem gesamten Universum herrscht. Und es stellt sich auch die Empfindung ein, daß dieses Universum, so könnte man es ausdrücken, letztlich seine Richtigkeit hat, daß trotz Schmerz und Tod und all der Schrecken, die uns umgeben, es irgendwie in Ordnung ist. Und wir können Sätze, wie wir sie zum Beispiel im Buch Hiob finden, Sätze, die wir in unserem normalen Zustand nicht begreifen würden, unmittelbar verstehen. Ich meine, wenn Hiob sagt: »Auch wenn Er mich schlägt, will ich Ihm doch vertrauen«, ist das auf unserer normalen biologischen Ebene unverständlich, und doch wird es vollkommen verständlich im mystischen Zustand, sogar in einem künstlich herbeigeführten.

Es gibt noch ein anderes sehr charakteristisches psychisches Merkmal des mystischen Erlebnisses: das Gefühl einer intensiven Dankbarkeit für das Privileg, in einem so wunderbaren, außerordentlichen Universum wie dem unseren zu leben. Dazu finden sich wieder Sätze in der mystischen Literatur, die uns auf unserer gewöhnlichen alltäglichen biologischen Ebene ganz unverständlich sind, die aber im visionären oder mystischen Zustand vollkommen verständlich werden. Bei William Blake zum Beispiel gibt es einen Satz, der lautet: »Dankbarkeit ist der Himmel selbst.« Was bedeutet das? Es läßt sich im normalen Bewußtseinszustand nur sehr schwer vorstellen, aber es wird vollkommen klar in einem spontanen oder künstlich herbeigeführten mystischen Zustand: Dankbarkeit *ist* der Himmel. Dankbarkeit ist ein intensives Gefühl, und die wirkliche Erfahrung von Dankbarkeit ist unsagbar erhebend und freudespendend.

Das Lichterlebnis ist in der religiösen Literatur natürlich immer wieder beschrieben worden. Dementsprechend werden Sie die berühmten Fälle in der Literatur auch immer wieder finden – das Licht, das Paulus auf dem Weg nach Damaskus erlebte; die ungeheure Lichtexplosion, die Mohammed aus dem Schlaf riß und die so intensiv war, daß er das Bewußtsein verlor; das Erlebnis eines unerhörten Lichts, das Plotin, wie er beschreibt, drei- oder viermal in seinem Leben hatte. Und wir dürfen uns nicht vorstellen, daß solche Lichterlebnisse nur bemerkenswerten und außerordentlichen Menschen vorbehalten sind – das ist keineswegs so. Eine ganze Menge ganz gewöhnlicher Menschen hat solche Erlebnisse gehabt, und es ist einer der großen Vorzüge des neuesten Buchs von Professor Raynor G. Johnson, *Watcher on the Hills*, daß in ihm eine große Anzahl von Fallgeschichten ganz gewöhnlicher Leute zusammengetragen worden ist, die dieses ungeheure Erlebnis des undifferenzierten Lichts hatten. Erlauben Sie mir, hier aus einem Brief zu zitieren, den ich kürzlich von einer mir unbekannten Dame erhielt – einer Frau in den Sechzigern, die mir schrieb, sie habe als Schulmädchen ein Erlebnis gehabt, von dem sie ihr Leben lang beeinflußt worden sei: »Ich war ein Mädchen von 15 oder 16 Jahren«, schreibt sie, »und war in der Küche gerade dabei, Brot für den Tee zu toasten, als plötzlich an diesem dunklen Novembernachmittag der ganze Raum von Licht überflutet und ich minutenlang darin eingetaucht war. Ich hatte das Gefühl, daß das Universum auf unbeschreibliche Weise in Ordnung sei. Das hat mich für den Rest meines Lebens beeinflußt, ich habe jede Todesangst verloren, ich liebe das Licht leidenschaftlich, aber ich fürchte den Tod überhaupt nicht, weil dieses Lichterlebnis mich irgendwie davon überzeugt hat, daß auf irgendeine Weise alles seine Richtigkeit hat.«

Solche Erfahrungen sind ziemlich verbreitet. Viel mehr Menschen haben sie, ohne das zu erkennen zu geben. Ich denke, wir leben in einer Zeit, in der die Menschen nicht gern über derartige Erlebnisse sprechen. Wenn jemand solche Erfahrungen hat, hält er den Mund aus Angst, zu einem Psychoanalytiker geschickt zu werden. In früheren Zeiten, als es rühmlich war, Visionen zu haben, sprachen die Leute auch darüber. Sie setzten sich damit erheblichen Gefahren aus, denn von den meisten Visionen glaubte man, daß sie vom Teufel eingegeben seien. Wenn man aber das Glück hatte, seine Mitmenschen davon zu überzeugen, daß die Visionen göttlicher Natur waren, gewann man hohes Ansehen. Aber nun hat sich die Sache, wie gesagt, gewandelt, und die Menschen reden nicht mehr gern über solche Dinge. Hier liegt die Bedeutung des neuen Werks von Professor Maslow über das, was er »Gipfelerfahrungen« nennt.[6] Er hat eine große Anzahl solcher Erfahrungen gesammelt. Er versichert seinen Studenten, daß er sie nicht für verrückt halten wird, wenn sie ihm von solchen Dingen berichten. Es sei überraschend, schreibt er, wie viele von ihnen damit herausplatzen, diese Art von Erlebnis gehabt zu haben.

Soviel über das undifferenzierte Licht. Lassen Sie mich hier auf eine interessante Tatsache hinweisen. Ich glaube, man kann sagen, daß in allen Religionen – in primitiven wie in hochentwikkelten – Licht das vorherrschende Symbol des Göttlichen ist; interessant ist nun, daß dieses Symbol auf einem psychologischen Phänomen beruht. Das Licht der Welt, das innere Licht, das Licht der Erleuchtung, das klare Licht der Leere in der buddhistischen Literatur – das alles sind Symbole. Aber sie sind zugleich auch psychologische Tatbestände. Genauso wie – meiner Ansicht nach – die großen metaphysischen Systeme ihren Ursprung in vielen Fällen in psychischen Erfahrungen haben, so haben auch die großen Ursymbole des religiösen Lebens ihren Ursprung in psychischen Erfahrungen. Dieses quasi-sensorische Erlebnis des Lichts ist etwas, das sich in vielen, ja, man könnte sagen, in allen Religionen findet, und es ist, wie gesagt, zum Ursymbol geworden.

Gehen wir jetzt vom undifferenzierten Licht zum differenzierten Licht über, das heißt, zu einem Licht, das den Gegenständen selbst innewohnt, das Dinge und Menschen ausstrahlen. Nun, vom einfachsten Standpunkt aus ist es so etwas wie eine leuchtende lebende Geometrie. Das ist ganz interessant. Wieder läßt sich sagen, daß gewisse Symbole auf psychischen Fakten beruhen. Zum Beispiel die indischen Mandalas, die den kürzlich verstorbenen Doktor Jung so sehr beschäftigt haben, auch sie beruhen meiner Meinung nach auf psychischen Tatsachen. In den, wie man sie nennen könnte, ersten Stadien visionärer Erfahrung sehen Menschen mit geschlossenen Augen Dinge, die genau wie Mandalas sind. Auch diesen großartigen symbolischen Gebilden liegen unmittelbare psychische Erfahrungen zugrunde.

Darüber hinaus gibt es natürlich alle Arten von Visionen, die realistischer und naturalistischer sind – Visionen von Architekturen, Landschaften und Gestalten. Es ist interessant festzustellen, daß man in den Berichten von Personen mit visionären Erfahrungen immer wieder auf die gleichen Elemente stößt, zum Beispiel in Heinrich Klüvers Buch über Peyote, in dem er den größten Teil des Materials zusammenfaßt, das bis zu diesem Zeitpunkt erschienen war.[7] »Immer wieder finden wir Beschreibungen von leuchtenden Landschaften und Architekturen, die mit Edelsteinen bedeckt sind. Fenster und Türen sind mit Edelsteinen eingefaßt, die Natur ist angefüllt mit dem, was Hesekiel die Feuer-Steine nennt.« Diese Beschreibungen kommen natürlich allen Berichten vom Paradies, von der postumen und der Märchenwelt, die es in allen Traditionen gibt, sehr nahe. Wir werden später darauf eingehen, aber es erscheint mir wichtig, hier darauf hinzuweisen, daß ein großer Teil des Materials, das wir in der überlieferten religiösen oder volkstümlichen Literatur finden, eine psychologische Grundlage hat.

Visionäre Gestalten. Wir kommen nun zu den Gestalten. Auch sie erscheinen in Visionen, und wieder ist es merkwürdig und interessant, was immer wieder – sowohl in Berichten über spontane wie über induzierte Erlebnisse – mitgeteilt wird: wenn eine menschliche Gestalt auftritt, hat sie eigentlich nie ein Gesicht, das wir wiedererkennen. Unsere Väter und Mütter, unsere Frauen und Kinder erscheinen uns nicht. Der, den wir da sehen, ist ein uns völlig Fremder.

Das wiederum erklärt einige interessante theologische Theorien. Zum Beispiel: Engel sind nicht, wie jetzt theoretisch angenommen wird, die abgeschiedenen Geister der Toten – sie gehören allesamt einer völlig anderen Spezies an. Das bestätigt genau, was Psychologen im Zusammenhang mit induzierten oder spontanen visionären Erlebnissen festgestellt haben: alle menschlichen Gestalten sind die Gestalten von Fremden.

Wenn man bei diesem Stand der Dinge über den neurologischen und den psychologischen Aspekt nachzudenken beginnt, so ist es doch höchst ungewöhnlich, daß es in unserem Gehirn oder Bewußtsein, in irgendeinem Teil unseres Gehirns oder Bewußtseins etwas gibt, das die Erinnerung an visuelle Erfahrungen benutzt und sie in der Art und Weise neu zusammensetzt, daß dem Bewußtsein etwas völlig Neues angeboten wird, etwas, das nichts zu tun hat mit unserem persönlichen Leben oder, soweit sich absehen läßt, mit dem Leben der Menschheit als Ganzem. Ich persönlich finde die Vorstellung äußerst beruhigend, daß ich da hinten in meinem Schädel irgend etwas habe, was sich mir gegenüber und sogar der ganzen Menschheit gegenüber völlig gleichgültig verhält. Für mich ist es sehr befriedigend, daß es einen Bereich unseres Bewußtseins gibt, der sich nicht um das kümmert, was ich tue, sondern der mit etwas ganz anderem beschäftigt ist. Warum das so ist und was die neurologische Grundlage dafür ist, kann ich mir nicht vorstellen, aber es ist etwas, das meiner Ansicht nach erforscht werden sollte.

Transfigurationen. Wir kommen jetzt zu einem anderen Aspekt des differenzierten Lichts, der sich vielleicht als ein Überströmen aus der inneren in die äußere Welt beschreiben ließe. Es gibt ein visionäres Erlebnis mit geöffneten Augen, das in einer Transfiguration der äußeren Welt besteht, in der Weise, daß diese überwältigend schön und lebendig und leuchtend erscheint. Das ist es, was Wordsworth in seiner großen *Ode on the Intimations of Immortality* so schön und so genau beschrieben hat. Ähnliche Erlebnisse lassen sich in den Werken der Mystiker finden, im Werk des anglikanischen Mystikers Traherne, der eine unglaublich schöne Schilderung der transfigurierten Welt gibt, in der er in seiner Kindheit gelebt hat. Die Schilderung endet mit der allerschönsten Passage, in der er diese wunderbare Welt beschreibt und wo es heißt: »Und so wurden mir mit viel Aufhebens die schmutzigen Machenschaften der Welt beigebracht, die ich jetzt wieder verlerne; und ich werde wieder zum kleinen Kind, so daß ich noch einmal in Gottes Königreich eintrete.«

[...]

Diese transfigurierte Vision der äußeren Welt ist sehr wichtig im Hinblick auf die Kunst. Keineswegs alle Kunst ist visionär. Es gibt wunderbare Kunstwerke, die ihrem Wesen nach nicht visionär sind. Aber es gibt eben auch wunderbare Kunstwerke, die ihrem Wesen nach visionär sind. Sie sind entweder das Ergebnis einer Vision des Künstlers, die er, sozusagen mit geschlossenen Augen, von dem hat, was in seinem Kopf, in dieser so außerordentlichen anderen Welt, vorgeht; oder sie sind die Vision der äußeren Welt, die entweder zum Guten oder zum Bösen transfiguriert ist. Unter den Arbeiten van Goghs kann man großartige Beispiele sowohl für eine negative wie auch für eine positive Transfiguration finden. Man kann in derselben Ausstellung zwei Bilder sehen, von denen das eine ganz deutlich das Glückseligkeit ausstrahlende Bild einer glückseligen Erfahrung, einer positiv verwandelten Welt ist; und gleich daneben hängt ein Bild, das wegen seiner Unheimlichkeit absolut erschreckend ist, wo er die Welt zwar transfiguriert wahrgenommen hat, aber in einer ausschließlich diabolischen Weise transfiguriert. Man kann sich die Leiden dieses unglücklichen Mannes vorstellen, der aus einem wahren Paradies in etwas absolut Infernalisches gestürzt werden konnte, und es ist nicht überraschend, daß er durch Suizid endete. Wenn man eine große Sammlung seiner Bilder sieht, ist es ganz leicht, das Auf und Ab dieser ungewöhnlichen Erfahrungen sowohl positiver wie negativer Transfiguration nachzuzeichnen.

Visionäre Erfahrung, Religion und Volkskunde

Lassen Sie uns nun ganz kurz auf die Bedeutung visionärer Erfahrungen für Religion und Volkskunde eingehen. In allen Überlieferungen finden sich Beschreibungen des Paradieses, des Goldenen Zeitalters, eines künftigen Lebens; und wenn man sie neben die Beschreibungen von spontanen oder induzierten visionären Erfahrungen hält, erkennt man, daß sie sich genau gleichen; daß jene andere Welt, wie sie in Volksreligionen beschrieben wird, jene anderen Welten nichts anderes sind als Beschreibungen visionärer Erfahrungen, welche die Menschen aus ihrem Inneren in die äußere Welt projiziert haben. In allen Überlieferungen finden wir die gleiche Überfülle von Juwelen, und wo es nicht Juwelen sind, ist es Glas, das in der Vergangenheit als etwas sehr Seltenes und Kostbares galt. Wir finden in der Offenbarung des Johannes einen See aus Glas im Neuen Jerusalem. Dieses wiederum hat Mauern, die aus Gold und doch durchscheinend sind – aus goldenem und zugleich durchscheinendem Glas also. Die gleiche Vorliebe für Glas als einen wunderbaren, magischen Stoff finden wir in den nordischen Überlieferungen. Wir finden sie bei den Kelten und den Walisern; das Totenreich, zum Beispiel, heißt Ynisvitrin, die Glas-Insel, und in der germanischen Überlieferung leben die Toten an einem Ort, der Glasberg heißt. Es ist sehr merkwürdig, von Japan bis Westeuropa immer wieder die gleichen Bilder anzutreffen, die zeigen, wie universal und wie gleichförmig diese Art visionärer Erfahrung war, und wieviel Bedeutung sie stets hatte und wie sie in den verschiedenen Religionen immer wieder in den Kosmos projiziert wurde.

Visionäre Kunst

Erlauben Sie mir ein paar Worte zur Kunst, die ihrem Wesen nach visionär ist. Unnötig zu sagen, daß eine der außergewöhnlichsten Künste, die ihren Höhepunkt im 12. und 13. Jahrhundert erreichte, die Kunst der Glasmalerei war. Jeder, der in der Kathedrale von Chartres oder in der Sainte Chapelle in Paris war, wird begreifen, wie großartig diese Kunst sein konnte. Im Inneren der Sainte Chapelle zum Beispiel befindet man sich inmitten eines ungeheueren Juwels, im Herzen einer überaus kunstvollen Vision voller Edelsteine. Eine interessante historische Tatsache ist die Äußerung des berühmten Abts Suger von St. Denis: zu seiner Zeit seien in allen Kirchen zwei Kästen für Kollekten aufgestellt gewesen, einer für die Armen und der andere für farbige Glasfenster. Während der Kasten für die Armen fast immer leer gewesen sei, sei der für die Glasfenster immer voll gewesen. Das beweist die immense Wertschätzung dieser Art visionären Erlebnisses.

Interessant ist auch, daß visionäre Kunst sehr häufig Volkskunst ist und daß umgekehrt ein großer Teil der Volkskunst visionäre Kunst ist, zum Beispiel die pompösen Festzüge und Prozessionen. Alle Könige und Päpste sowie alle Angehörigen der Aristokratie und der kirchlichen Hierarchie der Vergangenheit haben die ungeheure Macht einer solchen visionären Darstellung auf die Menschen immer sehr wohl gekannt. Diese Umzüge, der Einzug eines Königs in eine Stadt, die Krönung des Papstes, waren immer ungemein volkstümlich und gehörten, meine ich, zu den wirkungsvollsten Mitteln, um die Leute davon zu überzeugen, daß eine de facto bestehende Autorität auch eine de jure – *de jure divino* – bestehende Autorität war. Indem man das Symbol bloßer Autorität mit einem visionären Umfeld, einer visionären Aura umgibt, wird diese Autorität als legitim akzeptiert.

Eine andere Art visionärer Kunst ist die Pyrotechnik. Die Entwicklung von Feuerwerken machte bereits im römischen Reich ungeheure Fortschritte; mit der Erfindung des Schießpulvers ging sie weit über alles in der Vergangenheit Bekannte hinaus. Auch dies war immer eine ungemein volkstümliche Kunstform und ihrem Wesen nach visionäre Kunst.

Gleiches gilt für die Darbietungen auf der Bühne: zum Beispiel für die großartigen Maskenspiele zur Zeit Elisabeths I. und Jakobs I., auf die Unsummen verwendet wurden. Es existiert der Bericht von einem Maskenspiel, das die Gelehrten der Londoner Rechtsschulen veranstalteten, das zwanzigtausend Pfund nach damaliger Währung kostete, eine gigantische Summe nach heutigen Begriffen, wahrscheinlich mindestens eine Viertelmillion Pfund, für das Vergnügen einer einzigen Nacht. Ich will damit das ungeheure Interesse und die Aufregung zeigen, die eine solche Darbietung hervorrief. Unnötig zu sagen, daß diese Art von Volkskunst, die auf Lichteffekten beruht, erheblich von der jeweiligen technischen Entwicklung abhängt. Früher war mit Kerzen sicherlich nur eine äußerst dürftige Beleuchtung möglich, und es ist interessant hervorzuheben, daß mit der Erfindung des parabolischen Spiegels Ende des 18. Jahrhunderts, dann des Gas- und Kalklichts und schließlich der Elektrizität es möglich geworden ist, in der Welt des Theaters visionäre Wirkungen zu erzeugen, an die in der Vergangenheit gar nicht zu denken war.

Hier ist die Volksetymologie wieder interessant. Es ist interessant, zum Beispiel festzustellen, daß im 17. Jahrhundert die Erfindung von Athanasius Kircher sofort »Laterna magica« genannt wurde. Die Projektion eines leuchtenden Bildes in einem dunklen Raum auf einen weißen Schirm empfand man sofort als irgendwie magisch. Der Begriff »Laterna magica« erschien dieser Art von visionärem Erlebnis vollkommen angemessen.

Ich finde die Vorstellung sehr bewegend, daß man ein vollständiges Spektrum visionärer Erfahrung, von den Feuerwerken über die Laterna magica, die Paraden in unserer Zeit, den Farbfilm, die bunten Schaustellungen bis zu den Visionen der Heiligen und schließlich zu dem undifferenzierten Licht der Mystiker, nachzeichnen kann. Alle diese Erscheinungen beschreiben eine fortlaufende Linie, und immer empfanden nahezu alle Betroffenen unmittelbar den wirklichen Wert und die große Bedeutung solcher Erfahrungen.

Und das läßt mich zum Schluß kommen: Welchen Wert hat visionäre Erfahrung?

Der Wert visionärer Erfahrung

In gewissem Sinne, so kann man wohl sagen, ist es ein absoluter Wert. Man kann sagen, daß ein visionäres Erlebnis eine Offenbarung des Schönen und des Wahren ist, eine Offenbarung intensiver Schönheit und intensiver Wirklichkeit, und als solche bedarf es keiner weiteren Rechtfertigung. Schließlich sind das Gute, das Wahre und das Schöne absolute Werte, und in gewissem Sinne läßt sich auch sagen, daß visionäre Erfahrung immer als absoluter Wert angesehen worden ist, daß sie ihrem Wesen nach immer als etwas von unermeßlicher Bedeutung und Wichtigkeit empfunden worden ist, als etwas, das einen hohen Preis wert ist.

Aber es ist auch wichtig, darauf hinzuweisen, daß, obgleich visionäre Erfahrung in gewissem Sinne einen subjektiven Wert und auch in gewissem Sinne einen absoluten Wert hat, wir diesen Wert dennoch in unser Bezugssystem von Güte und Geistigkeit einfügen können. In diesem Zusammenhang halte ich es für sehr wichtig, sich der theologischen Definition solcher Erfahrungen zu erinnern. Die theologische Definition einer Vision oder auch eines spontanen mystischen Erlebnisses ist die einer »unverdienten Gnade«. Diese Dinge sind eine Gnade, sie werden uns gegeben, wir erringen sie nicht durch Arbeit. Sie kommen zu uns, und sie sind »unverdient«, was heißt, daß sie weder notwendig noch von Bedeutung sind für unsere Errettung oder unsere Erleuchtung oder wie immer Sie es nennen wollen. Aber wenn wir auf die richtige Art und Weise mit ihnen umgehen, wenn wir mit ihnen »kooperieren«, wenn die Erinnerung daran wichtig erscheint, wenn wir uns an die Richtlinien halten, die während der Vision aufgestellt werden, dann können sie von ungeheurem Wert für uns sein und viel dazu beitragen, unser Leben zu verändern. Dieser Begriff der unverdienten Gnade, die Bedeutung gewinnt, wenn wir mit ihr zusammenwirken, ist sehr wichtig für die ganze Skala visionärer Erlebnisse – ob sie nun spontan oder künstlich herbeigeführt sind.

Wir werden von Dr. Leary[8] hören, auf welche Weise solche Erlebnisse durch Substanzen wie Psilocybin herbeigeführt werden. Ich möchte behaupten, daß diese Art künstlich herbeigeführter Erfahrung möglicherweise keinerlei Wert hat, daß sie ungefähr so sein mag, als wenn man im Kino einen interessanten Film ansieht. Wenn wir dagegen mitarbeiten, wenn wir wahrnehmen, daß sie eine tiefe Bedeutung hat, und wir etwas damit anfangen, dann kann sie sehr, sehr wichtig sein und unser Leben und unser Bewußtsein verändern, indem sie uns erkennen läßt, daß es noch andere Möglichkeiten gibt, die Welt zu betrachten, als unsere übliche utilitaristische Weise, und sie kann auch zu einer wesentlichen Veränderung unseres Verhaltens führen. Wir kommen nun selbstverständlich zu der philosophischen Frage: Welchen Rang nehmen Visionen in der Metaphysik ein, welchen Rang in der Ontologie? Nun ist dies glücklicherweise ein Kongreß für Angewandte Psychologie. Wir müssen uns auf Probleme dieser Art nicht einlassen, obgleich ich glaube, es würde sich lohnen, und ich hoffe, daß jemand es früher oder später tun wird. Aber zunächst läßt sich, glaube ich, sagen, daß der Wert visionärer Erfahrung – abgesehen von ihrem Wert in sich –, also sozusagen ihr ethischer, soziologischer und geistiger Wert der ist, daß – geht man richtig mit ihr um – sie zu einer bedeutenden und wichtigen Veränderung unseres Bewußtseins und vielleicht auch zu einer Veränderung unseres Verhaltens und sogar zum Guten führen kann.

Wortgetreue, leicht überarbeitete Mitschrift

Anmerkungen

1 Karlis Osis: »Deathbed Observations by Physicians and Nurses«. – *Parapsychological Monographs 3* (Parapsychology Foundation Inc., N. Y., 1961). (Zusammengefaßt in: *International Journal of Parapsychology Vol. IV, 2,* 27–56 (1962). Vgl. auch Duncan Blewett: »Psychedelic Drugs in Parapsychological Research«, ebd. *Vol. V, 1,* 43–74 (1963).

2 Ancel Keys et al., *The Biology of Human Starvation*, Minneapolis: University of Minnesota Press, 1950

3 Philippe de Félice, *Poisons Sacrés, Ivresses Divines. Essai sur quelques formes inférieures de la mystique*, Paris 1936

4 Roger Heim und R. Gordon Wasson: »Les Champignons hallucinogènes du Mexique: Etudes éthnologiques, taxinomiques, biologiques, physiologiques et chimiques«. (In Zusammenarbeit mit Albert Hofmann, Roger Cailleux, A. Cerletti, Arthur Brack, Hans Kobel, Jean Delay, Pierre Pichot, Th. Lemerière und J. Nicolas-Charles.) *Archives du Musée National d'Histoire Naturelle 7, Vol. VI* (Paris 1958).

5 Marguerite A. Séchehaye, *Tagebuch einer Schizophrenen.* Frankfurt am Main 1973.

6 Abraham H. Maslow, *Psychologie des Seins,* München 1973.

7 Heinrich Klüver: *Mescal*, a. a. O.

8 Dr. Timothy Leary sprach im weiteren Verlauf des Tages über die Frage »Wie man sein Verhalten ändern kann«.

KAPITEL 32

1961
Die Grenzgebiete des Bewußtseins erforschen

Aldous Huxley

Dieser in Fate Magazine *erschienene Artikel schildert Huxleys Eindrücke während des Sommers 1961 in Europa. Huxley nahm an einer Parapsychologie-Tagung in St.-Paul-de Vence teil, traf sich in Turin mit einem italienischen Arzt, der die chinesische Akupunktur praktizierte, besuchte mit Dr. Hofmann und dessen Frau die nähere Umgebung von Zürich und flog anschließend zu dem Kongreß für Angewandte Psychologie nach Kopenhagen. Er beschließt den Artikel mit einer Anmerkung zur Politik, wobei seine ausdrücklich pazifistische Haltung, die er während seines ganzen Lebens einnahm, deutlich hervortritt. Eine französische Übersetzung dieses Artikels erschien in* Planète. *Beide Zeitschriften – die amerikanische wie die französische – wenden sich vor allem an ein an Okkultem interessiertes Publikum, das in Huxley nicht unbedingt einen Vorkämpfer, aber doch zumindest einen höchst befähigten Verbündeten fand.*

Weniger als zwei Flugstunden trennen die Ostsee von der mediterranen Welt. In Kilometern und Minuten ausgedrückt waren die Entfernungen zwischen meinen verschiedenen Anlaufstationen sehr gering, aber mit geistigem Maßstab gemessen waren sie enorm. Zwischen nach-freudscher Psychotherapie und vor-hippokratischer chinesischer Akupunktur liegen Welten.

Telepathie scheint nichts mit Psychologie in der industriellen Gesellschaft und der Feststellung von Intelligenzquotienten zu tun zu haben. Visionäre Erfahrung, herbeigeführt durch Dr. Hofmanns bewußtseinsverändernde synthetische Stoffe, ist in der Tat weit entfernt von der Art zu denken, die zu einer Arbeit über *Die Wirkung von Meprobamat und Dextroamphetaminsulfat auf die Reaktionszeit normaler, nicht hospitalisierter Personen bei neutralen und Tabu-Wörtern* führt. Und von dort ist es wiederum ein sehr langer Weg bis zu jener äußersten »Freiheit vom Gewußten«, von der Krischnamurti spricht. Und dennoch existieren alle diese ganz unvergleichbaren Welten nebeneinander im menschlichen Schädel. Tatsächlich oder potentiell sind es alles *unsere* Welten. »Welch ein Meisterwerk ist der Mensch!«

Die Tagung in St.-Paul-de-Vence wurde von der Parapsychology Foundation organisiert, deren Präsidentin die begabte, feinfühlige und unermüdlich die psychologische Forschung anregende Mrs. Eileen Garrett ist. Es waren vier Psychologen dort, Italiener und Schweizer, ein Endokrinologe aus Paris und ein weiterer französischer Arzt, der sich auf psychosomatische Medizin spezialisiert hat, sowie ein hervorragender englischer Neurologe, Dr. Grey Walter, und ein junger amerikanischer Parapsychologe, der sich aktiv mit Forschung und Experiment befaßt.

Eine Reihe von Vorträgen wurde gehalten – zum Beispiel über Fälle einer offensichtlich telepathischen Verbindung zwischen Arzt und Patient während einer Psychotherapie; über die Auslösung einer Hypnose aus der Entfernung durch telepathische Mittel; über eine Reihe von Experimenten, die zu zeigen schienen, daß die Träume eines Schlafenden telepathisch beeinflußt werden können; und über eine weitere Versuchsfolge, bei der ein Instrument, »Plethysmograph« mit Namen, benutzt wurde, um unbewußte körperliche Veränderungen zu registrieren, die auf telepathisch empfangene Stimuli hin auftraten. Diesen Forschungsberichten aus der Schweiz und aus Amerika gingen Arbeiten voraus, die vor fünfundzwanzig Jahren in der Sowjetunion begonnen worden waren, die aber erst kürzlich publiziert, öffentlich diskutiert und fortgeführt wurden.

Das Ziel der sowjetischen Forschung war es, herauszufinden, ob ESP [Extrasensory Perception, übersinnliche Wahrnehmung] ein Faktum ist, und wenn dem so ist, ob man sie physikalisch – als Produkt irgendeiner Art elektromagnetischer Ausstrahlung – erklären kann. Eingeschlossen in Bleihüllen und in Quecksilberbädern schwimmend, damit keine Strahlung zu ihnen dringen konnte, zeigten die sensiblen Versuchspersonen beachtliche Leistungen. Die Experimentatoren waren gezwungen, daraus zu folgern – während des Stalinismus waren solche Folgerungen außerordentlich peinlich –, daß Telepathie vorkommt und nicht eine Art Funk ist.

Was macht man mit Ergebnissen, die sich nicht in den Begriffen einer allgemein akzeptierten Theorie erklären lassen? In allzu vielen Fällen hält man sich – wie William James vor zwei Generationen gezeigt hat – an seine Theorie und tut sein Bestes, störende

Daten zu ignorieren. Für Herbert Spencer war die Idee einer Tragödie (nach den Worten T. H. Huxleys) eine schöne Verallgemeinerung, die durch eine häßliche Tatsache ermordet wird.

Spencers scholastischer Geist weht immer noch, und die Neigung, die hohe geheiligte Verallgemeinerung der sonderbaren, niederen, vermessenen Tatsache vorzuziehen, ist immer noch – selbst in den angesehensten wissenschaftlichen Kreisen – anzutreffen. Nach den Begriffen allgemein akzeptierter Theorien ergeben die Fakten der Parapsychologie keinen Sinn. Was soll man da machen? Sollen wir unsere Augen dagegen verschließen, in der Hoffnung, daß die Fakten verschwinden und uns in Ruhe lassen, wenn wir sie nicht mehr sehen? Oder sollen wir sie akzeptieren?

Sie zunächst als unerklärliche Abweichungen akzeptieren und gleichzeitig alles daransetzen, die anerkannten Theorien in der Weise zu modifizieren, daß sie allen Erscheinungen gerecht werden – allen Erscheinungen, einschließlich derer, die heute noch außerhalb der Grenzen des Erklärbaren zu liegen scheinen. Die Society for Psychical Research wurde 1882 gegründet, und diejenigen, die den zweiten der beiden möglichen Wege zu den Psi-Phänomenen gewählt haben, warten immer noch hoffnungsvoll auf eine Theorie, die allen Erscheinungen – von den atomartigen bis zu den übersinnlichen – gerecht wird. Von William James zu C. D. Broad und H. H. Price in unseren Tagen hat eine Reihe von psibewußten Philosophen immer wieder auf Möglichkeiten hingewiesen, wie man all diesen Erscheinungen gerecht werden könnte. Aber ihre Vorschläge sind nie auf die Stufe einer nachprüfbaren Theorie erhoben worden, und die Fakten der Parapsychologie sind nach achtzig Jahren systematischer Untersuchungen so seltsam und unerklärlich geblieben wie eh und je.

Von St.-Paul und der äußerst ungewöhnlichen Welt der Parapsychologie reiste ich nach Turin, wo meine Frau und ich einen denkwürdigen Abend mit Dr. Quaglia Senta verbrachten und über Sentas Erfahrungen mit der noch sehr ungewöhnlichen Welt der Akupunktur sprachen. Die Jesuiten-Missionare haben als erste Europäer über diesen merkwürdigen Zweig der chinesischen Medizin berichtet. Aber erst 1928 erreichte eine vollständige und genaue Beschreibung der Akupunktur den Westen. In diesem Jahr kehrte Sulié de Morant aus China zurück und veröffentlichte seine erste Abhandlung über dieses Thema.

Heute verbinden einige hundert europäische Ärzte (und ein einziger englischer!) die Wissenschaft und Kunst westlicher Medizin mit der alten Wissenschaft und Kunst der chinesischen Akupunktur. Internationale Akupunktur-Kongresse werden einberufen (der letzte fand an der Universität von Clermont-Ferrand statt), und man hört, daß neuerdings sowjetische Ärzte ein lebhaftes Interesse für diesen Gegenstand zeigen.

Daß eine Nadel, die man knapp unter dem Knie in die Haut des Beines sticht, eine Wirkung auf die Leberfunktion haben soll, ist naheliegenderweise unglaubhaft. Wenn es unsere erste Sorge ist, nicht den Erscheinungen, sondern unserer Theorie gerecht zu werden, werden wir versucht sein, solche empirisch erhärteten Tatsachen zu übersehen und die Behauptungen der Akupunkteure als bloßen Aberglauben und Hokuspokus abzutun. Sie können nicht wahr sein, weil sie innerhalb unseres gegenwärtigen Bezugssystems keinen Sinn ergeben.

Für die Chinesen hingegen können sie durchaus sinnvoll sein. In einem normalen gesunden Organismus findet, so behaupten sie, eine ununterbrochene Zirkulation von Energie statt. Krankheit ist zugleich der Grund und das Ergebnis einer Störung in dieser Zirkulation. Lebenswichtige Organe können entweder unter einem Mangel oder einem störenden Zuviel an Lebenskraft leiden. Akupunktur bringt diesen Energiefluß wieder in die richtige Bahn und normalisiert ihn.

Das ist möglich, weil, wie die Erfahrung gezeigt hat, die Glieder, der Rumpf und der Kopf von unsichtbaren »Meridianen« überzogen sind, die auf irgendeine Weise mit den verschiedenen Organen des Körpers zusammenhängen. Auf diesen Meridianen liegen ganz besonders empfindliche Punkte. Eine Nadel, die man in einen dieser Punkte sticht, beeinflußt das Funktionieren des Organs, das in Beziehung zu dem Meridian steht, auf dem der Punkt liegt. Indem der geübte Akupunkteur in eine Reihe klug ausgewählter Punkte sticht, stellt er die normale Zirkulation der Energie wieder her und gibt dem Patienten die Gesundheit zurück.

Wieder sind wir versucht, mit den Achseln zu zucken und zu sagen, daß das keinen vernünftigen Sinn ergibt. Aber aus den Sitzungsberichten des letzten Akupunktur-Kongresses erfahren wir dann, daß es Experimentatoren gelungen ist, mit Hilfe äußerst empfindlicher elektrischer Meßinstrumente den Verlauf der chinesischen Meridiane aufzuspüren, und daß recht erhebliche Veränderungen des elektrischen Zustandes registriert werden können, wenn ein strategisch wichtiger Punkt mit einer Nadel gereizt wird. So werden die seltsamen Erscheinungen der Akupunktur schließlich vielleicht doch noch durch unsere Theorien gerechtfertigt.

Unterdessen bleibt die Tatsache bestehen, daß es pathologische Symptome gibt, auf die diese alten chinesischen Methoden sehr gut wirken. Zu diesen krankhaften Erscheinungen (und das ist in unserem augenblicklichen Kontext besonders interessant) gehören verschiedene unerquickliche Geisteszustände – zum Beispiel gewisse Arten von Ängsten und Depressionen –, die, da sie vermutlich mit einer organischen Störung zusammenhängen, verschwinden, sobald der normale Energiefluß wiederhergestellt ist. Durch zwei oder drei Stiche mit einer silbernen Nadel können in manchen Fällen Ergebnisse erzielt werden, die durch mehrere Jahre auf der Couch eines Psychoanalytikers nicht erreicht werden konnten.

Und das bringt mich auf die Unterhaltung, die ich mit Dr. Hofmann und dessen Frau in der Nähe von Zürich führte. Wir menschlichen Wesen sind, nach Andrew Marvells Formulierung, »rationale Amphibien«, die gleichzeitig in einer Seelenwelt und in einer Welt der Grunderfahrungen leben, in einer Welt abstrakter Begriffe und Verallgemeinerungen und einer Welt einzigartiger Ereignisse. Dr. Hofmann ist ein hervorragender Chemiker, dessen neueste aufsehenerregende Arbeit sich mit diesem seltsamen Grenzgebiet zwischen den beiden Welten befaßt, wo kleinste biochemische Veränderungen ungeheure, revolutionäre Veränderungen im Bewußtsein erzeugen.

Dr. Hofmanns synthetisch hergestellte Stoffe sind neu; aber die ethischen, philosophischen und religiösen Probleme, die sie auf so dramatische Weise hervorrufen, sind sehr alt. Daß Bier (ebenso wie Tee, Kaffee, Aspirin, Vitamine und zwei Dutzend die Psyche anregende oder beruhigende Mittel) »viel besser, als Milton's getan, Gottes Wege rechtfertigen kann«, ist ein schlichtes Ergebnis von Beobachtung und Erfahrung – eine Tatsache, die einige Leute als niederdrückend und demütigend empfinden, andere als tröstlich und ganz amüsant. In welchem Ausmaße sind unsere Gedanken, Überzeugungen und Handlungen das Ergebnis unserer Physis und unseres Temperaments, die wir ererbt haben, und inwieweit beruhen sie auf den durch innere oder äußere Ereignisse hervorgerufenen Schwankungen in unserem chemischen Körperhaushalt? Welchen Wert hat eigentlich eine Philosophie, die auf einem Bewußtseinszustand basiert – zum Beispiel dem Bewußtsein von Sünde –, der sich durch einen Nadelstich oder durch eine kleine tägliche Dosis Ritalin radikal verändern läßt? Und was hat es mit den Erfahrungen auf sich, die Dr. Hofmanns physisch unschädliche Bewußtseinsveränderer herbeiführen – Erfahrungen von einer in unvorstellbare Schönheit verwandelten Welt voller tiefer Bedeutung, die trotz Schmerz und Tod eine wesentliche und – es gibt kein anderes Wort – göttliche Ordnung manifestiert? Also, was ist damit? Hier gehen die Meinungen auseinander.

Für die meisten, denen solche Erfahrungen gewährt wurden, ist ihr Wert offenkundig. Für Dr. Zaehner, den Autor des Buches *Mystik, religiös und profan* ist es unmoralisch, ein solches Erlebnis nach Wunsch herbeizuführen. Worauf sein Kollege Professor Price erwidert, Dr. Zaehner möge doch nur für sich sprechen.

Price würde mit William James darin übereinstimmen, daß unter der Voraussetzung, man erreicht das Kunststück, weder sich noch anderen zu schaden, es heilsam und erhellend ist, außergewöhnliche Bewußtseinszustände herbeizuführen. Und vor langer Zeit hat Bergson bei seiner Verteidigung von William James, der wegen seiner Versuche mit Nitroxyd getadelt worden war, darauf hingewiesen, daß die Chemikalie nicht die Ursache von James' bemerkenswerten metaphysischen Erfahrungen war, sondern nur die Gelegenheit dafür bot. Dieselben Erfahrungen hätten durch rein psychologische Methoden auch herbeigeführt werden können, durch die Kasteiungen und regelmäßigen Übungen, die von den Mystikern und Sehern aller Religionen angewandt wurden, ja durch jede Methode, die imstande ist, einen Bewußtseinszustand oder die chemischen Abläufe im Körper derart zu verändern, daß die Schranke fällt, die unsere von alltäglichen, biologisch nützlichen und sozial bedingten Wahrnehmungen, Gedanken und Gefühlen gebildete Welt von der nicht weniger wirklichen fremden und doch subjektiven (und vielleicht sogar objektiven) trennt, die uns offenbart wird, wenn sich unser utilitaristischer Bewußtseinszustand in einen ästhetischen oder spirituellen verwandelt.

Spirituell ... für empfindsame Ohren, die empfänglich sind für die mitschwingenden Töne eines »Inspirations«-Geschwätzes, ist das nahezu ein Schimpfwort. Und dennoch – welches andere Wort ließe sich in gewissen Zusammenhängen verwenden? Wenn man Meister Eckhart liest oder – wie wir es in Gstaad taten – Krischnamurti lauscht, ist man gezwungen anzuerkennen, daß »spirituell« das *mot juste,* das einzig treffende Wort sein kann. »Ich zeige euch das Leid und das Ende des Leids.«

Alle großen Meister des spirituellen Lebens (wieder dieses Wort!) sind zugleich tief pessimistisch und nahezu unbegrenzt optimistisch gewesen. *Wenn* gewisse Bedingungen erfüllt werden, können menschliche Wesen endlich aufhören, sich wie armselige oder beklagenswerte Geschöpfe zu benehmen, für die sie sich irrtümlich halten, und das sein, was sie in Wahrheit immer gewesen sind, wenn sie sich eine Chance gaben, es zu erkennen: erleuchtet, befreit, »vergöttlicht in Gott«. Daß aber mehr als nur einige wenige von uns diese Bedingungen je erfüllen werden, ist höchst unwahrscheinlich. Viele sind berufen, aber wenige sind auserwählt; denn nur sehr wenige wollen auserwählt sein.

Das Ende des Leids ist erkennbar; aber daß das Leid weiter fortbesteht, ist sicher. Alles, was die Meister des spirituellen Lebens tun können, ist, uns daran zu erinnern, wer wir in Wahrheit sind und mit welchen Mitteln wir unsere Identität erkennen können: durch Meditation im Sinne einer vollkommenen, alles umfassenden Wahrnehmung in jedem Augenblick, und infolge davon durch ein richtiges Sein und, wiederum daraus entspringend, durch spontanes richtiges Handeln.

Von Frankreich, Italien und der Schweiz, von der weitabgelegenen ESP, von einer noch abgelegeneren visionären Erfahrung und der am weitesten entfernten Erleuchtung flogen wir nach Kopenhagen zum Internationalen Kongreß für Angewandte Psychologie. Was ist eigentlich *angewandte* Psychologie? Oder sollte man die Frage andersherum stellen, indem man sagt, was ist nicht-angewandte Psychologie? Antwort: verdammt wenig, zumindest im Hinblick auf individuelles Verhalten auf (statistisch gesprochen) normaler Ebene. Dieses umfassende Thema wurde in Kopenhagen von 1300 Delegierten diskutiert, die sich zwei- oder dreihundert Vorträge über jeden nur denkbaren Gegenstand anhörten – von *Figuren-Zeichnen als Ausdruck der Selbstachtung* bis zu *Sozialforschung in der Arktis*.

Die Welt ist so voll von Dingen, und die Universitäten sind so voll von Psychologen, daß ich unmöglich allem, was da in Kopenhagen vorgetragen und gesprochen wurde, gerecht werden kann. Ich werde mich daher auf die wichtigste aller Fragen beschränken, auf welche – leider! – die Antworten am wenigsten befriedigen konnten. Kann Psychologie dazu beitragen, internationale Spannungen zu lösen, Konflikte aufzuheben, den Frieden zu erhalten?

Der Vortrag, mit dem Professor Osgood den Kongreß eröffnete,[1] und die Beiträge zum Symposium des folgenden Tages enthielten eine Menge vernünftiger und humaner Vorschläge. Man hörte voller Zustimmung zu, zugleich aber auch voller bedrängender Zweifel.

Würden die vernünftigen und humanen Vorschläge akzeptiert werden? Könnten sie im gegenwärtigen historischen Zusammenhang, im herrschenden ideologischen Klima akzeptiert werden? Und obgleich es offensichtlich stimmt, daß, wie Dr. Baumgarten-Tramer es formulierte, eine dringende »Notwendigkeit der Bildung einer Psychologie für Politiker« besteht – ist es auch nur wahrscheinlich, daß die kleine Zahl von Politikern, Generälen und Technologen, deren Gnade sich heute die übrigen 29 000 Millionen Mitglieder der menschlichen Rasse ausgeliefert sehen, bereit wären, noch einmal zur Schule zu gehen und jene Psychologie für Staatsmänner zu lernen, die zu erarbeiten und zu lehren so absolut notwendig ist? Diese wenigen, so ungeheuer machtvollen Männer, von denen die ganze Menschheit abhängt, sind ja selbst die hypnotisierten Gefangenen politischer und philosophischer Traditionen, welche auf nationalistischem Götzendienst und ideologischem Dogmatismus aufgebaut sind und in der Vergangenheit unweigerlich zum Krieg geführt haben.

Das neurotische Individuum ist ein Mensch, der auf die Herausforderungen der Gegenwart im Sinne einer obsessiv erinnerten Vergangenheit reagiert. Alle Gesellschaften zeigen insofern die Symptome von kollektiven Neurosen, als ihre Politik von alten, irrigen und zu Dogmen versteinerten Vorstellungen diktiert ist, und die wenigen mächtigen Männer, in deren Griff sich die Menschheit nun ohnmächtig windet (wie einst Gulliver in den Klauen des Brobdingnagischen Affen), sind selber die Opfer der Entfremdung ihrer Gesellschaft von der Realität unserer Zeit.

Früher, als sich technologische und demographische Veränderungen langsam vollzogen, konnten sich die Gesellschaften ihre Kollektivneurose leisten. Heute ist ein politisches Verhalten wahrscheinlich auf fatale Weise unangemessen, das bestimmt wird von den obsessiven Erinnerungen an die Vergangenheit (in anderen Worten, von ehrwürdigen Erinnerungen, die ihren Sinn eingebüßt haben, und von alten törichten oder wirklich teuflischen Vorstellungen, die zu hohen Prinzipien und kanonisierten Dogmen erhoben werden).

Und das Heilmittel für diese fatale Unangemessenheit des gegenwärtigen politischen Vorgehens läßt sich leider! nicht allein in der angewandten Psychologie finden. Das Problem ist äußerst komplex und muß, wenn es je gelöst werden soll, an mehreren Fronten gleichzeitig angegriffen werden – im Bereich der Semantik (denn es ist eine Frage mißbrauchter Sprache und ungeprüfter Überzeugung); im Bereich der Organisation (denn es umfaßt den brutalen Tatbestand der Macht und die Frage ihrer Eingrenzung); auf philosophischem Gebiet (denn unser politisches Verhalten ist in gewissem Maße beeinflußt durch unsere Ansicht über die menschliche Natur); im biologischen Bereich (denn den politischen Problemen liegen die Probleme eines raketenartigen Bevölkerungswachstums und ungleich verteilter Ressourcen zugrunde).

Ein koordinierter Angriff an allen diesen Fronten wird schwer zu führen und noch schwerer durchzuhalten sein. Die Zeit ist nicht auf unserer Seite. Können wir innerhalb der uns verbleibenden kurzen und rasch dahinschwindenden Zeitspanne der modernen Geschichte (der Geschichte einer überstürzten technischen und demographischen Veränderung mit allen sozialen Konsequenzen) auf der Grundlage individueller und sozialer Trägheit das tun, was zu tun nötig ist? Das Ende einiger unserer kollektiven Nöte läßt sich auf internationaler Ebene erkennen. Aber – wie wahrscheinlich ist das? Alle Nationen und ihre Regierenden sind berufen. Werden sie auserwählt sein wollen, bevor es zu spät ist?

Anmerkungen

1 C. E. Osgood, »Towards International Behavior Appropriate to a Nuclear Age«. In: *Psychology and International Affairs* [Beiträge des XIV. Internationalen Kongresses für Angewandte Psychologie], *Vol. I*, S. 109–132 (Kopenhagen 1962).

KAPITEL 33

1962
Liebe und Arbeit

Laura Huxley

Mitten in der Korrektur der Druckfahnen von Eiland *– in ihrem neuen Heim am Mulholland Highway (das sie mit Ginny Pfeiffer teilten) – legte Huxley eines Tages die Arbeit beiseite, um einen weiteren Psilocybin-Versuch zu machen. Der größte Teil dieser Sitzung ist auf Band aufgenommen und später von seiner Frau Laura abgeschrieben und publiziert worden. Es ist allem Anschein nach der einzige existierende Live-Bericht von Aldous Huxley, den er in psychedelischem Zustand gegeben hat. Lauras Verständnis für ihre Rolle als Versuchsleiterin hatte sich seit der Episode von 1955 vertieft; es war durch ihre eigenen psychedelischen Erfahrungen wie durch jene, die sie einigen ihrer Patienten im entsprechenden Stadium der Psychotherapie ermöglichte, vermehrt worden.*

Die Mantras offenbaren: Liebe und Arbeit, Leidenschaft und Gelassenheit, die »fundamentale geistige Gesundheit«, die in der Welt existiert, die Gleichzeitigkeit von großer Philosophie und tropfenden Nasen – alles dies führt zu einer Diskussion über den Tod und den Wert des östlichen Joga für das Sterben – wie es sich in der Bhagavadgita, *in* Ohne Worte, ohne Schweigen *und vor allem im* Tibetanischen Totenbuch *darstellt.*

Dies ist ein Bericht über eine psychedelische Sitzung mit Aldous. Es ist die einzige Sitzung, von der ich eine Tonbandaufnahme habe, nicht vom ganzen Verlauf, aber vom größten Teil.

Als ich einige Monate nach Aldous' Tod auf das Band stieß, war ich tief bewegt. Ich hatte es vergessen. Jetzt, nach seinem Tod, waren diese Worte von noch größerer Bedeutung denn je, auch wenn sie gelegentlich vieldeutig blieben. Und wie hübsch war es, vom »Leben nach dem Tode« rasch einmal zur »Suppe jetzt und hier« überzuschwenken, von der Bergpredigt zu tropfenden Nasen! Und wieder wurde mir bewußt, daß Aldous auf mein laufendes Projekt ständig Rücksicht nahm und mich ermutigte – sogar an diesem außerordentlichen Tag.

Ich habe zuerst daran gedacht, seine auf Band aufgenommenen Worte so, wie sie waren, ohne einen Kommentar von mir, zu veröffentlichen. Aber als das Band abgeschrieben war, sah ich allmählich ein, daß sie für den Leser nicht so klar sein würden wie für mich, die ich am Dialog beteiligt war. Es ist ein weltweiter Unterschied, ob man eine Unterhaltung hört oder liest. Beim Lesen fehlen zwei wichtige Faktoren: die Stimme, die besonders in Aldous' Fall so bezeichnend war, denn sie verfügte über solch eine Vielfalt von Modulationen, Farben, Stimmungen und Rhythmen; und die Pausen, die immer wichtig sind, ganz besonders aber in dieser Art Dialog. Ich hätte dieses Gespräch bearbeiten können, aber ich ziehe es vor, es so zu lassen, wie es auf dem Band ist. Aldous' Formulierungen sind nicht so ausgefeilt und klar wie in seinen schriftstellerischen Arbeiten oder in seinen Vorträgen, aber er hielt ja auch keinen Vortrag; er sprach mit mir. Ich meine, daß der Inhalt und die Authentizität seiner Worte schwerer wiegen als jede Rücksicht auf literarische Eleganz.

Ein weiterer Grund, diese auf Band aufgenommene Unterhaltung zu kommentieren, ist, daß Aldous sich auf Gegenstände bezieht, die vielen Leuten nicht vertraut sind. Das »Klare Licht der Leere«, den »Bardo« oder das Leben nach dem Tode, den kämpfenden Helden der *Bhagavadgita* zu erfahren, ist nichts Alltägliches; freilich ist es für uns alle von größter Bedeutung. In diesem Gespräch nimmt Aldous auf zwei Bücher Bezug: die *Bhagavadgita* und das *Tibetanische Totenbuch*. Ich hatte zum damaligen Zeitpunkt diese Bücher noch nicht gelesen, aber Aldous hatte mir eine Menge davon erzählt. Für jeden, der sie gelesen hat, ist das, was Aldous sagt, verständlich. Aber auch wenn eine Vertrautheit mit diesen Büchern unseren Dialog einleuchtender macht, ist dennoch das, was Aldous sagt – die Atmosphäre, die Aura dieses Gesprächs – keine Erörterung ihres Inhalts. Das Außerordentliche an diesem Gespräch ist das Gefühl, daß Aldous nun erfährt, was er seit langem gewußt hat. Aber da gibt es – wie er in *Knowledge and Understanding*[1] schrieb – einen weltweiten Unterschied: »Verstehen ist in erster Linie das unmittelbare Aufnehmen von Rohmaterial.« Andererseits wird Wissen erworben und »kann vermittels Wörter und Symbole weitergegeben und geteilt werden; Verstehen ist eine unmittelbare Erfahrung, man kann allenfalls (sehr inadäquat) darüber sprechen, sie aber niemals teilen«. Wissen ist »öffentlich«. Verstehen ist »privat«. In *Eiland* wird den Kindern dieser Unterschied in der fünften Klasse, im Alter von etwa zehn Jahren, folgendermaßen illustriert:

»Worte sind etwas Öffentliches; sie sind das Allgemeingut derer, die in irgendeiner Sprache miteinander reden; sie sind in Wörterbüchern verzeichnet. Und jetzt wollen wir einmal sehn, was da draußen vor sich geht.« Er wies durch das offene Fenster. Buntglänzend gegen eine weiße Wolke, kamen ein halbes Dutzend Papageien in Sicht, flogen hinter einem Baum vorbei und verschwanden ... »Was dort draußen geschieht, geschieht in der Öffentlichkeit – oder so gut wie in der Öffentlichkeit«, sagte er einschränkend. »Und wenn ihr sprecht oder Wörter hinschreibt – auch das ist etwas Öffentliches. Aber was in uns vor sich geht, ist privat. Privat.« Er legte eine Hand auf seine Brust. »Privat.« Er rieb sich die Stirn. »Privat.«

Die Wörter, die Aldous während dieses psychedelischen Erlebnisses benutzte, kann man im Wörterbuch nachschlagen: sie sind öffentlich. Sein Erlebnis zu verstehen, ist für jeden von uns eine private Angelegenheit.

Diese Sitzung unterschied sich auf vielerlei Weise von anderen. Wenn wir eine psychedelische Sitzung vorhatten, hielten wir uns gewöhnlich den Abend davor und auch den Tag der Sitzung selbst mit aller Entschiedenheit vollkommen frei. Diesmal gingen wir am Abend vor der Sitzung zum Essen aus. Ferner entnehme ich meinem Kalender, daß für den Tag der Sitzung, den 22. Januar 1962 – einen Montag – noch drei weitere Eintragungen waren: Ein Gast, der am Flughafen ankam und bei uns wohnen wollte, der Geburtstag des Hausmädchens und ein vorsichtiger erster Besuch bei einer Familie, deren drei Mitglieder alle geisteskrank waren, die sich aber frei bewegen konnten.

Eben weil wir nicht den ganzen Tag frei hatten, nahmen wir Psilocybin statt LSD. Anders als beim LSD, dessen Wirkung auch nach dem Höhepunkt noch viele Stunden anhält, verfliegt die von Psilocybin gewöhnlich vollständig. Tatsächlich dauerte diese Sitzung nur von 10 Uhr 40 bis 15 Uhr. In Anbetracht dessen, daß Aldous so eine kleine Dosis genommen hatte, wunderten wir uns später, daß es eine solch starke Wirkung gehabt hatte.

An jenem Morgen gingen wir nach dem Frühstück in meine Wohnung, wo wir nicht gestört werden würden. Die Räume sind praktisch unmöbliert. Auf dem Boden liegt ein zottiger weißer Teppich – er sieht aus wie weißes Gras und man sitzt weich und angenehm darauf. Wie immer , ganz sicher aber bei einer psychedelischen Sitzung, waren frische Blumen und Obst da. Hier und da waren, wie um die weiße Leere noch zu betonen, frischer Bambus,

Muscheln, Kunstbücher, Schallplatten und ein paar goldgelbe Akazienzweige, die gerade in unserem halbverbrannten Garten aufgeblüht waren. In der Ecke des Wohnzimmers standen Bücherregale aus rohem Holz, eine große unbehandelte Holzplatte, die als Schreibtisch diente, ein Tonbandgerät und zwei kleine Lehnsessel.

Um 10 Uhr 40 nahm Aldous vier mg Psilocybin.

Zwischen der Einnahme von Psilocybin und dem Einsetzen der Wirkung liegen eine halbe bis rund zwei Stunden. Während dieser Zeit unterhielten wir uns gewöhnlich oder sahen Bilder an; häufiger noch hörten wir Musik – oder taten gar nichts. Man weiß nie, welche Richtung ein solches Erlebnis nimmt. Manchmal werden die »Pforten der Wahrnehmung« ganz plötzlich freigelegt, manchmal geschieht das stufenweise und unter immer größeren Entdekkungen. Diese Entdeckungen können psychologische Einsichten oder auch Sinneswahrnehmungen sein – im allgemeinen fällt es einem zuallererst wie Schuppen von den Augen.

Die Rolle eines Partners in einer psychedelischen Sitzung ist: da zu sein, voller Aufmerksamkeit und ohne irgendeine vorgefaßte Meinung über das, was geschehen könnte. Ein Partner muß gleichzeitig ganz und überhaupt nicht da sein. Manchmal hat man das Gefühl, man sollte auf die wachsamste und intensivste Weise passiv da sein, die man erreichen kann – aber, paradoxerweise, unsichtbar. Das war aber nie der Fall bei Aldous. Sitzungen mit ihm waren immer leicht, und ich wußte, er wollte, daß ich da war – sichtbar und greifbar.

Ein Partner bei einem psychedelischen Erlebnis sollte keine vorgefaßte Vorstellung haben – aber daß man überhaupt keine Meinung hat, ist sehr schwer zu erreichen. Wie es so geht: an jenem Morgen überraschte ich mich dabei, wie ich überlegte, daß diese Sitzung sehr einfach sein würde, da die Dosis so klein war, und daß sie ähnlich verlaufen würde wie die anderen, die ich mit Aldous gehabt hatte: daß sie sich von der Schönheit und intensiven Gegenwärtigkeit des Lebens hinentwickeln würde zur Liebe auf allen Stufen, der menschlichen wie der mystischen.

Zu meiner Überraschung bat Aldous mich, die Musik abzustellen. Es war Bach, wahrscheinlich das *Musikalische Opfer* oder eine Kantate.

Ich stellte den Plattenspieler ab, und während ich noch überlegte, ob Aldous etwas anderes hören wollte, stand er von seinem Platz auf dem Fußboden auf und fing an, im Korridor, der das Wohnzimmer mit dem Schlafzimmer verbindet, auf- und abzugehen. Auch das war vorher nie geschehen. Aldous pflegte sich wie die meisten

Leute in einer psychedelischen Sitzung nur sehr wenig zu bewegen und blieb meistens fast den ganzen Tag am gleichen Platz.

Ich ging eine Weile neben ihm her und versuchte zu fühlen, was er fühlte. Er sah gedankenverloren aus, und es war eine gewisse Erregung in ihm. Und – auch das war höchst ungewöhnlich – er murmelte irgend etwas mit leiser, undeutlicher Stimme. Zuerst konnte ich nicht verstehen, was er sagte, dann verstand ich die Worte: »Verwirrung – schreckliche Verwirrung.« Wieder begleitete ich ihn auf seiner Wanderschaft – in seinen Bewegungen, seinem Ausdruck, den halben Sätzen, die er sprach, lag eine ungewöhnliche Erregung. Nach einer Weile antwortete er auf meine Frage, »Wo ist diese Verwirrung?«, sie sei im Leben nach dem Tode. Ich glaube, er erwähnte das Wort »Limbo«. Er hatte Kontakt mit einer körperlosen Welt, in der eine erschreckende Verwirrung herrschte – oder er war diese Welt oder fühlte sie.

In psychedelischen Sitzungen gibt es lange Perioden, manchmal Stunden, in denen kein einziges Wort gesprochen wird. Musik oder auch Schweigen ist noch die angemessenste Art, das Unaussprechliche auszudrücken, der beste Weg, das Namenlose nicht zu benennen. Aber ich kannte diese ekstatischen Augenblicke, denn sie spiegelten sich auf Aldous' Gesicht wider – und selbst in solchen Augenblicken sagte Aldous für gewöhnlich ein, zwei Worte. Dies aber war eine andere Situation. Aldous machte keine ekstatische Erfahrung – er durchlebte etwas sehr Intensives, Bedeutendes, aber nichts Angenehmes. Er schien nicht gewillt oder fähig zu sein, es in Worte zu fassen. Dieser Zustand dauerte vielleicht eine halbe Stunde. Dann sagte er ganz plötzlich: »Jetzt ist es gut – es ist gut.« Sein Gesicht veränderte sich; er setzte sich in den Lehnsessel, der bei dem Tonbandgerät stand; jene andere Welt schien sich mit einem Mal aufgelöst zu haben. Er sah wohl aus, und ich spürte, daß er jetzt bereit war, über sein Erlebnis zu sprechen. Sein Geist hatte einen hohen Grad von Aktivität.

Aldous' erste Worte auf dem Band:
Weißt du, das ist – ich habe gerade an einen deiner Titel gedacht –, das ist eine Art, wie man versuchen kann, aus fließendem Wasser Eiswürfel zu machen, meinst du nicht? Etwas festzulegen und zu halten versuchen – das ist natürlich immer falsch.

Ich dachte, er meinte, es sei falsch, seine Eindrücke auf dem Tonband festzuhalten.

LAURA: Gut, schalten wir das Tonband aus.

ALDOUS (*sofort und mit Nachdruck*): Nein, nein – das meine ich nicht. Ich meine, das reine Licht ist der größte Eiswürfel überhaupt, der endgültige Eiswürfel.

Aldous nahm Bezug auf eines meiner »Rezepte für Leben und Lieben«, die ich mehrfach hatte überarbeiten müssen. Die Überschrift dieses Rezeptes lautet: »Versuche nicht, aus einem dahinströmenden Fluß Eiswürfel zu machen.«[2] Die Idee dabei ist, daß unser Organismus in einer unausgesetzt sich verändernden Welt sich unausgesetzt verändert; daß das Wesen des Lebens seine Veränderlichkeit ist, seine Fähigkeit, sich zu wandeln, zu fließen und eine neue Richtung zu nehmen; daß wir leider manchmal, im allgemeinen unbewußt und ohne es zu wollen, ein Stück dieses flutenden Lebens zu einem »Eiswürfel« einfrieren. In dem Rezept werden Beispiele dafür gegeben, wie schädlich das sein kann; dann gibt es Anweisungen, wie man solche »Eiswürfel«, in denen unser Leben und unsere Energie gefangengehalten werden, wieder auftauen kann. Kurz, »Eiswürfel« bezieht sich auf die bleibende niederdrückende Wirkung einer unausgesprochenen überemotionalen Erfahrung von Kummer, Ärger oder Angst in ihren verschiedenen und zahlreichen Manifestationen. Aldous hatte mir bei diesem Rezept geholfen, und »Eiswürfel in einem dahinströmenden Fluß« war eine geläufige Redensart zwischen uns.

ALDOUS: Das reine Licht. Das ist der größte Eiswürfel überhaupt – es ist der endgültige Eiswürfel.

Das Reine Licht. Das Klare Licht der Leere. Die Erfahrung des Göttlichen. Mystische Erfahrung. Die Gipfelerfahrung ... Wie viele Namen hat man – durch die Jahrhunderte und in den verschiedenen Kulturen – jenem Zustand gegeben, von dem die erfahrensten Wortvirtuosen sagen, es gebe keine Worte dafür! Ich erinnere mich, wie Aldous mir sagte, daß Augustinus, der Bände voller Abhandlungen geschrieben hat, die von fundamentaler Bedeutung für die katholische Theologie sind, gegen Ende seines Lebens die Erfahrung des Reinen Lichts gemacht hat – und niemals mehr ein Wort schrieb. In *Eiland* beschreibt Aldous diese Erfahrung als »Verstehen ohne Wissen, leuchtende Glückseligkeit«.

LAURA: Du dachtest, du würdest *das* [das Reine Licht] heute haben?

ALDOUS: Nun, ich kann es haben, wenn ich will! Aber ich glaube, es ist gut, sich klar zu machen, daß es – sozusagen – das Spiegelbild des anderen ist. Es ist diese totale Verwirrung – ich meine, wenn man diese totale Verwirrung lange genug anhalten kann, dann wird sie zur reinen, auf einen Punkt konzentrierten Verwirrung – zum Reinen Licht.

LAURA: Wenn man sie anhalten kann? Was meinst du damit?

ALDOUS: Man kann sie anhalten, aber es ist nicht das Wirkliche, man kann für alle Ewigkeit darin bleiben, *wenn man Liebe und Arbeit ausschließt.*

LAURA: Aber das Wirkliche sollte doch Liebe und Arbeit sein.

ALDOUS *(mit Nachdruck)*: Genau! Darum, meine ich, ist es falsch. Wie gesagt, das zeigt, daß man aus einem dahinströmenden Fluß keine Eiswürfel machen soll. Es kann einem gelingen, Eiswürfel zu machen ... das ist der größte Eiswürfel der Welt. Aber man kann wahrscheinlich immer weiter im Licht sein – oh, nicht für immer – aber für ungeheure Äonen – für das, was die Ewigkeit zu sein *scheint* (*das Wort ist besonders stark betont*).

In seinen späteren Jahren hob Aldous mehr und mehr die Gefahr hervor, die darin lag, nur nach Meditation süchtig zu sein, oder nur nach Wissen, oder nur nach Weisheit – ohne Liebe zu empfinden. Gerade eben hatte er die Versuchung einer noch stärkeren Sucht erfahren: die Sucht, im Licht zu sein und dort zu bleiben. »Nun, ich kann es haben, wenn ich will«, hatte er gesagt. In diesem ekstatischen Bewußtsein bleiben und sich von der Teilnahme an der übrigen Welt, von der Bindung an sie zu trennen, das drückt heute der Slangausdruck »drop out« sehr genau und kraftvoll aus.

ALDOUS *(fährt fort)*: Es leugnet die Tatsachen völlig: es ist moralisch falsch; und letztlich natürlich absolut katastrophal.

»Absolut katastrophal.« Diese beiden Wörter werden mit ernsthaftester und tiefster Überzeugung ausgesprochen. Die Stimme hebt sich nicht, aber jeder Buchstabe scheint aus einem leuchtenden Carrara-Marmorblock herausgemeißelt zu sein – und prägt sich jedem, der sie hört, tief ein. Es ist eine endgültige Aussage: man kann sich von seinen Mitmenschen und seiner Umwelt nicht absondern, denn es gibt keine Rettung für den einzelnen; man könnte sogar im Reinen Licht »steckenbleiben«, statt es in »Liebe und Arbeit« einfließen zu lassen, was die unmittelbare Rettung für jedermanns Leben ist, hier und jetzt. Liebe und Arbeit – wenn ich die Essenz von Aldous' Leben in einer Nußschale unterbringen sollte, könnte ich es nicht genauer ausdrücken.

Nach den Worten »absolut katastrophal« läuft das Tonband eine Zeitlang stumm. Und dann ändert sich Aldous' Stimmung völlig. Ein zärtliches, einhüllendes Lächeln schwingt in seiner Stimme mit – mein Lächeln. Es kämpft sich durch die Stimme durch und schafft eine Atmosphäre der Liebe und der amüsierten Überraschung, vor allem aber der Zärtlichkeit.

ALDOUS: Ich weiß nicht, wie du zu alledem gekommen bist, Liebes. *(Lachen.)* Was ist da alles in deinen harten Schädel geraten – wie sind alle diese außergewöhnlichen Ideen da hineingekommen?

Es gefiel ihm immer, wenn ich etwas erfand, und er kam noch einmal zurück auf das Eiswürfel-Rezept.

LAURA: Zumindest an das Eiswürfel-Rezept erinnere ich mich sehr gut. Ich verabfolgte [...] gerade LSD, und ich hatte so ein Gefühl ... Ich sah ganz wirklich einen Sturzbach vor mir – einen Fluß, verstehst du – und er versuchte, da mit solcher Logik vorzugehen – wie um zu zeigen, daß alle anderen Leute lügen, weißt du –
ALDOUS *(unterbricht mich mit herzhaftem Lachen)*: Natürlich lügen sie!
LAURA: Und ich hatte das Gefühl, er versuchte das Wasser zu »rationalisieren« oder sogar ein Stück dieses dahinströmenden Flusses einzufrieren und Eiswürfel daraus zu machen ...
ALDOUS *(streichelt immer noch lachend meinen Kopf)*: Aber du hast so viele Einfälle. Ganz offensichtlich hat dieser schrecklich harte Schädel irgendwo ein Loch. (*Längeres Glucksen und Lachen.*)
LAURA: Das hoffe ich doch.
ALDOUS (*nach längerem Schweigen*): Es ist sicherlich sehr bemerkenswert.

Ein »Loch im Kopf zu haben«, hat für jeden eine andere Bedeutung. Aldous meinte hier, daß alle diese Ideen in meinen Kopf hineingeflossen sein müssen, nicht aus ihm heraus. Besonders nach seinen psychedelischen Erlebnissen erwähnte Aldous häufig Bergsons Theorie – nach der unser Gehirn und unser Nervensystem nicht die Quelle unserer Ideen sind, sondern eher ein Reduzierventil, und der Gesamtgeist läßt nur die Art Information hindurch, die für unser Überleben auf diesem Planeten notwendig ist. Ein zeitweises Öffnen des Ventils oder eben ein »Loch im Kopf« ermöglicht, daß ein Bruchteil des Gesamtgeistes hineinfließt – das ist, was wir gemeinhin als »Inspiration« bezeichnen. In den *Pforten der Wahrnehmung*, wo Aldous über seine erste psychedelische Erfahrung berichtet, äußert er sich ausführlich über diese Theorie Bergsons und meint, man solle sie ernsthaft in Betracht ziehen.

Nachdem das Band eine Weile stumm gelaufen ist, setzt der Dialog wieder ein, in einer nachdenklichen, ernsten Stimmung.

LAURA: Ich erinnere mich nicht, ob ich es dir erzählt habe, oder ob ich träumte, daß ich es dir erzählt habe – habe ich dir von dem Satz erzählt, der mir in den letzten Tagen durch den Kopf gegangen ist: »Ich bin tausend Personen?«
ALDOUS: Nein, davon hast du mir nichts erzählt.
LAURA: Das macht die Sache auch nicht leichter.
ALDOUS: Nein, offensichtlich nicht. Wenn es nirgendwo einen Ankerplatz gibt – wenn, um auf den Zustand nach dem Tod zurückzukommen. Ich meine, da wird es keinen Ankerplatz geben ...
LAURA: Ja, ich verstehe.

Aldous dachte über die Erfahrung nach, die er kurz zuvor gemacht hatte, als er im Korridor auf- und abging, und versuchte, sie in Worte zu fassen. Er hatte den körperlosen Zustand nach dem Tode erfahren, wo das Bewußtsein überlebt, aber nicht der Körper, wie wir ihn kennen.

ALDOUS: Wenn dann also tausend Personen in verschiedenen Richtungen losstürzen – ich glaube sowieso ... (*dann mit sehr leiser Stimme für sich*) dein Haar hat denselben Duft wie die Akazien ... dein Kopf ist sehr fest (*meinen Kopf streichelnd*), denn die Sache ist die: wenn es da nichts gibt wie dies ...

»Dies« – ein fühlbarer Körper, etwas, das man sehen, hören, riechen und *berühren* kann – im Gegensatz zu jenem anderen Zustand des Seins, den Aldous zuvor erfahren hatte, in dem es Gefühle und Gedanken gab, aber keine Sinneswahrnehmungen oder feste Körperformen, wie wir sie gewöhnt sind.

LAURA: Wenn es nichts gibt, woran man sich halten kann ...
ALDOUS: Da sind tausend verschiedene Personen, die in tausend verschiedene Richtungen gehen: und davon hast du jetzt eine Andeutung erfahren. Und das ist es natürlich, was so schrecklich ist, aber ich glaube, daß ich weiß – (*Und nach einer Pause, mit tiefer Überzeugung*), aber ich *weiß*, daß es immer – und das ist, glaube

ich, die außerordentliche Erfahrung –, daß da zumindest *irgend jemand* ist, der weiß, daß es tausend andere Personen gibt, die in verschiedene Richtungen gehen – daß es eine Welt gibt, die im Grunde geistig gesund ist, und daß sie immer da ist, *trotz* der tausend Personen, die in tausend verschiedene Richtungen gehen. Und während wir uns in Zeit und Raum befinden, von Schwerkraft umgeben, stehen wir in beträchtlichem Maße unter Kontrolle. (*Ich wünschte, ich könnte an dieser Stelle die Tiefe in Aldous' Stimme vermitteln, die Verwunderung darin.*) Aber wenn man einen Einblick hat in das, was vorgeht, wenn es keinerlei Kontrolle gibt außer jener fundamentalen Erkenntnis – ich glaube, da hat dann der *Bardo* recht.

Aldous bezieht sich auf das *Tibetanische Totenbuch* oder *Die Erfahrung nach dem Tode auf der Bardo-Ebene*. Ich hatte einige Tage nach Marias Tod zum erstenmal von Aldous über dieses Buch gehört. Als Antwort auf ein paar Zeilen von mir hatte er mich zum Mittagessen und zu einem Spaziergang eingeladen. Er kannte unzählige ländliche Wege mitten in Los Angeles, nicht weit von seinem Haus, und so gingen wir nach dem Mittagessen im Laurel Canyon spazieren. Ich hatte viele Fragen über Maria im Kopf, und er beantwortete sie, ohne daß ich sie stellte, und erzählte mir alles, was geschehen war, seit wir uns im Sommer in Rom getroffen hatten.

Er sagte, daß er in den letzten Stunden ihres Lebens zu ihr gesprochen und sie ermutigt habe, weiterzugehen – wie im *Bardo*. »Was ist das?« fragte ich. Er erzählte mir dann von dem *Bardo* – oder der Zwischenzone, die dem körperlichen Tod folgt, wie es im *Tibetanischen Totenbuch* beschrieben wird, und erklärte mir, daß in diesen alten Lehren der sterbende Mensch ermutigt wird, weiterzugehen – voranzuschreiten – nicht mehr in Anspruch genommen oder belastet zu sein von dem lebendigen Körper, von Freunden oder Verwandten oder irgendeiner nicht zu Ende geführten Arbeit, sondern in einen erweiterten Bewußtseinszustand hineinzugehen.

Er sagte dann noch, daß das *Tibetanische Totenbuch* ebenso ein Handbuch für die Kunst zu leben wie für die Kunst zu sterben sei. Die Überlebenden werden angehalten, eher an den geliebten Menschen und seine Bedürfnisse und seine Bestimmung in seinem neuen Bewußtseinszustand zu denken, statt ichbezogen ganz im eigenen Kummer zu versinken. »Geh vorwärts. Geh weiter« – bei beiden Bewußtseinszuständen – bei dem einen, der noch vom Körper Gebrauch macht, und bei dem anderen, der den Körper hinter sich läßt – ist das ein vernünftiger und einfühlsamer Rat. »Geh vorwärts. Geh weiter.«

Wie viele von uns sind nur halb im Leben, weil sie nicht vorwärts gingen, sondern mit Vater oder Mutter oder einem anderen geliebten Menschen – oder manchmal sogar einem Lieblingstier – starben? Es ist schwer genug, die erschreckende, unbegreifliche Tatsache des Todes zu akzeptieren und zu verarbeiten – auch mit der erleuchtetesten Lehre, auch mit der wärmsten, greifbarsten Ermutigung – wie sehr erst, wenn niemand einem hilft, den Tod zu verstehen, zu akzeptieren, darüber zu sprechen. Wie soll man auch nur im Ansatz den Tod verstehen, wenn dieses Thema in der feinen Gesellschaft nahezu ein Tabu ist? Sex ist heutzutage ein akzeptierter Gesprächsgegenstand; der Tod wird immer noch unter den Teppich gekehrt beziehungsweise immer noch in den Kerker gesperrt wie vor nicht allzu langer Zeit die Geisteskranken.

Dieser erste Spaziergang nach Marias Tod hat sich mir tief eingeprägt. Mir war diese weise und noble Art, mit dem Tod umzugehen, als esoterische Lehre vage bekannt. Nun berichtete mir Aldous, blaß und schwer betroffen zwar, aber voller Leben, wie er seine Kenntnis angewendet hatte; wie er Maria ermutigt hatte, ohne Qual und Bedauern vorwärts zu gehen. Während er auf dem Spaziergang so sprach, verglich ich das, was er sagte, mit meiner eigenen Bekanntschaft mit dem Tode: die traurigen Totenmessen mit ihrem tragischen Singsang, der von Sünde, Höllenfeuer und ewiger Verdammnis handelte; dieses herzzerreißende Flehen um Gnade von einer fernen Gottheit, die einmal zornig war und das andere Mal vergab; wir, die Überlebenden, die im Schmerz befangen und ganz auf ihn konzentriert waren, während wir kaum an den Toten dachten, allenfalls im Zusammenhang mit unserer Pein. Der Gedanke, daß die Sorgfalt und das Geld, die in Amerika auf Leichen verschwendet werden, genügen würden, um Millionen von Kindern zu ernähren, um viele aus einem verbrecherischen Leben voller Verzweiflung zu einem menschenwürdigen Leben voller Glück zu führen, ist niederdrückend.

Aldous erzählte mir auf diesem ersten Spaziergang nach Marias Tod, wie er sie so weit wie möglich hinübergetragen habe. Er war gebrochen wie jeder Mensch, der den geliebten Gefährten eines ganzen Lebens verliert; und dennoch war er zur Stunde ihres Todes imstande gewesen, seine Aufmerksamkeit von seinem eigenen Schmerz über ihren Verlust abzulösen und ihr und sein Bewußtsein auf jene höchst wichtige Tatsache – auf die »fundamentale Gesundheit des Geistes« – zu konzentrieren, von der er bei jedem psychedelischen Erlebnis spricht, wie auch ausführlich bei diesem.

ALDOUS: Der *Bardo* hat recht. Siehst du, man muß dieser Sache gewahr sein und *daran festhalten um des lieben Lebens willen* – sonst ist man ganz und gar einem Wirbelsturm ausgeliefert.
LAURA: Ja. Aber wie viele wissen das?
ALDOUS (*mit großem Nachdruck*): Eben! Aber darum heißt es ja auch, daß wir uns darauf vorbereiten sollen. (*Aldous meinte die Vorbereitung auf den Tod.*) Und ich muß sagen, ich glaube, es ist *ungeheuer* wichtig, daß wir mit dieser Erkenntnis, die wir durch diese Pilze oder was auch immer [3] gewinnen, etwas von dem begreifen, um das es eigentlich geht. Mir scheint, die außerordentlichste Erfahrung ist die, zu erkennen, daß es diese Geistesverwirrung gibt, die nichts ist als die Multiplikation – die Karikatur der normalen Geistesgestörtheit, die zunimmt. Aber es gibt eine fundamentale Gesundheit des Geistes, mit der man eins bleiben und deren man sich bewußt sein kann. Das ist die ganze Lehre des *Bardo* – den Menschen zu helfen, diese fundamentale Gesundheit wahrzunehmen, die da ist trotz aller schrecklichen Dinge – die ja nicht wirklich schrecklich sind, sondern manchmal auch ekstatisch und wunderbar. Du darfst nicht in den Himmel entfliehen, wie es immer wieder heißt.

Wieder und wieder! Niemand darf sich der Liebe und Arbeit entziehen, nicht einmal aus einer unbefriedigenden Gesellschaft in die persönliche, ausschließliche Sicherheit des Reinen Lichts ausbrechen – weder mit noch ohne psychedelische Substanzen. »Wie sie immer wieder sagen« – hier bezieht sich Aldous auf die Mahayana-Buddhisten, für die der Bodhisattwa die höchste Form des Menschen ist: ein solcher Mensch schwelgt nicht in seiner eigenen Errettung, sondern lebt in der Welt und nimmt teil an ihrem Geschehen aus Mitgefühl für diejenigen, welche die Erleuchtung noch nicht erlangt haben.

Ich wollte mehr darüber wissen, warum man nicht in den Himmel entfliehen darf.

LAURA: Man darf nicht in den Himmel entfliehen?
ALDOUS: *Man darf nicht in den Himmel entfliehen.* Es ist genauso gefährlich. Es ist etwas Vorläufiges – und irgendwie will man sich an die letzte Wahrheit der Dinge halten.
LAURA: Die letzte Wahrheit der Dinge?

ALDOUS: Nun, ich meine ... das volle Licht der Welt, vermute ich, das in dem Hier und Jetzt ist, das wir erfahren. Es ist natürlich der Geist-Leib. Aber wenn man von seinem Körper befreit ist, dann muß es irgendein erfahrbares Äquivalent zum Körper geben, man muß sich an etwas halten ... ich weiß nicht.
LAURA: An was hält man sich dann?
ALDOUS: Alles, was sich sagen läßt, ist, daß man sich an diese fundamentale Gesundheit des Geistes hält, die, wie ich sage, solange man sich in seinem Körper befindet, durch Zeit und Raum und Schwerkraft und drei Dimensionen und all das übrige *gewährleistet* ist. Irgendwie, wenn man diese Anker löst –

Im *Tibetanischen Totenbuch* werden wir oft vor der Gefahr gewarnt, in die Phantasmagorie, die Illusion von Hölle oder Himmel zu entfliehen. Der Führer (oder Guru) erklärt, daß in diesem körperlosen Zustand alle unsere Gedanken und Gefühle konkrete Formen annehmen. Gedanken sind Dinge. Der Tote sieht diese Dinge und wird von ihnen gefangen genommen, wenn ihm nicht geholfen wird. So wird ihm immer wieder gesagt, daß diese Erscheinungen Halluzinationen – nur Projektionen seines Bewußtseins – sind und daß er weitergehen muß, ohne sich in ihnen zu verstricken, ohne von ihnen abgestoßen oder angezogen zu werden. Er muß begreifen, daß es sich nur um Ablenkungen handelt, die er selbst hervorgebracht hat. Ständig wird die Mahnung wiederholt: »O Edelgeborener, laß deinen Geist nicht abgelenkt werden.« In ähnlicher Weise ist in *Eiland* das erste und letzte Wort: »Gib acht!« Es ist das erste Wort, das der verstörte und verwundete Reisende aus dem Westen – der Mann, der sich nicht mit einem Ja abspeisen läßt – auf jener Insel hört, gesungen von einem Vogel. Auf bezaubernde Weise faßt der Autor eine uralte lebenswichtige Botschaft an alle in zwei Worte: Gib acht!

ALDOUS (*fährt fort*): Aber es gibt irgendein Äquivalent, an das man sich halten muß. Sonst ist die Welt um einen herum dünn, wird – wie heißt das Wort? – »Pretas«, zu einer Welt der ruhelosen Geister. Man fährt zur Hölle und muß voller Verzweiflung wieder zurückeilen, um sich einen anderen Körper zu holen.
LAURA: Um wieder alles durchzustehen?
ALDOUS: Um wieder alles durchzustehen. Nun, das ist ganz offensichtlich das Zweitbeste, wenn man das Beste nicht erreicht hat. Aber alle haben ganz deutlich gesagt, daß es etwas gibt, das ein Äquivalent darstellt – die Auferstehung des Fleisches, auch wieder

in dieser außerordentlichen Lehre des Christentums, und schließlich wird die Unsterblichkeit etwas wie einen Körper haben, der mit ihr verhaftet ist. Ich weiß nicht, was gemeint ist, aber offensichtlich kann man dem keine gewöhnliche Bedeutung unterlegen. Aber man kann genau erkennen, worauf es ihnen ankommt: auf eine Idee, daß wir irgendwie – auf höherer Ebene – ein Äquivalent für diesen Ankerplatz erlangen müssen, den uns Zeit und Raum und Schwerkraft geben. Und zwar ein erreichbares Äquivalent. Man hat, wie gesagt, bei dieser merkwürdigen Erfahrung die Empfindung, daß es eine fundamentale Gesundheit des Geistes gibt – trotz aller Verwirrung und allen absurden Unfugs, der im Gange ist – der für einen selbst unerheblich ist – und der auf merkwürdige Weise nichts zu bedeuten hat, obgleich er scheinbar sehr, sehr wichtig sein kann. (*Schweigen, dann:*)

Es ist sehr wichtig, ob man – *während das geschieht* – das Ganze von außen her sehen kann. Es ist offensichtlich wichtig, sich in vernünftiger Weise um die eigenen Angelegenheiten zu kümmern und diese ganz töricht ernst zu nehmen, wenn man durch all dies hindurch diese andere Bedeutungsebene erkennt, im Hinblick auf die viele unserer Aktivitäten zurückgesteckt werden müssen. Es wird so scheinen, als ob es absolut keinen Sinn habe, sie in Angriff zu nehmen, obwohl vieles getan werden muß, aber es wird auf eine ganz neue Art und Weise getan werden – mit einer gewissen Gelassenheit und doch nach bestem Vermögen. Das ist wieder eines dieser Paradoxa: sein Bestes tun, damit das gelingt, was man tut, und zugleich gelassen bleiben – wenn es einem nicht gelingt, na ja, eben schade – und wenn es gelingt – *tant mieux* – dann braucht man sich darüber nicht wer weiß wie zu freuen. Das ist die ganze *Bhagavadgita*: alles irgendwie mit Leidenschaft und doch gelassen tun.

LAURA: Leidenschaft und Gelassenheit ...

Leidenschaft und Gelassenheit. Mit welcher Leidenschaft hatte ich mich Jahre zuvor, ehe ich von diesen philosophischen Lehren gehört hatte, nach Gelassenheit gesehnt! Das war das Ideal, das ich mir als Musikerin gesetzt hatte: alles, was ich hatte, ins Spiel zu bringen, vor Leidenschaft zu brennen und dennoch die kristallklare Reinheit und Gelassenheit in der technischen und stilistischen Perfektion zu erhalten. Und in den letzten Jahren, während deren ich als Psychologin praktisch und theoretisch arbeitete, hatte ich in meinem täglichen Leben, bei meiner Tätigkeit, bei mir und bei anderen alle Arten und Grade von ausschließlicher Leidenschaft oder ausschließlicher Gelassenheit erlebt – aber wie selten die Verbindung von beidem!

In der *Bhagavadgita* ist der Held Arjuna ein großer Krieger, und Krischna oder die Inkarnation des Höchsten Geistes ist sein Führer. Arjuna wird belehrt, er müsse mit aller Kraft und Tapferkeit kämpfen – und dennoch dem Kampf gegenüber gelassen bleiben.

Wenn wir uns und unsere Umgebung anschauen, können wir erkennen, daß dieser Kampf auf verschiedene Arten ausgetragen wird. Drei davon sind am augenfälligsten. Bei der einen ist der Kämpfer, der in seinem Inneren unzufrieden und erbost ist und der als Strafender auftritt, chemisch und psychologisch dazu *verurteilt*, zu kämpfen. Er *muß* ein Gegner sein; er muß *Nein* als Antwort geben und annehmen, sogar wenn – manchmal erst recht,wenn – *Ja* zu seinem Vorteil wäre. Er bekämpft einen äußeren Feind, der oft nichts anderes ist als der widergespiegelte Schatten seines Inneren. Und selbst wenn der äußere Feind besiegt ist, ist der innere nur für kurze Zeit besänftigt. Dann gibt es einen anderen Typ von Kämpfer: der leicht zu entmutigen ist, der lieber passiv bleibt, als die Möglichkeit einer Niederlage zu riskieren; übervorsichtig und mißtrauisch täuscht er lieber sich selbst, als sich Problemen zu stellen und Entscheidungen zu treffen. Und dann gibt es noch einen weiteren Kämpfer: der, von dem Krischna spricht. Auch diesem Typus begegnen wir – aber wie selten! Er kämpft nur, nachdem er sich über den ethischen Wert des Anlasses und seiner eigenen Motive klar ist. Unabhängig von Sieg oder Niederlage herrscht ein innerer Friede. Dieser Krieger, der befreit ist von unbewußten Dämonen, einen klaren Kopf und Selbstbeherrschung besitzt, mag nach außen unbarmherzig und entschlossen erscheinen, ja, sogar rasend, innerlich ist er unangreifbar ausgeglichen.

In der *Bhagavadgita* sind diese drei Typen folgendermaßen beschrieben:

Der Täter ohne Begierde,
der seiner Tat sich nicht rühmt,
der feurig ist und ausdauernd,
vom Triumph unberührt,
vom Versagen ungetrübt:
Er ist der Mensch der *sattwa* [Energie der Inspiration].

Der Täter voller Begierde,
der für den Preis eitlen Ruhms glüht,
brutal, gierig und gemein,

im Triumph zu rasch zum Frohlocken bereit,
im Versagen verzweifelt:
Er ist der Mensch der *rajas* [Energie der Tat].

Der gleichgültige Täter,
dessen Herz nicht bei seiner Tat ist,
töricht und trotzig,
ein heimtückischer Betrüger,
der träge das Zögern liebt,
leicht niederzudrücken:
Er ist der Mensch der *tamas* [Energie der Trägheit].

Aldous sprach von dem Menschen, der mit der Energie der Inspiration (*sattwa*) kämpft.

ALDOUS: Man kann sehen, worum es geht – er ist nicht engagiert, obgleich er sich aufs äußerste engagiert. Welcher Teil von ihm ist nicht engagiert? Aber es ist nicht gut, das analysieren zu wollen, weil es wie immer ein Paradox und ein Geheimnis ist.
LAURA: Aber sogar wenn –
ALDOUS: Man beginnt zu begreifen, daß dies das eigentliche Problem ist.

Es gab viele Pausen in dieser Unterhaltung. Das meiste wurde langsam formuliert, im Bemühen, die Realität zu klären, was die meisten von uns nicht gewöhnt sind. Aldous hatte ruhig und gedankenvoll gesprochen. Trotz der schlechten Bandaufnahme, die immer wieder von Verkehrslärm und dem Knacken der statischen Aufladung gestört ist, kann man spüren, daß die Atmosphäre erfüllt ist von Gedanken und Erkenntnissen. Jetzt gibt es eine Pause, dann ein paar Geräusche – wir nehmen Kleenextücher aus einer Schachtel. Dann:

ALDOUS: Meine Nase tropft. (*Aldous' Stimmung und Stimme verändern sich jetzt völlig, werden leicht, und wenn er spricht, schwingt ein amüsiertes Lachen mit.*) Eine vorzügliche Mahnung, daß auch die höchste Philosophie unlösbar mit laufenden Nasen verbunden ist. Etwas, worüber man im Neuen Testament hätte reden sollen. Ganz offensichtlich war er doch auf einem Berg – die Bergpredigt! – es muß da ziemlich windig und kalt gewesen sein. Wahrscheinlich ist ihm die Nase gelaufen.

Aus Aldous' Stimme ist keine bilderstürmerische Absicht herauszuhören – nur ein leichtes Glucksen und die Bekräftigung seiner Überzeugung, daß alles mit allem zusammenhängt und daß man das nicht vergessen sollte. Ganz gleich, auf welch hoher Geistesebene wir uns befinden, wir sind dennoch an die Naturgesetze gebunden. Außerdem war Aldous sich in diesem Augenblick klar – da bin ich sicher –, schon eine ganze Weile ernsthaft gesprochen zu haben – und es war, Gott sei Dank, ganz natürlich für ihn, Ernst durch Charme und Humor auszugleichen.

LAURA (*nach einer Pause*): Aber es ist sehr schwierig. Wie können wir uns auf den Tod vorbereiten? Alles scheint, wie du sagst, sehr –

ALDOUS: Ich glaube, daß man sich auf den Tod nur auf eine einzige Art und Weise vorbereiten kann ... du bist dir darüber klar, daß deine, ja, letzten Endes deine ganze Psychotherapie in gewissem Sinne eine Vorbereitung auf den Tod ist, insofern als man *stirbt*, was diese Erinnerungen angeht, die einen sonst verfolgen dürfen, als seien sie gegenwärtig: »Lasset die Toten ihre Toten begraben.« Offensichtlich ist die gesündeste Art zu leben diese: »genug bis zu diesem Tag ist das Übel, das daraus kommt.«

Aldous zitierte häufig diese Worte, mit denen Christus sagen wollte: »Lebt hier und jetzt!« Er schlug vor, ich sollte dieses Zitat in mein Rezept »Bann das Gespenst« einfügen, das sich mit den quälenden emotionalen Erinnerungen beschäftigt, die sich in unser Leben drängen. Er fand, daß das, was Christus zu dem Mann sagte, der seinen Vater begraben wollte – »Folge mir und laß die Toten ihn begraben« –, fast die gleiche Kraft hätte wie: »Lebe hier und jetzt!«. Man sollte sich keine Sorgen um die Vergangenheit oder die Zukunft machen, da jeder Tag seine eigenen Probleme hätte. Nach diesem Grundsatz lebte Aldous auch – entweder konnte er hier und jetzt etwas zur Lösung eines Problems tun, oder aber es durfte sich nicht in das Hier und Jetzt hineindrängen.

ALDOUS: Man akzeptiert das, ohne von dem, was in der Vergangenheit war, besessen zu sein – man stirbt dafür ab. Es ist eine Vorbereitung auf den endgültigen Tod, sich bewußt zu sein, *daß die intensivste und höchste Form unseres Lebens unausgesetzt bestimmt und begleitet wird von einer Reihe kleinerer Tode. Wir müssen für diese uns quälenden Erinnerungen sterben. Wieder ist hier das Paradox: man muß fähig sein, sich mit äußerster Klarheit zu erinnern, aber man darf nicht davon verfolgt werden.*

Aldous spricht hier von dem Unterschied zwischen den zwei Arten von Erinnerungen, der informativen und der emotionalen. Die informative Erinnerung ist unentbehrlich für uns für die Bewältigung des täglichen Lebens. Die emotionale Erinnerung ist subtiler, mächtiger, und zu Zeiten durchdringt sie alles; besonders wenn sie unbewußt bleibt, kann sie uns mit Gespenstern aus unserer emotionalen Vergangenheit quälen und uns die Energie und Aufmerksamkeit rauben, die wir hier und jetzt brauchen.

LAURA: Aber selbst ohne die Erinnerungen ist da diese zusammengesetzte Person, die wir sind – die Verbindung aus vielen Charakteren –, und wenn es nichts gibt, wo diese Charaktere sich alle treffen, sozusagen es keinen gemeinsamen Ort wie den Körper gibt, wo begegnen sie sich dann?
ALDOUS: Nun ja, sie müssen sich, nehme ich an, in dem treffen, was man »den Geist« nennt, so wie wir uns normalerweise auf der unbewußt-unterbewußten Ebene treffen. Und dann treffen sie sich auch auf der überbewußten Ebene, die natürlich das Unbewußte völlig einschließt. (*Pause.*) Und dieses wäre zweifellos die Lehre des *Bardo* – diese tausend Personen – sie können sich entweder auf die falsche Weise treffen ... bis hin zur Verwirrung durch den Eiswürfel, oder sie können sich in der Erkenntnis des Endgültigen im Geist begegnen, auf dieser Ebene also.

Dies ist eine Wiederholung dessen, was Aldous am Anfang gesagt hat: entweder es gibt eine Begegnung in der fürchterlichen Verwirrung der Gedanken und Gefühle, die – ohne die Sicherheit eines gemeinsamen Ortes, den der Körper darstellt – herumwirbeln; oder aber es kommt zu einer Begegnung in der Erkenntnis jener fundamentalen Geistes-Gesundheit der Welt, die er so stark empfand.

ALDOUS: Und darum sagen alle, man muß hart arbeiten und sich bemühen und sich über diese Tatsache klar werden; und einer der Wege, sich darüber klarzuwerden, ist – entsprechend dem Büchlein *Ohne Worte, ohne Schweigen*[4] – eine Vorbereitung durch diese Bewußtseins-Übungen. Das führt dann zu der dritten Bewußtseinsschicht.
LAURA: Aber zwischen den beiden Extremen gibt es so viele Möglichkeiten, vom Weg abzukommen ...

ALDOUS: Es gibt allzuviele Möglichkeiten, sich zu verwirren. Ich meine, auch Menschen mit den allerbesten Absichten verfehlen den Weg. (*Langes Schweigen.*) Ich möchte mir diesen Rembrandt ansehen.

Auf dem Band hört man ein Durcheinander von Geräuschen. Aldous sah sich Kunstbücher an – Rembrandt war für ihn der größte aller Maler. Man hört meine Stimme – ich telefoniere im anderen Zimmer mit Paula, Ginnys Tochter, damals elf Jahre alt, die an dem Tag nicht in der Schule war. Dann ist wieder Aldous' Stimme zu hören. Seit dem Brand lebten wir mit Ginny und ihren beiden Kindern zusammen. Durch diese enge Gemeinschaft wurde das Erziehungsproblem für Aldous sehr konkret. Jeden Tag hatte er die Schwierigkeiten vor Augen, zwei Kinder in einer großen Stadt wie Los Angeles zu erziehen. Das Problem hatte viele Facetten. Eine davon brachte er in unser Gespräch ein.

ALDOUS: Wenn sie uns braucht, Liebes, können wir zurückgehen. Ist sie allein? Sie mag wahrscheinlich nicht allein sein. Vielleicht sollten wir uns aufmachen. (*Schweigen.*) Sie sagte, sie wolle eine Geschichte schreiben. Daraufhin habe ich ihr einen Füllfederhalter gegeben. (*Erneutes Schweigen.*) Wenn ich daran denke, was für eine wunderbare Einrichtung es in meiner Schule gab.
LAURA: Ja? War das etwas damals Übliches?
ALDOUS: Nun ja, wir hatten da so eine Tischlerwerkstatt. Wir konnten, wann immer wir wollten, unsere Freizeit dort verbringen, außerdem waren drei bis vier Stunden in der Woche dort obligatorisch. Da lebte dieser Zimmermann, der in der Schule Mädchen für alles war, aber eine Ausbildung als Zimmermann hatte. Wir machten alle Arbeiten, die auch ein Lehrling lernen muß – fast bis zum Meisterstück. Meisterstück heißt: der Lehrling lernt alles, was nötig ist, und macht zuletzt sein Abschlußexamen, sozusagen seinen Doktor.
LAURA: Ach ja?
ALDOUS: Für den Zimmermann gibt es da all diese verschiedenen Zapfen und Schwalbenschwänze und so weiter – verschiedenartige Stücke, die miteinander verbunden werden müssen.
LAURA: Was sehr schwierig ist.
ALDOUS: Sehr schwierig. Weißt du, alle Flächen mußten ganz glatt gehobelt werden – das mußte man eben lernen.
LAURA: Hast du das auch gemacht?
ALDOUS: Ja, wir lernten all die verschiedenen Zapfen und Schwal-

benschwänze und alles – so wie ein Lehrling im Mittelalter das getan hätte.

LAURA: Ja, aber –

ALDOUS: Wenn wir dann alle diese Sachen geübt hatten, durften wir tun, was wir wollten – einen Schlitten bauen oder einen Kasten oder ein Bücherregal –, und das machten wir auch – aber immer mit allerhöchstem Anspruch. Ich will damit sagen, die Sachen wurden nicht einfach so zusammengenagelt – das wurde alles mit Schwalbenschwänzen gemacht.

LAURA: Aber hier macht das niemand – nicht einmal ein gelernter Zimmermann.

ALDOUS: In Kunsttischlereien wird noch immer so gearbeitet, aber natürlich ist es heute nicht wirklich – ich meine, heute ist das ganz anders.

LAURA: Aber in dieser Schule hier machen sie gar nichts: sie bleiben da einfach den Nachmittag über und laufen herum.

ALDOUS: Eines der Probleme sind die Löhne. Ich meine, da war dieser ausgezeichnete Mann, der alle Arbeiten erledigte, die so in der Schule anfielen, aber er war eben ein Handwerker alten Stils und konnte alles selbst machen. Er war auch ein sehr gescheiter Mann: es war ein Vergnügen, mit ihm zusammenzusein. Und er konnte reden und verfügte über köstliche Aussprüche – wenn er zum Beispiel ein Werkzeug schärfte, sagte er: »Jetzt ist es so scharf, daß man damit einer toten Maus die Schnurrbarthaare abschneiden kann, ohne daß sie wieder lebendig wird.« Aber das gibt es heutzutage alles nicht mehr. Aber was es noch geben sollte, ist diese äußerst vernünftige Sache, Jungen etwas zu tun zu geben.

LAURA: Soll ich uns eine Suppe machen? Möchtest du etwas Suppe essen?

ALDOUS: Ja, das wäre gut.

Anmerkungen

1 Collected Essays, New York 1959.
2 Laura Huxley: *You Are Not the Target*, New York 1963, Kapitel 23.
3 »Die heiligen Pilze« (*Psilocybe mexicana*): Psilocybin ist die synthetisch hergestellte chemische Substanz darin. »... oder was auch immer« bezieht sich auf psychedelische Substanzen im allgemeinen [Notiz von Laura Huxley].
4 Paul Reps, *Ohne Worte, ohne Schweigen,* Weilheim 1976.

KAPITEL 34

1962
Briefe

Huxley bewältigte in diesem Jahr ein womöglich noch größeres Vortragsprogramm – obgleich der Krebs wieder auftrat und kleinere chirurgische Eingriffe und weitere Bestrahlungen nötig machte. Außer an Universitäten, wo er Vorträge hielt, sprach Huxley bei einer Konferenz über Hypnose, zu Physikern in Los Alamos und vor der Akademie der Künste und Wissenschaften in Belgien. Außerdem fand er auch noch Zeit, das Apollo Space Center in Los Angeles und das Haus in Surrey aufzusuchen, in dem er seine Kindheit verbracht hatte. Die Royal Society of Literature ehrte ihn mit dem Titel eines »Companion in Literature«, den auch Churchill, Maugham und Masefield innehatten, die zu jener Zeit noch lebten. Eiland *erschien. Und er fing die Arbeit an, die sein letztes Buch werden sollte.*

In seinen Briefen erörtert Huxley das Wesen der »unvermittelten Erfahrung« durch psychedelische Substanzen und den tantrischen Gebrauch von LSD und Pilzen. Er antwortet dem Maharadscha von Kaschmir, der nach der Lektüre von Eiland *anfragte, wo er psychedelische Drogen beziehen könne. In Sybille Bedfords Biographie (Bd. 2, S. 312) beschreibt Claire Nicolas White, wie Huxley den Kindern seiner Nichte in ihrem Haus auf Long Island aus den* Pforten der Wahrnehmung *vorliest, »wie die Kinder gebannt lauschen und eines von ihnen sein Porträt zeichnet«.*

An Dr. Timothy Leary [Smith 888]

2533 Hillegass
Berkeley 4, Kalifornien
11. Februar 1962

Lieber Tim,
ich habe in meinem letzten Brief vergessen, Deine Frage zu Tantra zu beantworten. Es gibt umfangreiche Bücher über dieses Thema von »Arthur Avalon« (Sir John Woodroffe), in die man mit eini-

gem Gewinn hineinschauen kann. Dann ein Kapitel darüber in Heinrich Zimmers *Philosophie und Religion Indiens*. Die umfassendste gelehrte Behandlung des Themas von bezwingbarem Umfang findet sich in Mircea Eliades verschiedenen Büchern über Joga. Schau Dir auch Conzes *Buddhist Texts* an. Soweit es sich begreifen läßt, scheint Tantra eine seltsame Mischung aus Aberglauben und Magie, verbunden mit einer erhabenen Philosophie und pointierten philosophischen Einsichten zu sein. Rituale und Wortmagie kommen andauernd darin vor. Aber das Grundideal scheint mir das höchsterreichbare überhaupt zu sein: Erleuchtung, nicht fern von der Welt (wie bei den Vedantisten und den Nirwana-Anhängern der buddhistischen Hinayana-Schule), sondern in der Welt, durch die Welt, vermittels ganz gewöhnlicher Lebensvorgänge. Tantra lehrt ein Joga für den Sex und ein Joga für das Essen und Trinken (sogar für verbotene Speisen und Getränke). Die Heiligung des gewöhnlichen Lebens – wodurch jedes Ereignis zu einem Mittel der Erleuchtung werden kann – wird im wesentlichen durch stetiges Gewahrsein erreicht. Das ist die Grundidee des Joga – gewahr sein, sich selbst des Unbewußten bewußt sein – auf jeder Ebene, angefangen bei der physiologischen bis zur geistigen. Sieh Dir in diesem Zusammenhang die Liste mit den 112 Wahrnehmungsübungen an, die einem tantrischen Text entnommen und am Schluß von *Ohne Worte, ohne Schweigen* abgedruckt sind. Die gesamte Gestalttherapie ist in diesen Übungen vorweggenommen – und diese Therapie gilt ja nicht nur für Geisteskranke, es ist vor allem eine Therapie für die viel schwerere Krankheit, die auf mangelnder Sensitivität und auf Unkenntnis beruht und die wir als »Normalität« oder »geistige Gesundheit« bezeichnen. Im Zusammenhang mit dieser tantrischen Grundidee eines Joga des totalen Gewahrwerdens sollten, scheint mir, LSD und Pilze angewendet werden. Das führt zur Erleuchtung innerhalb der Welt der alltäglichen Erfahrung, die, wenn die Erfahrung so ist, wie sie eigentlich sein sollte, ganz selbstverständlich zu einer Welt voller Wunder und Schönheit und göttlicher Geheimnisse wird.

Dein
Aldous

An Reid Gardner [Smith 902]

c/o 31 Pond Street
Hampstead, N. W. 3
18. September 1962

Liebe Mrs. Gardner,
... Ich wußte nicht, daß Robert Graves[1] über Psilocybin geschrieben hat, und muß seinen Artikel lesen. Während meiner Versuche mit LSD und Psilocybin, die sich an die in den *Pforten der Wahrnehmung* beschriebenen Erfahrungen mit Meskalin anschlossen, habe ich dieses Gefühl einer liebevollen Verbundenheit mit den Menschen meiner Umgebung und mit der Welt als Ganzem kennengelernt – auch die Empfindung, daß diese Welt grundsätzlich »in Ordnung« ist – trotz Schmerz, Tod und schlimmer Verluste. Dieses In-Ordnung-Sein kann in Worten oder in anderen Symbolen ausgedrückt werden – aber sein Wesen läßt sich niemandem vermitteln, der nicht durch diese unmittelbare Erfahrung hindurchgegangen ist. Und kann diese Erfahrung durch Poesie – und sei sie noch so mitreißend – herbeigeführt werden? Ich habe nie gefunden, daß man sie auf diese Weise herbeiführen kann – allenfalls kann man sie dadurch vorbereiten. (Übrigens: Meskalin, LSD und Psilocybin rufen alle einen Zustand hervor, in dem Worte und Begriffe gewissermaßen umgangen werden. Man kann über die Erfahrung sprechen – aber immer mit dem Wissen, daß »der Rest Schweigen« ist.)
Mit schönen Grüßen,

Aldous
Huxley

An seine Hoheit den Maharadscha von Jammun und Kaschmir Dr. Karan Singh (Smith 911)

6233 Mulholland Highway
Los Angeles 28, Kalifornien
22. Dezember 1962

Hoheit –
vielen Dank für Ihren freundlichen Brief. *Eiland* ist eine Art pragmatischer Traum – eine Phantasie mit detaillierten und (denkbaren) praktischen Anweisungen, um den erdachten, wünschenswerten Einklang europäischer und indischer Erkenntnisse zu ver-

wirklichen. Aber leider bleibt dieses Buch trotz dieser pragmatischen Aspekte immer noch ein Traum – weit entfernt (wie ich in den letzten Abschnitten der Geschichte betrübt deutlich gemacht habe) von unserer gegenwärtigen Wirklichkeit. Und dennoch: wenn wir nicht alle so emsig damit beschäftigt wären, etwas anderes zu tun, *könnten* wir, glaube ich, diese Welt zu einem Platz machen, der sich für wirklich humane Wesen zum Leben eignete.

Was nun die »psychodelischen« Drogen – wie LSD, Meskalin, Psilocybin – angeht, so sind sie nur in kleinen Mengen und ausschließlich für Forschungszwecke erhältlich. Ich habe keine Ahnung, ob an einer der indischen Universitäten Forschungen auf diesem Gebiet betrieben werden. Sie könnten das erfahren, wenn Sie sich an die Firma Sandoz in Basel, Schweiz (die Hersteller von LSD und Psilocybin), wenden.

Noch eine andere Möglichkeit: Mein Freund Dr. Timothy Leary, Department of Psychology, Harvard University, Cambridge, Mass., USA, leitet ein umfangreiches Forschungsprogramm. Es ist denkbar, daß er an einer Gelegenheit interessiert ist, mit psychodelischen Substanzen bei Versuchspersonen zu arbeiten, die in einer anderen Kultur aufgewachsen sind. Wenn Sie ihm für einige Wochen ein Haus zur Verfügung stellen könnten, würde er vielleicht gern nach Indien kommen und diesen soziopsychologischen Versuch machen. Und wenn ich je wieder in Ihr Land komme, werde ich ganz gewiß mich Ihrer freundlichen Einladung erinnern.

Aldous Huxley

Anmerkungen

1 Graves schrieb über seine Erfahrungen mit psychedelischen Drogen in *The Atlantic Monthly* und in seinem Buch *Food for Centaures* (1960).

KAPITEL 35

1962
Moksha

Aldous Huxley

Huxleys letzter Roman – die Krönung seiner Arbeit des letzten Jahrzehnts – nahm ihn fünf Jahre lang in Anspruch. Vielleicht das einzige Mal in seiner Laufbahn als Schriftsteller stellte er sich die Frage, ob es ihm gelingen würde, »den geistigen Stoff zu poetisieren und zu dramatisieren und ein Werk hervorzubringen, das zugleich komisch und tragisch, lyrisch und tief« wäre (so in einem Brief vom 20. August 1959 an seinen Sohn Matthew Huxley). In einem Brief an Humphry Osmond (vom 22. Juni 1958) schildert er die Aufgabe als »den Versuch einer Darstellung, was getan werden könnte, um eine vernünftige Gesellschaft zu schaffen, die dazu dienen soll, bei jedem einzelnen all die verborgenen Kräfte und Fähigkeiten hervorzurufen ...« Er verarbeitete einige von Lauras psychotherapeutischen Methoden in das Buch. Eiland *ist ihr gewidmet. Die* Pforten der Wahrnehmung *waren Maria dediziert. Wie Sybille Bedford bemerkt, sind dies die beiden einzigen unter den nahezu fünfzig veröffentlichten Büchern von Huxley, die eine Widmung enthalten.*

Die Eiland-Bewohner, die Palanesen, verwenden eine Droge, die Moksha heißt: eine vervollkommnete psychedelische Substanz, die in einem gelben Pilz enthalten ist, der in den Bergen in Kulturen angebaut wird. Die Substanz heißt auch »moksha-Medizin« und bewirkt »das volle Ausmaß einer mystischen Erfahrung«. Im Gegensatz zum »Soma« in Schöne neue Welt *ist Moksha kein Mittel für Eskapisten: Eine ethische Grundforderung der Inselbewohner ist, achtzugeben. In einer Initiationszeremonie, bei der die Droge jungen Palanesen verabreicht wird, offenbart ihnen der Leiter die wesentliche Botschaft, die sie enthält: »Befreiung ... das Ende des Leidens, aufhören, das zu sein, was man törichterweise zu sein glaubt, und werden, was man tatsächlich ist. Für eine kurze Weile erkennt ihr nun, dank der moksha-Medizin, wie es ist, zu sein, was ihr tatsächlich seid, was ihr tatsächlich immer wart.«*

»Hier bei uns ist Sex etwas anderes«, beharrte Murugan.

»Weil ihr das Joga der Liebe betreibt?« fragte Will und erinnerte sich an das verzückte Gesicht der kleinen Krankenschwester.

Der Junge nickte. »Sie haben etwas, das sie glauben macht, sie seien vollkommen glücklich, und sie wollen nichts anderes.«

»Was für ein beseligender Zustand!«

»Daran ist nichts Beseligendes«, sagte Murugan in aufbrausendem Ton. »Es ist bloß albern und widerlich. Kein Wunsch nach Fortschritt, nichts als Sex, Sex, Sex. Und dazu kommt natürlich diese gräßliche Droge, die sie alle nehmen.«

»Droge?« wiederholte Will verwundert. Eine Droge an einem Ort, von dem Susila behauptet hatte, es gebe keine Süchtigen? »Was für eine Droge?«

»Sie wird aus Giftpilzen gewonnen. *Giftpilzen!«* Die Worte wirkten wie eine karikierte Karikatur der Rani, als er sie im vibrierenden Ton zutiefst verletzter Spiritualität aussprach.

»Diese wunderhübschen roten Pilze mit den weißen Tupfen, auf denen die Gnomen immer zu sitzen pflegten?«

»Nein, diese hier sind gelb. Früher gingen die Leute in die Berge, um sie einzusammeln. Heute werden die Dinger in eigenen Fungusbeeten auf der Höhenstation kultiviert. Wissenschaftlich gezogene Drogen. Hübsch, nicht wahr?«

Eine Tür schlug zu, und den Korridor entlang war das Geräusch sich nähernder Stimmen und Schritte zu hören. Sogleich ergriff der entrüstete Geist der Rani die Flucht, und aus Murugan wurde wieder der schuldbewußte Schuljunge, der seine Missetaten zu verheimlichen suchte. Im Nu lag die *Elementare Ökologie* wieder auf dem Platz, wo Sears Roebuck gelegen hatte, und die verdächtig geschwellte Aktenmappe unter dem Tisch. Gleich darauf kam Vijaya, mit nacktem Oberkörper und glänzend wie geölte Bronze vom Schweiß seiner Arbeit in der Mittagssonne, mit großen Schritten ins Zimmer. Hinter ihm Dr. MacPhail. Mit der Miene eines Musterschülers, der von Eindringlingen aus der frivolen Außenwelt mitten in seinem Studium unterbrochen wird, sah Murugan auf. Belustigt schlüpfte Will sogleich in die ihm zugeteilte Rolle.

»Ich war's, der zu früh kam«, wehrte er Vijayas Entschuldigungen, weil sie sich verspätet hätten, ab. »So daß unser junger Freund hier nicht sehr weit kam mit seinem Studium. Wir haben geredet und geredet.«

»Worüber?« fragte Dr. Mac Phail.

»Alles – Kohlköpfe, Könige, Motorroller, schlaffe Bauchmuskeln. Und als ihr hereinkamt, waren wir grade bei Giftpilzen angelangt. Murugan erzählte mir von den *funghi*, die hier als Ausgangsstoff für eine Droge verwendet werden.«

»Was ist ein Name?« sagte Dr. MacPhail lachend. »Antwort: so gut wie alles. Da Murugan das Pech hatte, in Europa aufzuwachsen, nennt er es eine Droge und empfindet dabei die ganze reflexbedingte Mißbilligung, die das üble Wort hervorruft. Wir, im Gegenteil, benennen es mit guten Namen – die *moksha*-Medizin, die Wirklichkeits-Enthüllerin, die ›Pille der Wahrheit und Schönheit‹. Und wissen, durch unmittelbare Erfahrung, daß sie diese guten Namen verdient. Wogegen unser junger Freund hier sie nicht kennt und um keinen Preis dazu zu bewegen ist, sie einmal auszuprobieren. Für ihn ist und bleibt sie eine Droge, und eine Droge ist etwas, dem sozusagen kein anständiger Mensch frönt.«

»Was hat Seine Hoheit dazu zu bemerken?« fragte Will.

Murugan schüttelte den Kopf. »Das einzige, was sie einem gibt, ist ein Haufen von Illusionen«, brummelte er vor sich hin. »Warum sollte ich mich der Mühe unterziehn, mich lächerlich zu machen?«

»Wahrhaftig, warum?« sagte Vijaya mit gutgelauntem Spott. »Da du dich doch, sogar im Normalzustand, nie von jemand zum Narren halten läßt oder dir jemals Illusionen über etwas machst.«

»Das hab ich nicht gesagt«, verwahrte sich Murugan. »Ich meine bloß, daß mich nach keinem eurer falschen *samadhi* verlangt.«

»Wie kannst du wissen, daß die falsch sind?« fragte Dr. MacPhail.

»Weil das, um was es wirklich geht, einem erst nach Jahren und Jahren der Meditation und *tapas* zuteil wird, und ... na, ihr wißt schon – bei Enthaltsamkeit mit Frauen.«

»Murugan«, erklärte Vijaya, zu Will gewandt, »ist ein Puritaner. Er ist entsetzt darüber, daß selbst blutjunge Anfänger – ja selbst Jungen und Mädchen, die miteinander schlafen –, sobald sie vierhundert Milligramm der *moksha*-Medizin im Leib haben, einen Blick von der Welt erhaschen können, wie sie jemand erscheint, der von seiner Knechtschaft an das Ego befreit ist.«

»Aber es ist nicht *wirklich*«, beharrte Murugan.

»Nicht wirklich!« sprach Dr. MacPhail ihm nach. »Du könntest ebensogut sagen, die Erfahrung, sich wohlzufühlen, sei nicht wirklich.«

»Sie weichen dem wahren Sachverhalt aus«, entgegnete Will. »Eine Erfahrung kann wirklich sein in Beziehung zu etwas, was innerhalb des eignen Schädels vor sich geht, aber völlig belanglos zu etwas außerhalb dessen.«

»Allerdings«, gab Dr. MacPhail zu.

»Wissen Sie, was innerhalb Ihres Schädels vor sich geht, wenn Sie eine Dosis von dem Pilz zu sich genommen haben?«

»Wir wissen ein wenig darüber.«

»Und bemühen uns ständig, mehr darüber herauszufinden«, setzte Vijaya hinzu.

»Um ein Beispiel zu nennen«, sagte Dr. MacPhail. »Wir haben entdeckt, daß diejenigen, deren EEG, wenn sie entspannt sind, keine Alphawellen-Aktivität zeigt, auf die *moksha*-Medizin höchstwahrscheinlich nur wenig bedeutsam reagieren werden. So daß wir für etwa fünf Prozent der Bevölkerung andre Zugangswege zur Befreiung finden müssen.«

»Und auch über das neurologische Korrelat dieser Erfahrungen sind wir uns noch nicht ganz klar«, sagte Vijaya. »Was geht während einer Vision im Gehirn vor? Und was geht vor beim Übergang von einem prä-mystischen zu einem echt mystischen Geisteszustand?«

»Wissen Sie's?« fragte Will.

»›Wissen‹ ist ein großes Wort. Sagen wir lieber, wir können darüber einige annehmbare Vermutungen anstellen. Engel und Neue Jerusalems und Madonnen und künftige Buddhas – sie alle stehn in Beziehung zu einer ungewöhnlichen Stimulierung der primären Projektionsfelder – jenes Teils der Hirnrinde etwa, der visuelle Eindrücke vermittelt. Genau wodurch die *moksha*-Medizin diese besondern Reize hervorruft, haben wir noch nicht herausgefunden. Wichtig ist, daß sie sie überhaupt hervorruft. Und irgendwie beeinflußt sie auch die untätigen Partien des Gehirns, diejenigen Partien, die keinen spezifischen Anteil am Wahrnehmen oder Bewegen oder Empfinden haben.«

»Und wie reagieren die untätigen Partien des Gehirns?« wollte Will wissen.

»Beginnen wir mit dem, womit sie *nicht* reagieren. Sie reagieren nicht mit Visionen oder Gehöreindrücken, nicht mit Telepathie oder Hellsehen oder irgendwelchen andern parapsychologischen Phänomenen. Nicht die Spur von dem ganzen amüsanten prä-mystischen Zeug. Sie reagieren mit der vollentfalteten mystischen Erfahrung. Sie wissen sicher, was ich meine, Mr. Farnaby – Einer in allem und Alles in einem. Die Grunderfahrung mit allen Zutaten – grenzenloses Mitgefühl, abgründiges Mysterium und ebensolche Bedeutsamkeit.«

»Und nicht zu vergessen, Freude«, sagte Dr. MacPhail, »unaussprechliche Freude.«

»Und der ganze Kram befindet sich innerhalb des eigenen Schädels«, sagte Will. »Streng privat. Keine Beziehung zu irgendeinem äußeren Faktum, ausgenommen einem Giftpilz.«

»Es ist nicht wirklich«, fiel Murugan ein. »Genau das wollte ich sagen.«

»Sie nehmen an«, sagte Dr. MacPhail zu Will, »daß das Gehirn Bewußtsein produziert. Ich nehme an, daß es Bewußtsein übermittelt. Und meine Erklärung ist nicht weiter hergeholt als die Ihre. Wie in aller Welt vermag eine Reihe von Geschehnissen, die einer bestimmten Ordnung angehören, als eine Reihe von Geschehnissen erlebt zu werden, die einer gänzlich davon verschiedenen und nicht mit ihr vergleichbaren Ordnung angehören? Niemand hat die leiseste Ahnung davon. Man nimmt es eben hin und stellt Vermutungen darüber an. Und die eine Vermutung ist, in philosophischer Hinsicht, ungefähr so gut wie die andre. Sie sagen, daß die *moksha*-Medizin in den untätigen Partien des Gehirns etwas bewirkt, was in ihnen eine Reihe subjektiver Geschehnisse produziert, denen der Name ›mystische Erfahrung‹ gegeben wurde. Ich sage, daß die *moksha*-Medizin etwas in den untätigen Partien des Gehirns bewirkt, das eine Art neurologischer Schleuse öffnet, und so eine größere Menge von GEIST in den eigenen Geist einzudringen vermag. Weder Sie noch ich können die Gültigkeit unsrer Hypothese beweisen. Und selbst wenn Sie beweisen könnten, daß ich unrecht habe – würde das irgendeinen Unterschied machen?«

»Ich sollte meinen, es würde den ganzen Unterschied machen«, sagte Will.

»Lieben Sie Musik?« fragte Dr. MacPhail unvermittelt.

»Mehr als so ziemlich alles andere.«

»Und worauf, wenn ich fragen darf, bezieht sich Mozarts *g-Moll-Quintett?* Auf Allah? Auf Tao? Oder auf die Zweite Person der Dreifaltigkeit? Oder das Atman-Brahman?«

Will lachte. »Hoffentlich weder noch.«

»Aber das macht die Erfahrung des *g-Moll-Quintetts* nicht weniger lohnend. Nun, so ist es auch mit der Art von Erfahrung, die einem durch die *moksha*-Medizin zukommt oder durch Gebete und Fasten und spirituelle Übungen. Selbst wenn es sich nicht auf etwas außerhalb seiner selbst bezieht, bleibt es immer noch das Bedeutungsvollste, das man je erlebt hat. Es ist wie das Anhören von Musik, nur in unvergleichlich größerem Maßstab. Und wenn Sie diese Erfahrung aufgeschlossen erleben, wenn Sie bereit sind, mit ihr mitzugehen, sind die Ergebnisse unvergleichlich heilsamer und verklärender. Mag sein, daß das Ganze sich innerhalb des eignen Schädels abspielt. Mag sein, daß es wirklich eine durchaus private Angelegenheit ist und es keine vereinigende Erkenntnis von irgend etwas anderm als der eignen Physiologie gibt. Was tut's? Faktum ist, daß diese Erfahrung einem die Augen öffnen, einen glückselig machen und das ganze Leben für einen verwandeln kann.« Sie schwiegen eine Weile. Dann sagte er, zu Murugan gewandt: »Ich werde dir etwas erzählen. Etwas, worüber ich zu niemand sprechen wollte. Jetzt aber habe ich das Gefühl, daß es vielleicht meine Pflicht ist, dem Thron, Pala und seiner ganzen Bevölkerung gegenüber – daß ich dir unbedingt von dieser meiner sehr privaten Erfahrung erzähle. Vielleicht wirst du dich dann deinem Land und seinen Bräuchen gegenüber ein wenig verständnisvoller zeigen.« Er schwieg einen Augenblick und fuhr dann in ruhig sachlichem Ton fort: »Du kennst meine Frau?«

Murugan nickte, das Gesicht immer noch abgewendet. »Es hat mir leid getan zu hören, daß sie krank ist.«

»Es ist nur noch eine Sache von Tagen«, sagte Dr. MacPhail. »Aber ihr Geist ist immer noch völlig klar, sie ist sich dessen, was mit ihr geschieht, durchaus bewußt. Gestern fragte sie mich, ob wir zusammen die *moksha*-Medizin nehmen könnten. Wir nahmen sie«, setzte er beiläufig hinzu, »die letzten siebenunddreißig Jahre ein- bis zweimal im Jahr – seit wir uns entschlossen hatten, zu heiraten. Und nun noch einmal – ein letztes, allerletztes Mal. Es bestand eine gewisse Gefahr, eine mögliche Schädigung der Leber. Aber wir entschieden, es würde sich lohnen, die auf uns zu nehmen. Und wie sich zeigte, hatten wir recht. Die *moksha*-Medizin – die Droge, wie du sie nennst – hat ihr kaum geschadet. Was einzig geschah, war eine Umwandlung ihres Geistes.«

Er schwieg, und Will wurde sich plötzlich bewußt, daß irgendwo eingesperrte Ratten quiekten und scharrten, hörte durch das offene Fenster das Durcheinander tropischen Lebens und von ferne den Ruf eines Myna. »Hier und jetzt, Jungs. Hier und jetzt.« »Du bist wie dieser Myna«, sagte Dr. MacPhail endlich. »Bist angelernt worden, Worte zu wiederholen, die du nicht verstehst und deren Begründung du nicht kennst. *Es ist nicht wirklich. Es ist nicht wirklich.* Aber wenn du erlebt hättest, was Lakshmi und ich gestern erlebten, wüßtest du's besser. Du wüßtest, daß es viel wirklicher war als das, was du Wirklichkeit nennst. Wirklicher als was du in diesem Augenblick denkst und fühlst. Wirklicher als die Welt vor deinen Augen. Aber du bist angelernt worden, es als *nicht wirklich* zu bezeichnen. *Nicht wirklich, nicht wirklich.*« Dr. MacPhail legte dem Jungen die Hand liebevoll auf die Schulter. »Man hat dir gesagt, wir seien bloß eine Gruppe Drogensüchtiger, die in Illusionen und falschen *samadhi* schwelgen. Höre, Murugan – vergiß alle die bösen Worte, die in dich hineingepumpt worden sind. Vergiß sie wenigstens, bis du einen einzigen Versuch mit der *moksha*-Medizin gemacht hast. Nimm vierhundert Milligramm von ihr ein und finde selber heraus, was sie bewirken kann, was sie über dein eigenes Wesen auszusagen vermag und über diese seltsame Welt, in der du leben mußt, lernen mußt und schließlich sterben mußt. Ja, sogar du wirst eines Tages sterben müssen – vielleicht in fünfzig Jahren, vielleicht schon morgen. Aber es wird geschehn, und ein Tor, wer sich nicht darauf vorbereitet.« Er wandte sich an Will. »Wollen Sie mitkommen, während wir uns abduschen und ankleiden?«

KAPITEL 36

1963
Briefe

Aldous Huxleys letztes Lebensjahr begann mit der Vervollständigung von Literatur und Wissenschaft, *das im September erschien. Das Wiederauftreten der Krebserkrankung und eine weitere Strahlentherapie zwangen ihn, einige Vorträge abzusagen, aber er bewerkstelligte es, noch einmal zu einem Treffen der World Academy of Arts and Science nach Europa zu reisen, für die er zusammen mit Osmond einen Band über »Menschliche Fähigkeiten« herauszugeben gedachte. Er übermittelte dem Herausgeber der* Psychedelic Review *seine Gedanken über die unterschiedlichen psychedelischen Erfahrungen, die man als einzelner und in der Gruppe macht, und gab auch Osmonds Warnung vor schwarz verkauftem LSD an Leary in Harvard weiter, dessen Idee eines Übungszentrums für Bewußtseinserweiterung er befürwortete. (Die Castalia Foundation wurde 1964 in Millbrook, N. Y., gegründet.)*

Huxleys Kräfte nahmen ab. Seine letzten Monate verbrachte er zu Hause mit der Arbeit an dem Essay über Shakespeare und die Religion, *der sein letzter werden sollte. Auf der letzten Seite schrieb Huxley: »Wir müssen unausgesetzt nach neuen Mitteln und Wegen Ausschau halten, durch die wir unser Bewußtsein erweitern können.«*

An Dr. Humphry Osmond [Smith 915]

6233 Mulholland
L. A. 28, Kal.
7. Januar 1963

Lieber Humphry,

danke für Deinen Brief. Ein gutes Beispiel dafür, was einem Menschen passiert, wenn er »überinspiriert« ist, liefert Christopher Smart. *Jubilate Agno* ist das Produkt einer akuten Phase seiner Geisteskrankheit, als er keine Kontrolle hatte über seinen vor-bewußten Geist und dessen reißenden Strom von Bildern, Ideen, Wörtern und Rhythmen. *David* und das »Krippen«-Gedicht wurden geschrieben, als Smart noch verrückt genug war, zu vergessen, daß er ein Produkt des 18. Jahrhunderts war, aber nicht so verrückt, um nicht doch dieses automatische Schreiben künstlerisch durchformen zu können. Und dann diese langweiligen konventionellen Gedichte, die er schrieb, als er geistig zu gesund war, zu angepaßt an die Bedingungen seiner Zeit. Zu viel und zu oft genommen, würde LSD wahrscheinlich unheilvoll für die Kunst sein – so unheilvoll wie kein LSD oder keine der natürlich vorkommenden Äquivalente.

[...]

Herzlich,

Dein
Aldous

An Paul Lee [1]

6233 Mulholland
L. A. 28, Kal.
3. März 1963

Lieber Mr. Lee:

[...]

Was das Private angeht – jede unmittelbare Erfahrung ist strenggenommen privat. Niemand kann den Schmerz oder das Vergnügen eines anderen *erfahren*, ebensowenig seine Art, die Welt zu betrachten. Alles, was sich erfahren läßt, ist eine Reihe von Anhaltspunkten und Zeichen, durch die man in mehreren Schritten auf die Erfahrungen einer anderen Person schließen kann. Auf der nonverbalen Ebene gibt es entweder die Einsamkeit des isolierten Ego oder das Alleinsein des Geistes, der aus seinem Gefängnis kultureller Angepaßtheit und Egozentrik ausgebrochen und so empfänglich ist für die gegebene Wirklichkeit, auf jeder Ebene, wie es einem menschlichen Wesen überhaupt möglich sein kann. Ich habe nahezu keine Erfahrungen mit psychodelischen Substanzen in einer Gruppe, aber ich nehme an, daß eine gute Beziehung untereinander darauf zurückzuführen ist, daß die Droge eine Gruppe isolierter Einsamer in eine Gruppe offener & empfänglicher Allein-Seiender verwandelt hat.

Mit freundlichen Grüßen,

Aldous Huxley

An Dr. Timothy Leary [Smith 929]

6233 Mulholland
L. A. 28, Kal.
20. Juli 1963

Lieber Tim,
vielen Dank für Deine Briefe. Ich finde den Gedanken einer Schule ausgezeichnet, denn was man mehr als alles andere erforschen muß, ist das Problem, wie man das, was Wordsworth die »weise Passivität« nennt, fruchtbringend mit kluger Aktivität verbinden kann – Empfänglichkeit und unmittelbare Erfahrung mit einer Begriffsbildung und der Übertragung einer verständlichen Ordnung auf diese Erfahrung. Wie kann man das Beste aus den beiden Welten machen, die Wordsworth in *Expostulation and Reply* und *The Table Turned* beschreibt? Das bleibt zu entdecken. Und man sollte sich aller erreichbaren Quellen dabei bedienen – der besten Methoden des offiziellen Schulunterrichts und auch des LSD, der Hypnose (unter anderem, um den Leuten zu helfen, den LSD-Zustand wieder zu erreichen, ohne noch einmal zur Droge zu greifen), der Zeitverzerrung (um den Lernprozeß zu beschleunigen), der Selbstkonditionierung, um autonome Prozesse zu kontrollieren, und der Stärkung physischer und psychischer Widerstandskraft im Hinblick auf Krankheiten und seelische Verletzungen usw., usw. ...
Immer

Dein
Aldous

Anmerkungen
1 Mitherausgeber der *Psychedelic Review* (Notiz Smith)

KAPITEL 37

1963
Die Kultur und das Individuum

Aldous Huxley

In diesem Essay, den Huxley den Herausgebern der ersten populären Anthologie über LSD anbot, »behandelte er, ganz bewußt in einer etwas allgemeineren Form, das Gesamtproblem der Beziehung des einzelnen zu seiner Kultur – ein Problem, bei dessen Lösung die psychodelischen Substanzen unzweifelhaft ihre Rolle spielen können« (Brief an T. Leary vom 3. Juni 1963). Der Wert psychedelischer Substanzen liegt darin, »die nonverbale Erziehung [jedes einzelnen] zu verstärken«, so daß es ihm möglich wird, seine soziale Bedingtheit zu überschreiten und folglich notwendige kulturelle Reformen herbeizuführen. Huxley plädiert – in der knappen Zeit, die uns bleibt – für »empirische Experimente auf breiter Basis«.

Die Beziehung des einzelnen zur Kultur ist heute – und war es schon immer – merkwürdig ambivalent. Wir sind zugleich die Nutznießer unserer Kultur und ihre Opfer. Ohne Kultur und ohne die Vorbedingung aller Kultur, die Sprache, würde der Mensch nichts anderes sein als eine weitere Spezies Paviane. Der Sprache und der Kultur verdanken wir unsere Menschlichkeit. Und »welch ein Meisterwerk ist der Mensch!« sagt Hamlet, »wie edel durch Vernunft ... wie unbegrenzt an Fähigkeiten! ... im Handeln wie ähnlich einem Engel! im Begreifen wie ähnlich einem Gott!« Aber, ach! in den Pausen – wenn er gerade nicht edel, vernünftig und potentiell unbegrenzt ist ...

... doch der Mensch, der stolze Mensch,
In kleine, kurze Majestät gekleidet,
Vergessend, was am mind'sten zu bezweifeln,
Sein gläsern Element – wie zorn'ge Affen,
Spielt solchen Wahnsinn gaukelnd vor dem Himmel,
Daß Engel weinen ...[1]

Genius und zorniger Affe, mit dem Wahnsinn spielend und von gottähnlicher Vernunft – in allen diesen Rollen ist das Individuum das Produkt von Sprache und Kultur. Indem sie auf die zwölf oder dreizehn Millionen Neuronen des menschlichen Gehirns einwirkten, haben Sprache und Kultur uns Recht und Wissenschaft, Ethik und Philosophie gegeben, haben all die durch Talent und Heiligkeit entstandenen Leistungen möglich gemacht. Sie haben uns auch Fanatismus, Aberglauben und dogmatische Anmaßung, nationalistischen Götzendienst und Massenmord im Namen Gottes, Aufwiegelei und organisierte Lüge beschert. Und zusammen mit dem Salz der Erde haben sie uns Millionen hypnotisierter Konformisten hinterlassen, Generation um Generation, die prädestinierten Opfer machthungriger Herrscher, die wiederum die Opfer all dessen sind, was in ihrer kulturellen Tradition so überaus sinnlos und inhuman ist.

Dank der Sprache und der Kultur kann das Verhalten der Menschen unvergleichlich viel intelligenter, originaler, kreativer und flexibler sein als das Verhalten von Tieren, deren Gehirn zu klein ist, um die Anzahl Neuronen zu beherbergen, die für die Erfindung von Sprache und die Übermittlung angesammelten Wissens erforderlich ist. Aber gleichfalls dank Sprache und Kultur ist das Verhalten der Menschen oft von so viel Dummheit, Realitätsferne und Unangemessenheit geprägt, wie das bei Tieren nie der Fall sein könnte.

Der Trobiander wie der Bostoner, der sizilianische Katholik wie der japanische Buddhist – jeder von uns ist in eine Kultur hineingeboren und verbringt sein Leben innerhalb ihrer Grenzen. Zwischen jedem menschlichen Bewußtsein und der übrigen Welt steht ein unsichtbarer Zaun, ein Geflecht aus traditionellen Gefühls- und Denkmustern, Meinungen aus zweiter Hand, die zu Axiomen geworden sind, alten Redewendungen, die als göttliche Offenbarungen verehrt werden. Was wir durch die Ritzen dieser Absperrung erkennen, ist selbstverständlich nie das »Ding an sich«, das man nie kennen kann. Es ist in den meisten Fällen nicht einmal das Ding, wie es auf unsere Sinne wirkt und auf das unser Organismus spontan reagiert. Was wir normalerweise aufnehmen und worauf wir reagieren, ist eine merkwürdige Mischung aus unmittelbarer Erfahrung und kulturbedingten Symbolen, aus Sinneseindrücken und vorgefaßten Ideen über das Wesen der Dinge. Und die meisten Menschen nehmen die symbolischen Elemente in diesem Cocktail aus Wahrnehmungsweisen wichtiger als die Elemente, die durch unmittelbare Erfahrung beigesteuert werden. Das ist unvermeidlich, denn für alle, die ihre Kultur vollkommen und kritiklos akzeptieren, stehen die Wörter der vertrauten Sprache nicht – wie unzulänglich auch immer – für Dinge. Im Gegenteil, die Dinge stehen für vertraute Wörter. Jedes einzigartige Ereignis im Leben des Menschen wird sofort automatisch als weitere greifbare Illustration einer der verbalisierten, durch die Kultur geheiligten Abstraktionen eingeordnet, die man ihm während seiner Kindheit eingepaukt hat, um ihn anzupassen.

Es versteht sich von selbst, daß viele der Ideen, die uns von den Vermittlern der Kultur überliefert werden, äußerst vernünftig und realistisch sind. (Wären sie es nicht, würde die menschliche Spezies längst ausgetilgt sein.) Aber zusammen mit den nützlichen Vorstellungen überliefert jede Kultur einen Vorrat unrealistischer Begriffe, von denen einige niemals einen Sinn hatten, während andere einmal einen Wert für das Überleben besessen haben mögen, aber nun unter den veränderten und sich ständig verändernden Umständen völlig irrelevant geworden sind. Da menschliche Wesen ebenso prompt und unzweideutig auf Symbole reagieren wie auf die Reize unmittelbarer Erfahrung und da die meisten in aller Naivität glauben, daß durch die Kultur geheiligte Wörter für Dinge ebenso real oder sogar realer sind als die Wahrnehmung der Dinge selbst, richten diese veralteten oder wirklich unsinnigen Begriffe ungeheuren Schaden an. Dank der von der Kultur überlieferten wirklichkeitsnahen Vorstellungen hat die Menschheit überlebt und macht auf bestimmten Gebieten Fortschritte. Aber durch den schädlichen Unsinn, der jedem einzelnen im Laufe seiner kulturellen Anpassung eingehämmert wird, ist die Menschheit – obgleich sie überlebt und Fortschritte gemacht hat – immer in mißlichen Lagen gewesen. Geschichte ist – unter anderem – der Bericht von den phantastischen und im allgemeinen teuflischen Streichen, welche die Menschheit in ihrem Kulturwahn sich selbst gespielt hat. Und dieses entsetzliche Spiel geht weiter.

Was kann und was sollte der einzelne tun, um sein so ironisch zweideutiges Verhältnis zu der Kultur, in die er sich eingebettet sieht, zu verbessern? Wie kann er sich weiterhin der Wohltaten der Kultur erfreuen, ohne gleichzeitig durch ihr Gift betäubt oder bis zum Wahnsinn berauscht zu sein? Wie kann er kulturell angepaßt und urteilsfähig sein, das verwerfen, was töricht oder schlicht böse ist an seiner Anpassung, und an dem festhalten, was zu einem humanen und intelligenten Verhalten beiträgt?

Eine Kultur kann nur kritisch angenommen und erst recht nur verändert werden von Personen, die sie durchschaut haben – von solchen, die Löcher in den einengenden Bretterzaun aus verbalisierten Symbolen gebohrt haben und also die Welt und durch Nachdenken auch sich selbst in einer neuen und relativ vorurteilsfreien Weise betrachten können. Menschen solcher Art werden nicht einfach geboren; sie müssen dazu erzogen werden. Aber wie?

Im Bereich des offiziellen Schulunterrichts ist das, was der sogenannte Löcher-Bohrer braucht, Wissen. Eine Kenntnis der vergangenen und gegenwärtigen Geschichte der Kulturen in all ihrer phantastischen Vielfalt und eine Kenntnis des Wesens und der Begrenztheit, des Gebrauchs und des Mißbrauchs der Sprache. Einem Menschen, der weiß, daß es viele Kulturen gegeben hat und daß jede Kultur für sich beansprucht, die beste und einzig wahre von allen zu sein, wird es schwerfallen, die Prahlereien und Dogmatismen seiner eigenen Tradition allzu ernst zu nehmen. Ebensowenig wird jemand, der weiß, in welchem Verhältnis Symbole zu Erfahrungen stehen, und der die Art linguistischer Selbstkontrolle betreibt, wie sie die Verfechter der Allgemeinen Semantik lehren, den absurden oder gefährlichen Unsinn, der in jeder Kultur als Philosophie, praktische Weisheit und politische Beweisführung gilt, übermäßig ernst nehmen.

Als Vorbereitung für das Löcherbohren ist diese Art geistiger Erziehung sicherlich wertvoll, aber ebenso gewiß ist sie unzureichend. Die Ausbildung auf der verbalen Ebene muß ergänzt werden durch das Üben wortlosen Erfahrens. Wir müssen lernen, geistig zu schweigen, müssen die Kunst reiner Aufnahmefähigkeit pflegen.

Schweigend aufnahmefähig sein – wie kindisch einfach das zu sein scheint! Aber in Wahrheit – wie wir sehr bald entdecken werden – wie schwierig! Die Welt, in der die Menschen ihr Leben verbringen, ist das Erzeugnis dessen, was die indische Philosophie *Nama-Rupa* nennt: von Name und Form. Wirklichkeit ist ein Kontinuum, etwas Geheimnisvolles und Unendliches, das sich nicht ausloten läßt, dessen äußereErscheinung das ist, was wir als Materie bezeichnen, und dessen Inneres das ist, was wir Geist nennen. Sprache ist ein Instrument, mit dem man der Wirklichkeit das Geheimnisvolle nehmen und sie menschlichem Verständnis und menschlicher Handhabung zugänglich machen kann. Der kulturell angepaßte Mensch bricht das Kontinuum auseinander, heftet einigen der Bruchstücke Etiketten an, projiziert die Etiketten in die Außenwelt und schafft sich so eine nur allzu menschliche Welt, die aus einzelnen Gegenständen besteht – wobei jeder einzelne nur die Verkörperung eines Namens, eine bestimmte Illustration irgendeiner überlieferten Abstraktion ist. Was wir wahrnehmen, nimmt die Form des Begriffsrasters an, durch das es gefiltert wurde. Reine Aufnahmebereitschaft ist deshalb schwer zu erreichen, weil das normale, wache Bewußtsein des Menschen immer kulturbedingt ist. Aber das normale wache Bewußtsein ist – wie William James vor vielen Jahren gezeigt hat – »nur eine Form des Bewußtseins, während sich rings umher, nur durch eine hauchdünne Wand getrennt, mögliche Bewußtseinsformen befinden, die völlig anders sind. Wir können durchs Leben gehen, ohne von ihrer Existenz auch nur etwas zu ahnen; aber wendet man den richtigen Reiz an, sind sie schon bei der ersten Berührung in all ihrer Vollständigkeit da, klar definierte Denkweisen, die wahrscheinlich irgendwo ihren Verwendungs- und Anpassungsbereich haben. Keine Darstellung der Welt in ihrer Gesamtheit, die diese Bewußtseinsformen unbeachtet läßt, kann endgültig sein.«

Wie die Kultur, durch die es bestimmt ist, ist unser normales waches Tages-Bewußtsein zugleich unser bester Freund und ein höchst gefährlicher Feind. Es hilft uns, zu überleben und Fortschritte zu erzielen; gleichzeitig aber hindert es uns daran, einige unserer wertvollsten Fähigkeiten zu verwirklichen, und bringt uns hier und da in alle möglichen Ungelegenheiten. Um ganz menschlich zu sein, muß der Mensch, der stolze Mensch, der Erfinder phantastischer Streiche, lernen, sich selbst nicht im Wege zu stehen: nur dann werden seine unbegrenzten Fähigkeiten und sein engelsgleiches Auffassungsvermögen eine Chance haben, zum Vorschein zu kommen. Um mit Blake zu sprechen: Wir müssen »die Pforten der Wahrnehmung reinigen«, denn wenn sie gereinigt sind, »erscheint dem Menschen alles, wie es ist: unendlich«. Dem normalen wachen Bewußtsein erscheinen die Dinge als die streng begrenzten und abgesonderten Verkörperungen verbaler Bezeichnungen. Wie können wir unsere Gewohnheit durchbrechen, unsere Vorurteile und die Erinnerung an durch die Kultur geheiligte Wörter automatisch auf die unmittelbare Erfahrung zu übertragen? Antwort: Indem wir uns in reiner Aufnahmebereitschaft und in geistigem Schweigen üben. Das wird die Pforten der Wahrnehmung reinigen und im weiteren Verlauf das Sichtbarwerden anderer als der normalen Formen des Bewußtseins möglich machen – Formen des ästhetischen Bewußtseins, des visionären Bewußtseins, des mystischen Bewußtseins. Dank der Kultur sind wir die Erben riesiger Wissensmengen, eines unschätzbaren Reichtums logischer und wissenschaftlicher Methodik, tausender und abertausender nützlicher Einzelheiten eines technologischen und organisatorischen Know-how. Aber der menschliche Geist-Leib besitzt andere Quellen der Information, benutzt andere Gedankengänge, ist begabt mit einer inneren Wahrheit, die unabhängig ist von seiner Kulturbedingtheit.

Wordsworth schreibt, daß »unser störender Intellekt [der Teil unseres Geistes, der die Sprache dazu benutzt, der Wirklichkeit das Geheimnis zu nehmen] die schöne Form der Dinge entstellt: wir morden, um zu zergliedern«. Überflüssig zu sagen, daß wir ohne diesen störenden Intellekt nicht auskommen. Verbalisiertes begriffliches Denken ist unerläßlich. Aber selbst wenn sie richtig benutzt werden, entstellen verbalisierte Begriffe »die schöne Form der Dinge«. Und wenn sie (wie es so oft geschieht) mißbraucht werden, zerstören sie unser Leben, indem sie alte Torheiten rationalisieren, indem sie zum Massenmord und zur Verfolgung aufhetzen und zu all den anderen unglaublich niederträchtigen Streichen, welche die Engel zum Weinen bringen. Weise, wortlose Passivität ist ein Mittel gegen dumme wortreiche Aktivität und ein notwendiges Korrektiv zu weiser wortreicher Aktivität. Verbalisierte Vorstellungen von Erfahrungen müssen ergänzt werden durch die unmittelbare, unvermittelte Kenntnis von Ereignissen, wie sie sich uns darstellen.

Es ist die alte Geschichte vom Buchstaben und vom Geist. Der Buchstabe ist erforderlich, darf aber niemals zu ernst genommen werden, denn, geschieden vom Geist, engt er ein und tötet schließlich. Was den Geist angeht – »der wehet, wo er will«, und wenn wir versäumen, die besten Kultur-Seekarten zu Rate zu ziehen, können wir von unserem Kurs abgebracht werden und Schiffbruch erleiden. Zum gegenwärtigen Zeitpunkt machen die meisten von uns das Schlechteste aus beiden Welten: wir beachten nicht die ungehindert wehenden Winde des Geistes, verlassen uns auf Karten, die womöglich schon seit Jahrhunderten veraltet sind, und fahren unter dem Überdruck unseres anmaßenden Selbstvertrauens mit Volldampf voraus. Die Fahrkarten, die wir uns selbst ausgestellt haben, bestärken uns in der Annahme, daß unser Ziel irgendein Hafen auf der Insel der Seligen ist. Tatsächlich aber zeigt es sich dann meistens, daß es die Teufelsinsel ist.

Selbsterziehung auf der nonverbalen Ebene ist so alt wie die Zivilisation. »Sei still und wisse, ich bin Gott« – für die Seher und Mystiker aller Zeiten und allerorts war dies das erste und höchste aller Gebote. Dichter lauschen ihrer Muse, und in gleicher Weise wartet der Seher und der Mystiker in einem Zustand weiser Passivität, einer dynamischen Leere, auf Inspiration. In der westlichen Tradition heißt dieser Zustand »das stille Gebet«. Am anderen Ende der Welt wird er mit eher psychologischen als theistischen Begriffen beschrieben. In geistigem Schweigen »sehen wir in unsere eigenste Natur«, wir »halten uns an das Nicht-Gedachte, das im Gedanken liegt«, wir »werden das, was wir unserem Wesen nach immer gewesen sind«. Durch weise Aktivität können wir ein nützliches analytisches Wissen von der Welt erwerben, ein Wissen, das sich über Wortsymbole vermitteln läßt. Im Zustand weiser Passivität ermöglichen wir das Sichtbarwerden von Bewußtseinsformen, die anders sind als das utilitaristische Bewußtsein unseres normalen Lebens. Nützliches analytisches Wissen von der Welt wird ersetzt durch eine gewisse biologisch unwesentliche, aber geistig erleuchtende Kenntnis der Welt. Zum Beispiel kann es sich dabei um eine unmittelbare ästhetische Kenntnis von der Schönheit der Welt handeln. Oder um die direkte Kenntnis von der absoluten Seltsamkeit des Lebens, seiner unglaublichen Unwahrscheinlichkeit. Und schließlich kann es sich um die unmittelbare Kenntnis von der Einheit der Welt handeln. Diese unmittelbare mystische Erfahrung, eins mit der grundsätzlichen Harmonie zu sein, die sich in der unendlichen Vielfalt von Dingen und Geistesarten offenbart, kann in Worten niemals erschöpfend ausgedrückt werden. Wie über die visionäre Erfahrung läßt sich auch über die Erfahrung des Mystikers nur von außen her reden. Wortsymbole können die innere Natur der Erfahrung nicht vermitteln.

Durch geistiges Schweigen und durch die Übung in weiser Passivität haben sich Künstler, Seher und Mystiker bereit gemacht für die unmittelbare Erfahrung einer Welt der Schönheit, der Geheimnisse und des Einsseins. Aber Schweigen und die Weisheit der Passivität sind nicht die einzigen Wege, die aus der allzumenschlichen, von unserem normalen kulturbedingten Bewußtsein geschaffenen Welt herausführen. In Wordsworth' *Expostulation and Reply* wirft Matthew, der stubengelehrte Freund, dem Dichter vor:

> Du siehst dich um auf deiner Mutter Erde
> Als ob zu keinem Zweck sie dich gebar,
> Als ob mit dir der erste Mensch geboren werde
> Und vor dir niemand hier am Leben war.

Vom Blickpunkt eines normalen wachen Bewußtseins ist solches Verhalten ein glattes intellektuelles Verbrechen. Aber es ist, was der Künstler, der Seher und der Mystiker tun müssen und tatsächlich auch immer getan haben: »Betrachte einen Menschen, eine Landschaft, einen ganz gewöhnlichen Gegenstand, als ob du alles zum erstenmal siehst.« Dies ist eine der Übungen in unmittelbarer, wortloser Wahrnehmung, die die alten Texte des tantrischen Buddhismus vorschreiben. Künstler, Seher und Mystiker weigern sich, von üblichen kulturbedingten Gefühlen, Gedanken und Handlungen sich vereinnahmen zu lassen, die ihre Gesellschaft für richtig und natürlich hält. Wann immer es ihnen wünschenswert erscheint, unterlassen sie es bewußt, jene geheiligten Wortmuster, mit denen die Köpfe der Menschen so reichlich versorgt sind, auf die Wirklichkeit zu projizieren. Sie wissen so gut wie jeder andere, daß Kultur und die Sprache, in der jede Kultur wurzelt, absolut nötig sind und ein Individuum ohne sie nicht menschlich wäre. Aber sie wissen auch genauer als der Rest der Menschheit, daß der einzelne, um völlig Mensch zu sein, lernen muß, sich von dieser Bedingtheit zu befreien, fähig sein muß, Löcher in den ihn einengenden Zaun aus Sprachsymbolen zu bohren.

Bei der Erkundung der weiten und geheimnisvollen Welt menschlicher Möglichkeiten waren die großen Künstler, Seher und Mystiker immer bahnbrechend. Aber dahin, wo sie gewesen sind, können andere nachfolgen. Dem Vermögen nach sind wir alle »unbegrenzt in unseren Fähigkeiten und im Verstehen den Göttern gleich«. Jedem sind andere Bewußtseinsformen als die des normalen wachen Bewußtseins erreichbar, der weiß, wie die notwendigen Stimuli angewandt werden müssen. Die Welt eines Menschen kann in eine neue Schöpfung verwandelt werden. Wir brauchen nur ein Loch in den Zaun zu bohren und uns in der Art umzusehen, die der Philosoph Plotin beschreibt als »jene andere Art zu sehen, die alle haben, von der aber nur wenige Gebrauch machen«.

In unseren gegenwärtigen Erziehungssystemen ist der Unterricht auf der nonverbalen Ebene kärglich, was die Quantität betrifft, und dürftig, was die Qualität angeht. Noch dazu wird sein eigentlicher Zweck – einfach den Lernenden zu helfen, »im Verstehen mehr den Göttern zu gleichen« – weder klar formuliert noch konsequent verfolgt. Wir könnten und wir sollten mit allem Nachdruck Besseres auf diesem so wichtigen Gebiet leisten, als wir es jetzt tun. Die praktische Weisheit früherer Kulturen und das, was kühne Geister innerhalb unserer eigenen Tradition und in unserer eigenen Zeit entdeckt haben, ist frei zugänglich. Mit Hilfe dieses Wissens könnten Lehrpläne und Methoden für einen nonverbalen Unterricht ohne große Mühe ausgearbeitet werden. Unglücklicherweise haben die meisten Leute, die die Gewalt in Händen haben, begründetes Interesse an der Erhaltung von Kultur-Zäunen. Sie runzeln die Stirn über Löcherbohrer, die sie für subversiv halten, und tun Plotins »andere Art zu sehen« als Anzeichen geistiger Verwirrung ab. Wenn ein wirksames System für eine nonverbale Erziehung ausgearbeitet werden könnte – würde die Obrigkeit es zulassen, daß es auf breiter Basis angewendet wird? Die Frage bleibt offen.

Von der nonverbalen Welt eines durch Kultur nicht infizierten Bewußtseins gehen wir jetzt über zu der subverbalen Welt der Physiologie und Biochemie. Ein Mensch ist ein Temperament und ein Produkt kultureller Anpassung; er ist auch, und in erster Linie, ein äußerst komplexes und empfindliches biochemisches System, dessen Innerstes das sich mit wechselndem Gleichgewicht des Systems verändernde Bewußtsein ist. Weil jeder von uns ein biochemisches System ist, stimmt, was Housman sagt:

Bier, mehr als Milton's getan,
Gottes Wege rechtfertigen kann.

Bier erzielt diesen theologischen Triumph, denn, mit den Worten von William James ist, »Trunkenheit der mächtige Erreger der Ja-Funktion im Menschen«. Und er fügt hinzu: »Es gehört zum tieferen Geheimnis und zur Tragik des Lebens, daß der Hauch und Abglanz von etwas, das wir sofort als außerordentlich erkennen, so vielen von uns nur in den flüchtigen frühen Phasen eines Zustandes gewährt sein soll, der aufs Ganze gesehen eine erniedrigende Vergiftung ist.« Den Baum erkennt man an seinen Früchten, und die Früchte des zu großen Vertrauens auf Äthylalkohol als Erreger der Ja-Funktion sind in der Tat bitter. Nicht weniger bitter sind die Früchte des Vertrauens auf Abhängigkeit hervorrufende Sedativa, Halluzinogene und Stimmungsstimulantien wie Opium und seine Derivate, wie Kokain (das Dr. Freud einst so munter seinen Freunden und Patienten empfahl), wie die Barbiturate und Amphetamine. In den letzten Jahren jedoch haben die Pharmakologen eine Reihe chemischer Verbindungen extrahiert und synthetisiert, die den Geist stark beeinflussen, ohne dem Körper zu schaden, weder während der Einnahme, noch später durch Gewöhnung. Durch diese neuen psychodelischen Substanzen läßt sich das normale wache Bewußtsein auf viele verschiedene Arten verändern. Es scheint, als ob das tiefere Ich jedes einzelnen dabei entscheidet, welche Art der Erfahrung die günstigste ist. Ist die Entscheidung gefallen, macht das tiefere Ich Gebrauch von den Kräften der bewußtseinsverändernden Droge, um dem einzelnen das zu geben, was er braucht. Wenn es also gut für ihn ist, tief vergrabene Erinnerungen aufzudecken, so wird genau das geschehen. In anderen Fällen, wo dies nicht so wichtig ist, geschieht etwas anderes. Das normale Bewußtsein kann durch ein ästhetisches Bewußtsein ersetzt werden, und die Welt wird dann in all ihrer unvorstellbaren Schönheit, in all der strahlenden Intensität ihres »Da-Seins« wahrgenommen. Und das ästhetische Bewußtsein kann sich zu visionärem Bewußtsein wandeln. Infolge eines veränderten Sehens wird die Welt nun nicht nur ihre unvorstellbare Schönheit offenbaren, sondern auch ihr unauslotbares Geheimnis – eine unendliche Vielfalt von Möglichkeiten, die sich unaufhörlich in noch nie dagewesenen Formen verwirklichen. Neue Einsichten in eine neue, umgestaltete Welt des Gegebenen, neue Verbindungen von Phantasie und Denken – ein Strom des Neuen ergießt sich wie ein Wildbach in die Welt und jeder Tropfen ist schwer von Bedeutung. Es gibt die Symbole, deren Bedeutung außerhalb ihrer selbst in den Gegebenheiten der visionären Erfahrung liegt, und da sind diese Gegebenheiten, deren Bedeutung nur in ihnen selbst liegt. Aber »nur in ihnen selbst« heißt zugleich »nicht weniger als der göttliche Grund allen Seins«. »Nichts als das« heißt gleichzeitig »das Sosein von allem und jedem«. Und nun vertiefen sich das ästhetische und das visionäre Bewußtsein zum mystischen Bewußtsein. Die Welt wird nun als unendliche Vielfalt gesehen, die doch eine Einheit ist, und der dies sieht, erfährt sich selbst als eins mit der unendlichen Harmonie, die sich, ganz und gar gegenwärtig, in jedem Punkt des Weltraums offenbart, in jedem Augenblick im Fluß unaufhörlichen Vergehend und Erneuerns. Unser normales sprachbedingtes Bewußtsein bringt eine Welt scharfer Unterschiede hervor: Schwarz und Weiß, dies und das, ich und du und es. Im mystischen Bewußtsein des Einsseins mit der unendlichen Harmonie findet eine Versöhnung der Gegensätze statt, eine Wahrnehmung des Nicht–Besonderen im Besonderen, eine Überschreitung unserer tief eingewurzelten Subjekt-Objekt-Beziehung zu Dingen und Menschen. Wir machen die unmittelbare Erfahrung des Zusammengehörigkeitsgefühls mit allem, was ist, und erleben eine Art »organischer« Überzeugung, daß trotz der Unergründlichkeit des Schicksals, trotz unserer eigenen dunklen Torheiten und unseres absichtsvollen Übelwollens, ja, trotz allem, was so offensichtlich unzulänglich ist an der Welt, sie doch auf eine tiefe, paradoxe und ganz unaussprechliche Art »in Ordnung« ist.

Unerhört schnelle technologische und demographische Veränderungen vergrößern ständig die Gefahren, die uns umgeben, und verringern zugleich ständig die Bedeutung der traditionellen Gefühls- und Verhaltensmuster, die jedem einzelnen, Herrschenden wie Beherrschten, von der Kultur aufgebürdet werden. Was immer zu wünschen ist, wird nun zur dringendsten Notwendigkeit: die Kunst, Löcher in kulturelle Zäune zu bohren. Kann eine Unterweisung darin beschleunigt und wirksamer gemacht werden durch den wohlüberlegten Gebrauch physisch unschädlicher psychodelischer Substanzen, die nun zur Verfügung stehen? Ich glaube – aufgrund persönlicher Erfahrung und der veröffentlichten Beweise – ja. In meiner utopischen Phantasie *Eiland* habe ich in Romanform darüber spekuliert, auf welche Weise eine dem Psilocybin ähnliche Substanz benutzt werden könnte, um die nonverbale Erziehung der Heranwachsenden zu vertiefen und die Erwachsenen daran zu erinnern, daß die wirkliche Welt sehr verschieden ist von dem mißgestalteten Universum, das sie sich durch kulturbedingte Vorurteile geschaffen haben. »Spaß mit Pilzen« – so hat ein witziger Rezensent die Sache abgetan. Aber was ist besser – »Spaß mit Pilzen« oder »Idiotie mit Ideologie«, Kriege, ausgelöst durch Worte, Fehlhandlungen von morgen aus dem Irrglauben von gestern?

Wie sollte man die psychodelischen Substanzen verabfolgen? Unter welchen Bedingungen, nach welcher Vorbereitung – und was sollte danach geschehen? Das sind Fragen, die empirisch beantwortet werden müssen, durch Experimente auf breiter Basis. Das Kollektivbewußtsein des Menschen ist sehr zähflüssiger Konsistenz und fließt widerwillig und langsam wie Schlick während der Ebbe von einer Position in die andere. Aber in einer Welt explosiven Bevölkerungswachstums, ungestümen technologischen Fortschritts und militanten Nationalismus ist die uns zur Verfügung stehende Zeit äußerst begrenzt. Wir müssen – und zwar sehr schnell – neue Energiequellen entdecken, um die seelische Trägheit unserer Gesellschaft zu überwinden, bessere Lösungsmittel, um die schlammige Verklebtheit eines anachronistischen Geisteszustands zu beheben. Eine Unterrichtung über das Wesen und die Grenzen, den Nutzen und den Mißbrauch der Sprache auf der verbalen Ebene; eine Erziehung zu geistigem Schweigen und reiner Aufnahmebereitschaft auf der nonverbalen Ebene und schließlich, durch den Gebrauch unschädlicher psychodelischer Substanzen, ein Kurs in chemisch eingeleiteten Bekehrungserfahrungen oder Ekstasen – das alles, glaube ich, wird alle geistigen Energiequellen, alle Lösungsmittel für begrifflichen Schlick liefern, die jeder einzelne braucht. Mit ihrer Hilfe sollte er fähig sein, sich seiner Kultur wahlweise anzupassen, das Schlechte, Törichte und Bedeutungslose zu verwerfen und all ihren Reichtum an angehäuftem Wissen, Vernunft, Menschlichkeit und Weltklugheit dankbar anzunehmen. Wenn die Zahl solcher einzelner groß genug ist, wenn ihre Qualität hoch genug ist, könnten sie imstande sein, vom kritischen Akzeptieren ihrer Kultur zu kritischer Veränderung und Reform überzugehen. Ist dies ein hoffnungsvoller utopischer Traum? Ein Versuch könnte uns die Antwort geben, denn es ist ein pragmatischer Traum. Die utopischen Hypothesen lassen sich empirisch prüfen. Und in diesen bedrückenden Zeiten ist eine kleine Hoffnung sicherlich nicht unwillkommen.

Anmerkungen

1 Shakespeare, *Maß für Maß*

KAPITEL 38

1963
O Edelgeborener

Laura Huxley

Aldous Huxleys Tod war – nach Lauras Worten – eine »Fortsetzung seiner Arbeit« und »eine letzte Geste von bleibender Bedeutung«. Huxley hatte seit zwei Jahren keine psychedelischen Drogen mehr genommen. Während seiner letzten Wochen hatte er daran gedacht, sich dann aber entschlossen zu warten, bis es ihm besser ginge. Sein Zustand verschlechterte sich, und in seinen letzten Stunden folgte er mutig und bewußt einem Plan, den er sowohl in seinem Leben (als Maria starb) wie in seinem schriftstellerischen Werk (Lakshmis Tod in Eiland*) erprobt hatte. Er bat um LSD – das der* moksha-*Medizin am nächsten kommende Äquivalent. Laura verabfolgte ihm zweimal eine Dosis von je 100 Mikrogramm und las ihm aus dem Manuskript von Leary / Alpert / Metzner für ein Handbuch über psychedelische Erfahrungen vor, das auf dem* Tibetanischen Totenbuch *basierte und bald herauskommen sollte. Aldous starb friedlich, bei vollem Bewußtsein und augenscheinlich ohne Schmerzen. Die Pforten der Wahrnehmung waren gereinigt.*

Dieser ursprünglich nur für einen kleinen Kreis von Verwandten und Freunden bestimmte Bericht wurde von Laura später in ihre Erinnerungen an ihren Mann aufgenommen. Mitte der sechziger Jahre erleichterte Dr. Eric Kast die Schmerzen und Ängste seiner sich im Endstadium befindenden Patienten durch LSD.

Aldous starb, wie er gelebt hatte. Er versuchte nach besten Kräften, wie er es anderen empfohlen hatte, in sich eines der ganz wesentlichen Dinge voll zu entwickeln: Gewahrsein.

Als ihm klar wurde, daß die Mühe seines Körpers, dieses Leben zu verlassen, seine Bewußtheit mindern könnte, verschrieb sich Aldous seine eigene Medizin oder – anders ausgedrückt – sein eigenes Sakrament.

»Die letzten Rituale sollten einen eher bewußter als unbewußter machen«, hatte er oft gesagt, »eher menschlicher als weniger menschlich.« In einem Brief an Dr. Osmond, der Aldous daran erinnert hatte, daß sechs Jahre seit ihrem ersten Meskalinversuch vergangen waren, schrieb er: »Ja, sechs Jahre seit diesem ersten Versuch. ›O Tod im Leben, die Jahre, die nicht mehr sind‹ – und dennoch auch: O Leben im Tode ...«, und gleichfalls an Osmond: »... Meine eigene Erfahrung mit Maria hat mich überzeugt, daß die Lebenden viel tun können, um den Sterbenden den Übergang zu erleichtern, um diesen rein physiologischen Akt der menschlichen Existenz auf die Ebene des Bewußtseins und vielleicht sogar auf die des Geistes zu erheben.«

Allzu oft werden bewußtlose oder sterbende Menschen wie Gegenstände behandelt, so als wären sie nicht da. Aber oft sind sie sehr da. Obgleich ein sterbender Mensch immer weniger Möglichkeiten hat auszudrücken, was er fühlt, ist er doch immer noch offen, Mitteilungen zu empfangen. In dieser Hinsicht ist ein sehr kranker oder sterbender Mensch einem Kind ähnlich: er kann uns nicht mitteilen, wie ihm zumute ist, aber er nimmt unser Gefühl, unsere Stimme und vor allem unsere Berührung ganz in sich auf. Beim kleinen Kind ist das wichtigste Kommunikationsmittel die Haut. Ähnlich kann die Berührung einer Hand denjenigen, der in die ungeheure Einsamkeit von Krankheit und Tod eingetaucht ist, daraus befreien, ja, sogar diese unbekannte Welt erwärmen und erhellen. Für den »Edelgeborenen« wie für den in Würde Sterbenden kann die Berührung einer Hand, der Klang einer Stimme unermeßlich viel bedeuten.

Die moderne Psychologie hat aufgedeckt, wie stark das Geburtstrauma auf das Leben des einzelnen einwirkt. Wie steht es mit dem »Todestrauma«? Sollte man ihm – wenn man an die Kontinuität des Lebens glaubt – nicht die gleiche Beachtung schenken?

Das *Tibetanische Totenbuch* legt dem Bewußtseinszustand zur Sterbestunde größte Bedeutung bei. Der Führer redet den Sterbenden immer mit dem Gruß »O Edelgeborener!« an und drängt ihn: »Laß deinen Geist nicht abgelenkt werden!« Er fährt fort, den Sterbenden zu ermahnen, sich nicht in himmlische oder höllische Visionen verstricken zu lassen, die nicht wirklich seien, sondern nur die illusionären Projektionen seiner Gedanken und Gefühle, seiner Ängste und Begierden. Die Sterbenden werden ermuntert, »im Sterben die Kunst des Lebens fortzuführen. Zu wissen, wer sie wirklich sind, sich des allgemeinen und unpersönlichen Lebens bewußt zu sein, das durch jeden von uns lebt. Das ist die Kunst zu leben, und sie zu üben, kann man den Sterbenden helfen. Bis zum Ende.«[1]

»O Edelgeborener!« Dieses Zeichen von Respekt und Anerkennung ist erhebend und erscheint mir förderlicher für ein besseres Leben – hier oder danach – als das Bild vom Sünder, der sich gegen die Brust schlägt und verzweifelt um Vergebung bittet: »Was soll ich hinfälliger Mensch erbitten? Wer wird für mich eintreten, wenn selbst die Gerechten Gnade brauchen?«

Der 22. November 1963 sollte der letzte Tag für zwei Männer sein, die voll des guten Willens waren. Obgleich sie verschiedenen Generationen und verschiedenen Ländern angehörten und von verschiedener Herkunft waren, hatten doch beide – John F. Kennedy und Aldous Huxley – gegen Unwissenheit und Böswilligkeit gekämpft. Beide hatten sich während ihres Lebens für mehr Verständnis und Liebe unter den Menschen eingesetzt. Sie starben am selben Tag: auch eine noch so lebendige Phantasie reicht nicht aus, sich so entgegengesetzte Arten des Sterbens vorzustellen. Entstellende Gerüchte über Aldous' Tod haben die Runde gemacht. Ich habe drei Wochen nach Aldous' Tod die wirklichen Begebenheiten für Verwandte und einige wenige Freunde auf einem Tonband zusammengefaßt. Hier sind die Fakten.

Liebe ...
es gibt so vieles, was ich Dir über die letzte Woche in Aldous' Leben mitteilen möchte, und ganz besonders über den letzten Tag. Was geschah, ist wichtig, denn es ist ein Ergebnis seiner Arbeit, besser noch ihre Fortsetzung.

Zuallererst möchte ich Dir mit vollkommen subjektiver Gewißheit versichern, daß Aldous seinen nahen Tod bis zu dem Tag, an dem er starb, nicht bewußt in Betracht gezogen hat. Unbewußt war alles da, und Du wirst das selber feststellen können, denn viele von Aldous' Bemerkungen aus der Zeit vom 15. bis zum 22. November habe ich auf Band. Aldous war nie ganz bereit, das Schreiben mit der Hand aufzugeben, um stattdessen zu diktieren oder Notizen auf ein Tonband zu sprechen. Er benutzte ein Diktograph nur, um Literaturpassagen, die er liebte, aufzunehmen. Er hörte sie sich in ruhigen Augenblicken an, abends, bevor er einschlief. Anfang November, als Aldous im Krankenhaus war, gab Ginny uns ein Tonbandgerät – ein winziges Ding, leicht zu handhaben und ganz unauffällig. Nachdem ich es selbst einige Tage benutzt hatte, zeigte ich es Aldous, dem es sehr gefiel, und vom 15. an machten wir jeden Tag ein wenig davon Gebrauch, nahmen seine Träume auf und Notizen für künftige Arbeiten.

Diese Zeit zwischen dem 15. und dem 22. November war, so

scheint es mir, ganz deutlich eine Periode intensiver geistiger Aktivität für Aldous. Wir hatten nach und nach alle Medikamente soweit wie möglich reduziert und nur schmerzstillende Mittel benutzt wie Percodan, etwas Amytal und etwas gegen die Übelkeit. Er bekam auch einige Injektionen von ½ cc Dilaudid, einem Morphiumderivat; der Arzt meint, dies sei eine sehr geringe Dosis Morphium.

Nun, um wieder zu meinem Ausgangspunkt zurückzukommen, was seine Träume und auch manchmal Gespräche anging, so schien es ganz offenkundig und klar zu sein, daß er unbewußt wußte, er würde bald sterben. Aber er sprach kein einziges Mal davon. Das hat nichts damit zu tun, daß er, wie einige seiner Freunde meinten, mich schonen wollte. Das war es nicht. Aldous war von jeher außerstande gewesen, eine Rolle zu spielen oder zu lügen; er war von Natur aus unfähig zu lügen, und wenn er mich hätte schonen wollen, so hätte er doch ganz gewiß mit Ginny sprechen können.

Während der letzten beiden Monate gab ich ihm fast täglich eine Gelegenheit, einen Anlaß, über den Tod zu sprechen, aber so ein Anlaß konnte natürlich immer auf zweierlei Art wahrgenommen werden – entweder in Richtung auf das Leben oder in Richtung auf den Tod. Er entschied sich immer für das Leben. Wir lasen das ganze Handbuch von Dr. Leary, das auf dem *Tibetanischen Totenbuch* beruht[2]. Er hätte sogar im Scherz sagen können: »Vergiß nicht, mich daran zu erinnern, wenn es soweit ist.« Seine Bemerkungen hingegen bezogen sich ausschließlich auf das Problem der »Rückkehr« nach einer psychedelischen Sitzung. Es stimmt, manchmal sagte er im Zusammenhang mit neuen Ideen für seine Arbeit Sachen wie: »Wenn ich das hinter mir habe«, und fragte sich, wann und ob er die Kraft zum Arbeiten haben würde. Er war geistig sehr aktiv und es schien, als ob sich sein Geist auf einigen neuen Ebenen bewegte.

Am Abend, bevor er starb (Donnerstagabend), kam ihm plötzlich gegen zwanzig Uhr eine Idee.

»Liebling«, sagte er, »es kommt mir gerade in den Sinn, daß ich eine Belastung für Ginny bin – jemanden, der so krank ist, in einem Haus mit den beiden Kindern zu haben – das ist wirklich eine Belastung.«

Ginny war zu der Zeit nicht zu Hause, und so sagte ich: »Gut, wenn sie zurückkommt, werde ich ihr das sagen – sie wird sehr lachen.«

»Nein«, sagte er mit ungewöhnlichem Nachdruck. »Wir sollten etwas dagegen tun.«

»Gut«, sagte ich leichthin, »in Ordnung, steh auf. Laß uns eine kleine Reise machen.«

»Nein«, sagte er. »Ich meine es ernst. Wir müssen darüber nachdenken – alle diese Krankenschwestern im Haus. Was wir tun könnten, ist eine kleine Wohnung nehmen für diese Zeit. Nur für diese Zeit.«

Es war ganz klar, was er meinte, es war unmißverständlich klar. Er dachte, er würde vielleicht noch weitere drei bis vier Wochen ernstlich krank sein und dann zurückkommen und sein normales Leben wieder aufnehmen. Dieser Gedanke, sein normales Leben wieder aufzunehmen, kam immer wieder auf. In den letzten drei oder vier Wochen war er oft ganz entsetzt über seine Schwäche, wenn er sich klar wurde, wieviel Kraft er verloren hatte und wie lange es dauern würde, sie wieder zurückzugewinnen. Ein paar Tage zuvor hatte ich ihn vor dem Einschlafen gefragt: »Woran denkst du?«

»Ich dachte, daß es eine Möglichkeit geben muß, die Genesung zu beschleunigen; es stimmt, ich fühle mich besser, der Rücken ist besser, aber es ist deprimierend, wenn man nicht die Kraft hat zu tun, was man tun möchte.«

An diesem Donnerstagabend nun hatte er mit ungewöhnlicher Energie festgestellt, daß wir eine Wohnung nehmen sollten, aber ein paar Minuten später und den ganzen Abend über spürte ich, daß er nachließ, daß er schnell schwächer wurde. Essen stand fast außer Frage. Er hatte gerade ein paar Löffel Flüssigkeit und Püree zu sich genommen. Immer, wenn er etwas aß, löste es den Hustenreiz aus. Ich rief den Arzt an und sagte ihm, der Puls sei sehr beschleunigt – 140. Aldous hatte leichtes Fieber, und ich hatte das ganz intensive Gefühl, daß der Tod nahe bevorstand. Die Schwester wie der Arzt meinten, dem sei nicht so, aber wenn ich es wünschte, würde der Arzt noch am Abend nach Aldous sehen. Dann ging ich in Aldous' Zimmer zurück, und wir beschlossen, ihm eine Injektion zu geben. Es war gegen einundzwanzig Uhr, Aldous schlief ein, und ich sagte dem Arzt, er solle am nächsten Morgen kommen. Aldous schlief bis etwa 2 Uhr morgens, dann bekam er eine weitere Spritze. Ich sah ihn um sechs Uhr dreißig wieder. Ich spürte, daß ihn das Leben verließ, daß es irgendwie schlechter mit ihm stand als gewöhnlich, obgleich ich nicht genau wußte, woran es lag. Etwas später schickte ich Dir und Matthew und Ellen und meiner Schwester ein Telegramm. Gegen neun Uhr wurde Aldous sehr erregt und unruhig und fühlte sich unbehaglich. Er wollte immerzu umgebettet werden. Nichts war richtig. Der Arzt kam etwa um diese Zeit und entschloß sich, ihm eine Spritze zu geben, die er ihm schon vorher einmal gegeben hatte – etwas, das man intravenös und sehr langsam spritzt. Die Verabreichung dauert fünf Minuten. Es ist ein Medikament, das die Bronchien weitet und das Atmen erleichtert.

Dieses Medikament hatte ihm beim letzten Mal Unbehagen verursacht – es muß am Freitag drei Wochen zuvor gewesen sein –, als er die Krise hatte, von der ich Dir schrieb. Aber später half es ihm. Diesmal machte es ihn unruhig. Er konnte sich nicht äußern, aber er fühlte sich schrecklich – nichts war richtig, keine Lage brachte ihm Erleichterung. Ich versuchte ihn zu fragen, was vor sich ginge. Er hatte Schwierigkeiten beim Sprechen, brachte es aber fertig zu sagen: »Wenn ich versuche, es dir zu sagen, wird es noch schlimmer.« Er wollte immerzu bewegt werden. »Beweg mich.« »Bewege meine Beine!« »Bewege meine Arme.« »Rück mein Bett zurecht.« Er hatte eines dieser Betten, die sich durch Knopfdruck auf- und abbewegen, sowohl am Kopf- wie am Fußende. Und er wollte, so schien es, unausgesetzt bewegt werden, auf und ab, auf und ab. Wir taten es immer wieder, und irgendwie schien es ihm ein bißchen Erleichterung zu verschaffen, aber eben nur ein ganz kleines bißchen.

Ganz plötzlich – es muß gegen zehn Uhr gewesen sein – konnte er kaum sprechen und flüsterte, er wolle »ein sehr großes Stück Papier, um darauf zu schreiben«. Ich wollte nicht aus dem Zimmer gehen, um danach zu suchen, so nahm ich einen Bogen Schreibmaschinenpapier, der in der Nähe lag, legte ihn auf ein großes Tablett und hielt es. Aldous schrieb: »Wenn ich gehe«, und machte ein Zeichen, daß er sein Testament haben wolle. Ich wußte, was er meinte. Wie ich Dir erzählt habe, hatte er sein Testament ungefähr eine Woche zuvor unterzeichnet. In ihm war die Übertragung einer Lebensversicherungspolice von mir auf [...] enthalten. Ich fragte Aldous: »Meinst du, daß du dich davon überzeugen möchtest, daß die Lebensversicherung überschrieben worden ist?«

Er sagte: »Ja.«

Ich sagte: »Die Unterlagen dazu sind gerade gekommen. Wenn du sie unterschreiben willst, kannst du das machen, aber du mußt es nicht tun, weil du es bereits in deinem Testament so bestimmt hast.«

Er stieß einen tiefen Seufzer der Erleichterung aus, nicht unterzeichnen zu müssen. Ich hatte ihn am Tage zuvor gebeten, ein paar wichtige Papiere zu unterzeichnen, und er hatte gesagt: »Laß uns ein bißchen warten.« Das war übrigens jetzt seine Art zu sagen, daß er etwas nicht tun konnte. Wenn man ihn bat, etwas zu essen, pflegte er zu sagen: »Laß uns ein bißchen warten.« Und als ich ihn am Tag zuvor bat, einiges zu unterschreiben, das ziemlich wichtig war, sagte er: »Laß uns ein bißchen warten.« Er wollte Dir einen Brief schreiben. »Vor allem über Juliettes Buch. Es ist herrlich«, sagte er mehrmals. Aber als ich vorschlug, damit anzufangen, sagte er: »Ja, warte nur noch ein bißchen«, und das mit einer so müden Stimme. Es war so vollkommen verschieden von seiner üblichen Art, Dinge gleich zu erledigen. Deshalb seufzte er erleichtert, als ich ihm sagte, daß seine Unterschrift nicht notwendig und alles in Ordnung sei.

»Wenn ich gehe.« Es war das erste Mal, daß er das in bezug auf das Jetzt sagte. Er schrieb es auf. Ich wußte und fühlte, daß er zum erstenmal dem Tod entgegensah – jetzt. Eine halbe Stunde zuvor hatte ich S. C.[3] angerufen, einen Psychiater, der, was die Anwendung von LSD betrifft, führend war. Ich hatte ihn gefragt, ob er je einem Menschen in diesem Zustand LSD gegeben habe. Er hatte gesagt, daß er das nur zweimal gemacht habe. In dem einen Fall habe es eine Art Aussöhnung mit dem Tod herbeigeführt, und in dem anderen habe es keinerlei Auswirkung gehabt. Ich hatte ihn gefragt, ob er mir raten würde, es Aldous in dessen Zustand zu geben. Ich erzählte ihm, daß ich es Aldous während der letzten beiden Monate mehrmals angeboten hätte, daß aber Aldous immer gesagt habe, er wolle warten, bis es ihm besser ginge.

Dr. C. sagte: »Ich weiß nicht – ich glaube nicht. Was meinen Sie?«

Ich sagte: »Ich weiß es auch nicht. Soll ich es ihm anbieten?«

Er sagte: »Ich würde es ihm ganz beiläufig anbieten. Einfach sagen: Was meinst du, würdest du gerne LSD nehmen?«

Diese vage Antwort auf meine Frage: »Geben Sie LSD *in extremis*?« gab jeder der wenigen Forscher auf diesem Gebiet. In *Eiland* findet sich die einzige klare Empfehlung, die mir bekannt ist. Ich muß mit Dr. C. so gegen 9 Uhr 30 gesprochen haben. Aldous' Zustand verschlimmerte sich von Minute zu Minute – er konnte nicht sagen, was er wollte, ich konnte ihn nicht verstehen. An einem bestimmten Punkt sagte er etwas. Er sagte: »Wer ißt aus meinem Schüsselchen?« Ich wußte nicht, was er meinte, und fragte ihn. Er brachte ein schwaches, seltsames Lächeln zustande und sagte: »Ach, laß nur, es ist nur ein Scherz.« Und später dann, als er mein Bedürfnis spürte, nur ein bißchen Bescheid zu wissen, um etwas tun zu können, sagte er qualvoll: »An diesem Punkt kann man sehr wenig miteinander teilen.« Da wußte ich, daß er wußte: er starb. Diese Unfähigkeit, sich auszudrücken, war jedoch rein physisch. Sein Verstand war klar, ja, ich glaube, in höchstem Maße aktiv.

Irgendwann während des Vormittags wurde ein neuer Sauerstofftank gebracht, und zwar von einem jungen Mann, der schon früher ein paarmal gekommen war. Er fing, ziemlich laut, an: »Haben Sie gehört, daß Präsident Kennedy –«

Ich brachte ihn mit einem Blick zum Schweigen. Aldous bemerkte nichts, vielleicht weil er sich wegen des Trinkgelds Gedanken machte.

»Diese Tanks sind schwer, gib ihm einen Dollar.«

Aldous war immer so schnell beim Trinkgeldgeben, als ob die Gelegenheit dazu gleich vorbei sei. Heute war es das gleiche. Ich sagte ja, aber ich überlegte, daß ich in diesem Zimmer keinen Dollar greifbar hatte, und wo meine Geldbörse sein mochte. Aldous muß mein Zögern gefühlt haben, denn er wiederholte: »Gib ihm einen Dollar. In der Hose im Schrank sind ein paar Scheine.« Seine Stimme war sehr schwach, aber ganz klar.

Dann – ich weiß nicht genau, wie spät es war – bat er mich um das Schreibpapier und schrieb: »Versuch es mit 100 Mikrogramm LSD intramuskulär.« Obgleich es, wie Du der Reproduktion entnehmen kannst, nicht sehr deutlich ist, wußte ich, daß es das war, was er meinte. Ich las es laut vor, und er bestätigte es. Nach diesem gewundenen Herumgerede der letzten zwei Monate wurde mir plötzlich etwas sehr klar. Ich wußte jetzt, was zu tun war. Ich holte rasch das LSD, das in einem Medizinschrank in einem Zimmer auf der gegenüberliegenden Seite der Diele war. In diesem Zimmer steht ein Fernsehgerät, das kaum je benutzt wurde. Aber seit einer Stunde ungefähr, wußte ich, lief es. Als ich jetzt den Raum betrat, saßen Ginny, der Arzt, die Schwester und wer sonst noch zum Haushalt gehörte vor dem Fernseher. Der Gedanke schoß mir durch den Kopf: »Das ist doch Wahnsinn, die Leute sehen fern, während Aldous stirbt.« Eine Sekunde später, als ich den Schrank öffnete, in dem die Phiole mit dem LSD war, hörte ich, daß Präsident Kennedy ermordet worden war. Erst jetzt verstand ich das seltsame Verhalten der Leute an diesem Morgen.

Ich sagte: »Ich gebe ihm eine Injektion LSD – er bat darum.«

Der Arzt regte sich einen Moment lang auf. Du kennst das Unbehagen, das diese Droge in einem Medizinerkopf auslöst, ja sehr gut. Aber keine Macht der Welt hätte mich zu diesem Zeitpunkt daran hindern können. Ich ging mit der Phiole in Aldous' Zimmer zurück und zog eine Spritze auf. Der Arzt fragte mich, ob er sie verabfolgen sollte – vielleicht weil er sah, daß meine Hände zitterten. Seine Frage machte mir meine Hände bewußt, und ich sagte: »Nein, das muß ich tun.« Ich beruhigte mich, und als ich die Injektion machte, waren auch meine Hände ruhig.

Dann kam irgendwie eine große Erleichterung über uns. Es war 11 Uhr 45, als ich ihm die erste Spritze mit 100 Mikrogramm gab. Ich setzte mich an sein Bett und sagte: »Liebes, vielleicht werde ich es nach einem Weilchen mit dir zusammen nehmen. Würdest du das wollen?« Ich sagte: »nach einem Weilchen«, weil ich keine Ahnung hatte, wann ich es nehmen konnte. Und er gab mir ein Zeichen der Zustimmung. Man muß sich immer klar darüber sein, daß er zu diesem Zeitpunkt nur noch sehr, sehr wenig sprach.

Dann fragte ich: »Möchtest du, daß es auch Matthew zusammen mit uns nimmt?«

Er sagte ja.

»Und wie steht es mit Ellen?«

Er sagte ja. Dann zählte ich zwei oder drei Leute auf, die mit LSD gearbeitet hatten, und er sagte: »Nein, nein, *basta, basta*.«

Dann fragte ich: »Wie ist es mit Ginny?«

Und er sagte mit Nachdruck: »Ja.« Dann waren wir still. Ich saß einfach eine Zeitlang da, ohne etwas zu sagen. Aldous war physisch nicht mehr so unruhig. Er schien zu wissen – irgendwie spürte ich, daß er es wußte, daß wir beide wußten –, was wir taten, und das war von jeher eine große Erleichterung für ihn. Ich habe ihn während seiner Krankheit manchmal aufgebracht gesehen – bis er wußte, was er als nächstes tat. Wenn die – noch so einschneidende – Entscheidung gefallen war, veränderte er sich vollkommen. Ein ungeheures Gefühl der Erleichterung überkam ihn dann, und er machte sich keine Gedanken mehr darüber. Er sagte dann: »Laß es uns tun«, und wir taten es, und er war wie befreit. Und jetzt hatte ich das gleiche Gefühl: eine Entscheidung war gefallen. Plötzlich hatte er den Tod akzeptiert. Er hatte jetzt seine *moksha*-Medizin genommen, an die er glaubte. Noch einmal tat er, was er in *Eiland* beschrieben hatte, und ich hatte das Gefühl, daß er interessiert war und erleichtert und ruhig.

Nach einer halben Stunde begann der Ausdruck seines Gesichts sich leicht zu verändern, und ich fragte ihn, ob er die Wirkung des

LSD spüre. Er machte ein Zeichen der Verneinung. Dennoch denke ich, daß sich irgend etwas bereits abgespielt hatte. Es gehörte zu Aldous' Eigenheiten, daß er lange zögerte, die Wirkung eines Medikaments zuzugeben, auch wenn sie ganz sicher eingetreten war. Solange sie nicht wirklich sehr stark war, verneinte er sie. Jetzt sah sein Gesicht fast so aus wie seinerzeit, als er die *moksha*-Medizin genommen hatte und der unermeßliche Ausdruck von vollkommener Glückseligkeit und Liebe es erfüllte. Ganz so war es jetzt nicht, aber im Vergleich mit dem Ausdruck zwei Stunden zuvor hatte sein Gesicht sich verändert. Ich ließ noch eine halbe Stunde verstreichen und entschloß mich dann, ihm eine weitere Dosis von 100 Mikrogramm zu geben. Ich sagte ihm, was ich tun wollte, und er nahm es ruhig auf. Ich gab ihm die Spritze und fing dann an, mit ihm zu sprechen. Er war jetzt sehr ruhig. Er war sehr ruhig, und seine Beine wurden immer kälter, ich konnte die violetten Flecken der Zyanose immer höher am Körper entdecken. Dann begann ich, zu ihm zu sprechen. Ich sagte: »Leicht und frei.« Einige solcher suggestiver Sätze hatte ich ihm auch schon während der letzten Wochen abends, ehe er einschlief, gesagt. Jetzt sprach ich sie noch überzeugender, intensiver aus.

»Leicht und frei läßt du alles los, Liebes; vorwärts und hinauf. Du gehst vorwärts und hinauf; du gehst auf das Licht zu. Bereitwillig und bewußt gehst du, bereitwillig und bewußt, und du machst es schön; du machst es so schön – du gehst auf das Licht zu – du gehst auf das Licht zu – du gehst auf eine größere Liebe zu – du gehst vorwärts und hinauf. Es ist so leicht – es ist so schön. Du machst es so schön, so leicht. Leicht und frei. Vorwärts und hinauf. Du gehst mit meiner Liebe auf Marias Liebe zu. Du gehst auf eine größere Liebe zu, als du sie je gekannt hast. Du gehst auf die größte, vollkommenste Liebe zu, und es ist leicht, es ist so leicht, und du machst es so schön.«

Ich glaube, es muß gegen ein oder zwei Uhr gewesen sein, als ich anfing, zu ihm zu sprechen. Es war sehr schwierig für mich, der Zeit auf der Spur zu bleiben. Ich war sehr, sehr nah an seinem Ohr, und ich hoffe, ich habe klar und verständlich gesprochen. Einmal fragte ich ihn: »Hörst du mich?« Er drückte meine Hand; er hörte mich. Nach den Notizen der Schwester war es 15 Uhr 15. Ich war versucht, noch weitere Fragen zu stellen, aber am Morgen hatte er mich gebeten, ihn nicht mehr zu fragen, und ich hatte das ganz starke Gefühl, daß alles in Ordnung war. Ich wagte nicht, in ihn zu dringen, zu stören, und die einzige Frage, die ich stellte, war: »Hörst du mich?«

Später stellte ich dieselbe Frage, aber die Hand regte sich nicht mehr. Von vierzehn Uhr an bis zu der Stunde seines Todes um 17 Uhr zwanzig war der Frieden vollkommen bis auf einen Moment. Es muß um fünfzehn Uhr dreißig oder sechzehn Uhr gewesen sein, als ich an seiner Unterlippe merkte, daß der Kampf begonnen hatte. Sie bewegte sich, als ringe er nach Luft. Da gab ich die Weisung noch eindringlicher:

»Es ist leicht, und du machst es wunderbar und ganz bewußt, in voller Bewußtheit, in voller Bewußtheit, Liebes, gehst du dem Licht entgegen.«

Ich wiederholte diese oder ähnliche Worte während der letzten drei oder vier Stunden. Einige Male wurde ich von meinen Gefühlen überwältigt, aber wenn das der Fall war, stand ich für zwei oder drei Minuten vom Bett auf und kam erst zurück, wenn ich mich wieder unter Kontrolle hatte. Das Zucken der Unterlippe dauerte nicht lange, und sie schien genau auf das zu reagieren, was ich sagte:

»Leicht, leicht, und du machst es bereitwillig und bewußt und schön – wie du vorwärts- und hinaufgehst, leicht und frei, vorwärts und hinauf, dem Licht entgegen, in das Licht hinein, in die vollkommene Liebe.«

Das Zucken hörte auf, der Atem ging immer langsamer und es gab nicht das leiseste Anzeichen für eine Verspannung oder einen Kampf. Nur das Atmen wurde langsamer – und langsamer – und langsamer. Dieses Aufhören des Lebens war überhaupt nicht dramatisch, sondern wie ein Musikstück, das sanft in einem sempre più piano, dolcemente endet ... und um siebzehn Uhr zwanzig blieb sein Atem stehen.

Und jetzt, nachdem ich die paar Tage allein gewesen und weniger von den Gefühlen anderer Leute bestürmt worden bin, wird mir die Bedeutung dieses letzten Tages immer klarer und immer wichtiger. Aldous war, glaube ich, entsetzt (und ich bin es allerdings auch) darüber, daß das, was er in *Eiland* geschrieben hatte, nicht ernstgenommen wurde. Das Buch wurde wie ein Science-Fiction-Roman behandelt, wo es doch keineswegs fiktiv war, denn alle Lebensweisen, die Aldous in *Eiland* beschreibt, waren nicht das Produkt seiner Phantasie, sondern etwas, das hier oder dort auf der Welt erprobt worden war, einiges davon in unserem eigenen täglichen Leben. Wenn die Art, wie Aldous starb, bekannt würde, könnte es den Menschen vielleicht bewußt werden, daß nicht nur dieses, sondern auch vieles andere, was in *Eiland* beschrieben ist, hier und jetzt möglich wäre. Daß Aldous um die *moksha*-Medizin bat, als er starb, ist nicht nur eine Bestätigung für seine Aufgeschlossenheit und seinen Mut, sondern für sich eine letzte Geste von bleibender Bedeutung. Eine solche Geste könnte aus Unwissenheit mißverstanden werden. Aber es ist eine geschichtliche Tatsache, daß ein Huxley der Dummheit Halt gebietet, ehe die Dummheit einen Huxley aufhalten kann.

Ist nun seine Art zu sterben etwas, das nur uns und einzig uns bleibt, eine Erleichterung und ein Trost, oder sollten andere auch daraus Gewinn ziehen? Sind wir nicht alle »edelgeboren« und berechtigt, in Würde zu sterben?

Anmerkungen

1 *Eiland*

2 *Psychedelische Erfahrungen. Ein Handbuch nach Weisungen des Tibetanischen Totenbuches.* Weilheim 1971

3 Dr. Sidney Cohen

Nachwort

Huxleys psychedelische Erfahrungen aus der Sicht der heutigen Halluzinogenforschung

I

Huxleys erster Meskalinversuch im Jahre 1953 brachte ihn an das Ziel seiner jahrzehntelangen Suche nach Erkenntnis. Der vorliegende Band dokumentiert die Phasen dieses Weges: Die Lektüre von Louis Lewins *Phantastica* zeigte Huxley 1931, daß der Mensch schon immer ein Verlangen nach »Urlaub von der Realität« hatte; über die *Suche nach einem neuen Lustgefühl* gelangte Huxley 1932 zur Erfindung der Glückspille Soma in *Schöne neue Welt*. Die nächste Phase war die Hinwendung zur indischen Mystik und die Überzeugung von der »Göttlichkeit der Welt«; in *Zeit muß enden* (1944) wird eine mystische Innewerdung dargestellt. Die Realisierung seiner Hoffnungen und Wünsche erreichte Huxley dann 1953 in jener Meskalinsitzung, die er in *Die Pforten der Wahrnehmung* beschrieb. Es folgten weitere Experimente mit Meskalin und LSD, aus denen eine neue Philosophie entstand, die in *Eiland*, Huxleys letztem Roman (1962), eine literarische Gestaltung fand.

In der ersten Meskalinsitzung erlebte Huxley die Verwandlung der Welt: Er sieht in einem Blumenstrauß ein »Fluten von Schönheit zu immer größerer Schönheit, von tiefer zu immer tieferer Bedeutung«. Die Dinge um ihn herum sind von einem »sich von Augenblick zu Augenblick erneuernden Wunder bloßen Daseins« erfüllt, von einem »unaufhörlichen Vergehen, das gleichzeitig reines Sein« ist, jene »Istigkeit«, von der Meister Eckhart sprach. Huxley erlebt alle Dinge als »unendlich und heilig«, er gewahrt ein »ewiges Leben« in ihnen und »den göttlichen Ursprung allen Daseins«. Zugleich ist Huxley selbst verwandelt: Er erfährt sich als »das selige, für einen Augenblick aus meiner würgenden Umarmung befreite Nicht-Ich«, als »ein Nicht-Selbst«, das »das Nicht-Selbst der Dinge« wahrnimmt und dieses gleichzeitig ist. Er ist ein

»neugeborenes Nicht-Selbst«, »befreit« von »der Welt der Selbstheiten, der Zeit, der moralischen Urteile und der Nützlichkeitserwägungen [...] der Selbstbehauptung, der kecken Selbstsicherheit, der überwerteten Wörter und vergötzten Begriffe«. – Die späteren Sitzungen mit Meskalin und LSD verlaufen ähnlich. In Aufsätzen, Vorträgen und Briefen faßt Huxley die wesentlichen Aspekte seiner Erfahrungen zusammen: »Überirdisch intensive Licht- und Farbvisionen«; »Transzendieren der Subjekt-Objekt-Beziehung«; »ein Gefühl vollkommener Übereinstimmung des Subjekts mit anderen Menschen und dem gesamten Universum«; »das Gefühl einer intensiven Dankbarkeit für das Privileg, in einem so wunderbaren, außerordentlichen Universum zu leben«; »die Wahrnehmung der Welt als etwas völlig Neues«.

Huxley begriff seine halluzinatorischen Erlebnisse als echte religiöse Erfahrung: er verweist auf Meister Eckhart und Thomas von Aquin, auf das *Tibetanische Totenbuch*, den Zen-Buddhismus, auf Wordsworth und Blake. Er erlebt nicht die Inhalte einer bestimmten Religion, sondern einen Zustand der Erleuchtung, wie ihn die Mystiker der verschiedenen Kulturen beschrieben und die Religionswissenschaftler dargestellt haben: Es vollzieht sich ein Übertritt von der Welt der materiellen Erscheinungen, dem »Profanen«, in eine dahinterstehende Dimension des »Heiligen« (M. Eliade), des »Numinosen«, des »Mysterium tremendum« (R. Otto), in den Bereich einer höheren, göttlichen Wirklichkeit voller Energie, die den wahren Kern der äußeren Realität, die unsere Sinne normalerweise wahrnehmen, bildet. Alle Religionen enthalten diese Zwei-Welten-Theorie (ebenso die idealistischen Philosophien von Plato bis Hegel). Was Huxley erlebte, war nicht der Glaube an ein behauptetes Jenseits göttlicher Mächte im Sinne eines rationalen oder emotionalen Fürwahrhaltens, sondern er befand sich in diesem Jenseits, das für ihn ein Diesseits, eine evidente, völlig unbezweifelbare Gegenwart geworden ist. Voraussetzung dieser Erfahrung ist das Heraustreten aus dem Selbst, dem Ego; Huxley empfindet sich als »Nicht-Selbst«, das mit dem »Nicht-Selbst« der Dinge, mit ihrem wahren Wesen, kommuniziert. Es handelt sich dabei um einen extrem positiven, lustvollen Zustand (Huxley ist »selig«), den er später »Gipfelerfahrung« (»peak experience«, nach A. Maslow) nennt. – Nach den Sitzungen kehrt er wieder in die profane Welt zurück, doch bleibt ein Nachhall der Ekstase und durchzieht sein Lebensgefühl als Gewißheit der Existenz des »göttlichen Urgrunds«. Die weiteren Sitzungen bringen eine Erneuerung der ersten Erlebnisse.

Huxley fragte sich, warum die Halluzination ihm diese Bereiche eröffnete, beziehungsweise warum diese Bereiche ihm vorher verschlossen waren. Er folgt Wordsworth und Blake, die der Ansicht waren, daß der Mensch als Kind das Jenseits wahrnehme, später aber dann durch die Einwirkung der Gesellschaft deformiert werde und sich nur noch in den Mauern eines artifiziellen Symbolsystems, das ihm als Ego andressiert wird, bewege. Neben diese soziale Erklärung stellt Huxley eine biologische, indem er eine Hypothese Bergsons aufnimmt, wonach das Gehirn selbst den Menschen vom größten Teil der möglichen Wahrnehmungen trenne, da diese für den biologischen Überlebenskampf nicht notwendig seien. Das Halluzigen bewirke eine Öffnung des Gehirns auf jene anderen Dimensionen hin. Huxley gibt sodann eine Neuinterpretation der Religionen; die Erfahrung des Göttlichen, in denen sie wurzeln, sei immer durch Eingriffe in den Chemismus des Gehirns erzeugt worden: Die griechische Religion habe ihre Wurzeln im Wein, die indische im Soma, die mexikanische im Peyote; die Mystiker seien durch die gleiche Weise zu ihren Erleuchtungen gelangt, entweder durch Atemübungen wie in Indien oder durch Fasten und sensory deprivation wie im frühen Christentum. Das von der modernen Wissenschaft entdeckte Halluzinogen bewirke einen schnellen und sicheren Zugang zu jenen sonst nur schwer erreichbaren Regionen des Hirns. – Es bleibt Huxleys Staunen: »Warum wir dieses ungeheure nicht menschliche Universum mit uns herumschleppen, läßt sich einfach nicht vorstellen«; es scheint »völlig ohne Belang zu sein (...) für unsere persönlichen Erfahrungen oder die Erfahrungen unserer Rasse«. Man könnte sagen: Warum hat der Mensch die Fähigkeit zur Ekstase, zum Erleben des »Göttlichen« in sich, die aus der Konzeption des Menschen als Triebwesen (Freud) oder als Gesellschaftswesen (Marx) nicht erklärbar scheinen?

Wer Huxleys religiöse Anschauungen nicht teilt, wird sich noch weitere Fragen stellen: Was ist dieser »göttliche Urgrund« überhaupt? Phantasierte Huxley vielleicht nur im Rahmen der Ideen, die er schon vorher hatte? Handelt es sich nur um seine persönlichen Halluzinationen, verstanden im Sinne von Wahnvorstellungen? Es zeigte sich allerdings schon bald darauf, daß Meskalin und LSD auch bei anderen Menschen ähnliche religiöse Erlebnisse auslösten (vgl. Leary, Pahnke, Cohen, Masters/Houston u. a.). Auch stellte sich heraus, daß die chemisch induzierte religiöse Ekstase bei seelischen Erkrankungen (zumal bei schwerer Depression und Alkoholismus) zu einer Umstrukturierung der Persönlichkeit und zur Heilung führen kann.

II

Die umfassendste Untersuchung der gesamten Problematik enthält das Buch *Halluzinogene* (1981) des Psychotherapeuten H. Leuner. Leuner machte schon 1956 eine Versuchsreihe mit siebzig Testpersonen (meist etwa dreißig Sitzungen, mit einer durchschnittlichen Dosis von 200 gamma), deren Ergebnisse er 1962 veröffentlichte (*Die experimentelle Psychose*): Seine Probanden erlebten unter der Wirkung des Halluzinogens LSD einen traumähnlichen Zustand bei gleichzeitiger Wachheit, in dem symbolische Figuren gesehen und intensive Gefühle erlebt wurden. Die Symbole verwandelten sich allmählich und ließen Bezugspersonen der Kindheit hervortreten, und zwar in jenen Szenen, die mit starken Konflikten verbunden gewesen waren und das Gefühlsleben geprägt hatten. Die Testpersonen vollzogen eine sogenannte »Altersregression«, sie erlebten die frühen traumatischen Szenen, die später verdrängt worden waren, noch einmal nach. – Das Halluzinogen läßt die Innenwelt, den Bereich der Gefühle, die sonst nur vage und schwer faßbar sind, plastisch und klar erkennbar werden. Man könnte die chemische Halluzination ein Röntgenbild der Seele nennen. Eine Art Verdopplung des Individuums findet statt: Es sieht seine Innenwelt mit ihren emotionalen Abläufen wie einen Film und agiert zugleich darin mit. In diesem Nacherleben ist ein Ableiden früher Qualen möglich, eine Auseinandersetzung mit den damaligen Wünschen und Ängsten (die immer noch wirken), und schließlich deren Verarbeitung vom Standpunkt des Erwachsenen aus, die dann nach den Halluzinogensitzungen weitergeführt wird. – Die Regression kommt dadurch zustande, daß das Halluzinogen das Unbewußte aufsteigen läßt; Teile des Großhirns werden blockiert, wodurch tiefere Schichten (das Stammhirn), das heißt die emotionalen Zentren und die frühen Inhalte des Gedächtnisses hervortreten können. (Die von Huxley herangezogene Hypothese Bergsons scheint damit bestätigt.)

In seinem Buch von 1981 schreibt Leuner, daß er 1956 den mystisch-ekstatischen Erlebnissen »zunächst wenig Bedeutung beigemessen« habe. Die europäischen Halluzinogenforscher hätten Schwierigkeiten gehabt, die amerikanischen Arbeiten zu verstehen, wo nach »entsprechender Einstimmung«, eine »einmalige hohe Dosis LSD«, die »eine transzendente oder eine sogenannte kosmisch-mystische Erfahrung« (die »peak-experience«) hervorrief, eine »Heilungswirkung« erzielte. (Jene Versuchspersonen erlebten »Stunden tiefer ekstatischer Beglückung«, »überströmende Liebe«, das »Transzendente«, »tiefe Sinnerfüllung«. Die Behandlungserfolge des »psychedelischen Verfahrens« (dem Leuner seine Methode als »psycholytische« gegenüberstellt) »waren nach unseren bisherigen theoretischen Auffassungen in der Psychotherapie nicht vorauszusehen und eher zweifelhaft«. (Leuner bewegte sich damals weitgehend im Rahmen der klassischen psychoanalytischen Lehre.) – Leuner weist auf Freuds »extrem rationalistischen Skeptizismus« hin und auf Romain Rollands Kritik: Die Quelle der Religion sei »die Empfindung der Ewigkeit«, ein Gefühl wie von etwas Unbegrenztem, Schrankenlosem, gleichsam »Ozeanischen«. Freud bekannte, daß er dieses Gefühl bei sich nicht habe entdecken können. Zum Verständnis der psychedelischen Erfahrungen zieht Leuner nun die neuen Narzißmus-Konzeptionen (Spitz, Erikson, Kohut, Grunberger) heran: Im Unterschied zum Erwachsenen, dessen Ich klare Grenzen nach außen habe, vermag »der Säugling sein Ich noch nicht von der Außenwelt als der Quelle der auf ihn einströmenden Empfindungen abzulösen«. Er empfinde die Mutterbrust als einen »Teil seiner selbst«. »In dieser ausschließlich ›oralen Welt des primitiven Lust-Ichs‹ wird die Quelle der unmittelbaren Einheit gesehen und offensichtlich auch noch erlebt«, woraus sich das »Grundvertrauen« entwickelt. Dies Erlebnis der »primären Identität des Kindes mit der Mutter« läßt sich als Grundlage einer »Gewißheit des Selbst in der Teilnahme an einer überindividuellen, zeitlosen Existenz« begreifen. In der psychedelischen Therapie kann das »Einheitsgefühl mit der göttlichen Vorstellung« eine »›Absättigung‹ oder ›Auffüllung‹ emotionaler Lücken« bewirken. In der intensiven Übertragungsbeziehung zum Therapeuten läßt sich das »Urvertrauen« erwecken. – Leuner postuliert (mit Joffe, Sandler sowie Argelander) ein *Sicherheitsprinzip* als frühesten Regulator des seelischen Lebens, dem er »die Libido als eine später entwickelte Triebform« gegenüberstellt. Leuner schreibt weiterhin, »daß diese dargestellten regressiven Phänomene nur dadurch ihren vollen Sinn erhalten, daß man davon ausgeht, im Menschen existiere ein instinkthaftes oder emotionales Streben [...] als eine immerwährend waltende Sehnsucht«. Sie zielt auf die »All-Einheitsphantasie«, auf den »unendlichen, seligen, psychischen Zustand, ein ›ozeanisches Gefühl‹«. Leuner meint, es sei anzunehmen, daß die »ekstatische Freude des kosmisch-mystischen Erlebens« den »Kern des sogenannten Lustzentrums (Oldes) stimuliere«, wobei »in diesem Zustand offensichtlich keine Konsummation der Energie erfolgt«, so daß diese Erfahrung stundenlang andauern kann.

Leuners »Sicherheitsprinzip« wirkt wie eine Umformulierung von Freuds Ideen über ein »Jenseits des Lustprinzips«. Im Aufsatz dieses Titels sprach Freud von einem »Nirwanaprinzip«, das er später zugunsten des »Todestriebs« wieder fallen ließ. Marcuse griff diese Überlegungen auf und verband den Todestrieb mit der Regression zum primären Narzißmus und zum ozeanischen Gefühl, dem Kern der religiösen Erfahrung, die ein Eintauchen in den Bereich eines sehr frühen Lustprinzips zu sein scheint. – Vielleicht läßt sich diese Regressionstendenz der Psyche von der Konzeption der »Neotenie« (Bolk) aus verstehen: Hier wird der Mensch als Frühgeburt gefaßt, die als solche dann aufwächst, das heißt, der Mensch bleibt insgeheim ein Foetus und bewahrt sich so die Erinnerung an das einstige Paradies und den Wunsch, dies wiederzugewinnen. Der Mensch als *homo faber*, der arbeitet und kämpft, bewegt sich im Bereich des Großhirns, dem Sitz des instrumentellen Denkens, das auf die Unterwerfung und Beherrschung der Außenwelt gerichtet ist. Dadurch wurde der Mensch erst zum Menschen, doch zugleich konnte er so zum Anhängsel an Machtstrukturen werden, die er dann verinnerlicht, womit er sich selbst, seinem Lebenszentrum, seinem »Lustzentrum«, entfremdet werden konnte. (Die Entfremdung ist keine Erfindung des 19. Jahrhunderts; der Gedanke geht über Hegel zurück in die antike Mystik. Die Aufhebung der Entfremdung, der Entäußerung, bedeutete für Hegel die Rückkehr zur Wahrheit, und diese nannte er den »bacchantischen Taumel, an dem kein Glied nicht trunken ist«. Diese Ekstase erlebt der Weltgeist, der die ganze Welt umfaßt beziehungsweise in dem diese (wieder) zu sich selbst kommt: Eine mystische Phantasie, die vielleicht durch Cannabis, das Hegel im Schnupftabak reichlich zu sich nahm, stimuliert wurde.)

Weiteres Licht auf Huxleys Erfahrungen werfen die Untersuchungen von S. Grof (die Leuner noch nicht einbeziehen konnte). Grof begann 1956 als psychoanalytisch orientierter Therapeut mit LSD zu arbeiten (fünfzehn bis hundert Sitzungen mit einer durchschnittlichen Dosis von 200 gamma). Auf der Suche nach den Wurzeln der Konflikte seiner Patienten fand er schließlich, daß die Geburt ein zentrales, prägendes Erlebnis darstellt (was sich mit Janov vergleichen läßt). Sie läuft seiner Ansicht nach in vier Phasen ab. Erstens: Der intrauterine Zustand wird als kosmische Einheit wiedererlebt, als reines Sein, ohne Subjekt-Objekt-Spaltung; es herrscht Freude, Zeitlosigkeit, Unendlichkeit, Ichlosigkeit, ein

Gefühl tiefer Bedeutung; die Welt wird als Strahlen und Schönheit, als von Grund auf gut erlebt. In der zweiten Phase beginnen die Wehen, sie ist gekennzeichnet durch Konflikte und Antagonismen, durch ein Verschlungenwerden. Die dritte Phase enthält den eigentlichen Geburtsvorgang; sie wird als Katastrophe, Ausweglosigkeit, Hölle und Tod empfunden. Die vierte Phase enthält die Trennung von der Mutter; sie bringt ein Erlebnis von Tod und Wiedergeburt, von Befreiung und Entspannung, mit Visionen goldenen Lichts, das aus einer göttlichen Quelle zu kommen scheint. Die Erlebnisinhalte der ersten und vierten Phase (auf deren Ähnlichkeit Grof hinweist) decken sich bis in die einzelnen Formulierungen mit Huxleys Berichten über seine Halluzinogensitzungen. Grof schreibt, daß »die Wiedergewinnung eines Zustands totaler Erfüllung, die vor der Geburt erfahren wurde, die letztliche Antriebskraft jedes menschlichen Wesens zu sein scheint«. (Die gleiche These brachte Leuner, doch setzt er dieses Erlebnis hauptsächlich in die nachgeburtliche, narzißtische Phase, während Grof es vor allem als vorgeburtlich betrachtet.)

Wenn Grofs Patienten weitere Sitzungen machten, so waren diese von »transpersonalen Erfahrungen« beherrscht, von »einem Daseinsgefühl, das nicht mehr durch den Körper und seine Grenzen bestimmt ist«, was Huxleys Erfahrungen des »Nicht-Selbst« entspricht. – Zum Verständnis der »transpersonalen Erfahrungen« wird man bedenken, daß hier ganz frühe Zustände erlebt werden, aber eben vom Erwachsenen: Der Bewußtseinsraum des Erwachsenen ist vorhanden, zugleich ist das Bewußtsein aber aus dem Ego (das ein gewordenes ist, ein von unzähligen Erwachsenenerfahrungen gebildetes Assoziationsgeflecht) herausgetreten und befindet sich in Empfindungsschichten, die noch nicht mit einem raumzeitlich definierten Ich verschmolzen waren. – In der »transpersonalen Phase« erlebten Grofs Patienten zum Beispiel eine Identifizierung mit einem »kosmischen Geist« oder einer »überkosmischen Leere«, mit früheren Inkarnationen usw. (Ähnliche Erfahrungen finden sich bei C. Naranjo und J. C. Lilly.) J. vom Scheidt wies darauf hin, daß sich diese Befunde möglicherweise mit den Ergebnissen der Gehirnforschungen von J. C. Eccles verstehen lassen werden. Leary hat derartige Phänomene mit seinen Hypothesen eines zellularen, molekularen, neuronalen Gedächtnisses zu erklären versucht.

Wie schwierig und kontrovers diese Phänomene beziehungsweise Forschungen noch sind, zeigt ein Vergleich mit den Ergebnissen der Arbeitsgruppe von H. Schmidt, die seit Ende der sechziger Jahre psycholytische Therapien macht; sie geht mit niedrigen Dosen (durchschnittlich 50 gamma) in kleinen Schritten vor und zielt aus psychoanalytischer Sicht auf die systematische Erforschung des Unbewußten und auf den Abbau des Charakterpanzers (Reich). Religiöse Phantasien tauchten hier schon sehr bald auf, die Symbole ließen sich aber recht schnell als Abwehr von Triebkonflikten erkennen (analog zu den Ergebnissen von Leuners Buch von 1962). In einigen Fällen, wo in einhundertundzwanzig bis einhundertundvierzig Sitzungen die Probleme bis zurück zur Mitte des zweiten Lebensjahres durchgearbeitet wurden, sich aber der Wunsch nach weiteren Sitzungen ergab, tauchten dann wieder religiöse Erlebnisse auf (die Begegnung mit Gott u. a.), die nun wie in psychedelischen Sitzungen mit einem tiefen Echtheitsgefühl verbunden waren. Es manifestierten sich darin außerordentlich starke Wünsche aus der Phase der Ich-Bildung. Nach weiteren zwanzig bis dreißig Sitzungen erschienen dann die ersten Wochen des Lebens und schließlich die Geburt; sie wurde ohne die kosmischen Phantasien, die Grof schildert, wiedererlebt, allerdings durchaus als eine große Befreiung, begleitet von tiefem Staunen über die neue Dimension der Existenz und auch von Gefühlen einer inneren Versöhnung. Es zeigte sich auch, daß die Erinnerung an die intrauterine Existenz insgeheim immer erhalten geblieben war, nämlich als Kern der intensivsten Lustgefühle (vor allem im Orgasmus), die vom Erwachsenen erlebt wurden (ohne daß er sich über diesen Kern im klaren gewesen wäre). Es erwies sich auch, daß viele konkrete Einzelheiten der ersten Minuten, Stunden und Tage des Lebens genau im Gedächtnis bewahrt wurden und heraufgerufen werden konnten. Es scheint, daß sich bei dieser Form der Therapie aufgrund des langsamen Vorgehens eine Art therapeutisches Ich bildet, ein regressionsgeübtes Erwachsenen-Ich, das zu den frühen Gedächtnisinhalten hinabsteigen kann und deren der sinnlich-vorrationalen Wahrnehmung entstammendes Material ins Erwachsenen-Ich übersetzt und auch an dessen Sprachvermögen anschließt. (So wurden zum Beispiel die vom Säugling erlebten Gedanken und Gefühle der Mutter in Form von Sätzen der Mutter wiedergefunden.)

Aus dem Vergleich der erwähnten Forschungen läßt sich folgern, daß in jedem Falle ein Bereich religiöser, ekstatischer Erfahrungen erreicht werden kann. Die Unterschiedlichkeit der bisher bekannten Ergebnisse dürfte auf die Verschiedenheit von »set« und »setting« zurückgehen. »Set« ist die Einstellung der Versuchsperson, ihre Gedanken, Gefühle, Erwartungen; »setting« ist die

Umgebung, das heißt vor allem die Einstellung des Therapeuten oder Gurus, seine psychologischen und philosophischen Erwartungen, Theorien, Methoden (wozu die Anzahl der Sitzungen, die Höhe der Dosis, die Art der Deutung gehören). Die psychedelische Methode führt durch die religiöse Einstimmung und die hohe Dosis (500–1000 gamma) sofort zu einem völligen Ausstieg aus dem Ego und zu einer sehr tiefen Regression. Grof verwendet eine mittlere Dosis (seine teilweise Orientierung an Jung dürfte eine gewisse Rolle gespielt haben). Bei Schmidt ist der Einfluß der »Charakteranalyse« Reichs zu bemerken. – Die psychedelische Methode versucht bewußt, den »bad trip« zu vermeiden (vgl. Leary / Alpert / Metzner: *Psychedelische Erfahrungen*), sie betrachtet die Durcharbeitung der Traumata als überflüssig, ja schädlich. Aus psychoanalytischer Sicht hat die »Gipfelerfahrung«, die die Traumata überspringt, daher auch die Funktion der »Abwehr« (Leuner). Wieso dies Überspringen der Konflikte überhaupt möglich ist, läßt sich mit Grof erklären. Seiner Ansicht nach werden die Erfahrungen im Gedächtnis nicht in horizontalen Schichten entsprechend ihrer zeitlichen Abfolge gelagert, sondern je nach ihrer emotionalen Qualität gebündelt; diese vom Anfang bis zur Gegenwart reichenden Bündel liegen vertikal nebeneinander. Grof spricht von »COEX-Systemen« (condensed experience), die bei der Geburt entstehen und alles Spätere organisieren. (Ein ähnlicher Gedanke liegt dem »tdyst«, dem »transphänomenalen dynamischen Steuerungssystem« Leuners zugrunde; Scheidt verweist hierbei auf Kohuts »telescoping« der Erfahrungen; auch die Vorstellung des späten Reich über den Charakterpanzer ist ähnlich.) So ist bei entsprechender Vorbereitung der Einstieg in ein positives »COEX-System« möglich, das dann sofort in den frühen Bereich, zur »Gipfelerfahrung«, führt, unter Vermeidung der negativen Systeme (der Traumata). Der Vergleich mit den psychoanalytisch-psycholytischen Arbeiten zeigt aber, daß auf diese Weise keine vollständige Selbstaneignung möglich ist, da die Traumata und ihre Virulenz im Unbewußten erhalten bleiben.

Huxleys *Pforten der Wahrnehmung* sind zum Modell der psychedelischen Erfahrung geworden (vgl. Leary / Alpert / Metzner, auch Masters / Houston); die Bedingungen dafür waren vorhanden, ohne daß Huxley sich dessen bewußt war. Die nötige Vorbereitung, die Beschäftigung mit den eigenen psychischen Problemen hatte er seit Jahrzehnten im Medium seiner literarischen und philosophischen Arbeit durchgeführt. (Der Kern solcher Arbeiten ist nach Freuds Ansicht immer die Phantasietätigkeit, das heißt die Verarbeitung unbewußten Materials.) Die Passagen aus *Zeit muß enden* lassen sich als Gestaltung oral-symbiotischer Phantasien verstehen, als Auseinandersetzung mit der Mutter, wobei Probleme der Ichabgrenzung auftauchen und der Versuch einer Verschmelzung mit einer übermächtigen Bezugsperson. In Verbindung damit stand Huxleys Aneignung der indischen Philosophie mit ihren Bildern und Symbolen, in denen frühe seelische Zustände und Wunscherfüllungen dargestellt sind. Das Halluzinogen verhalf ihm dann zur emotionalen, durchlebbaren Realisierung dieser Ideen und Phantasien. Im übrigen scheinen sich die Traumata und Konflikte, die durch die hohe Dosis übersprungen wurden, gelegentlich anzudeuten, so wenn in den *Pforten der Wahrnehmung* eine Panik auftaucht oder in der Sitzung von 1962 mit Laura, wo unangenehme Gefühle erscheinen. Es dürfte bezeichnend für Huxley gewesen sein, daß ihm ein großer Teil seiner Kindheit verborgen war und, obwohl er dorthin gelangen wollte, nicht sichtbar wurde. (Seine Abneigung gegen die traditionelle Psychoanalyse dürfte hier mithineingespielt haben.) Huxleys Erfahrungen zeigen nur bestimmte Teile des seelischen Bereichs, doch hat er die »Pforten der Wahrnehmung« gefunden und geöffnet und damit zu weiterem Vordringen eingeladen.

III

Ich möchte Huxleys psychedelische Experimente in die philosophische Perspektive stellen. Es geht um das Ideal, das im Westen Selbsterkenntnis und im Osten Erleuchtung heißt und das mit Befreiung (*moksha*) verbunden ist. Huxley beschritt den uralten Weg der Erkenntnis auf neuartige Weise. Er machte eine Analyse der psychischen Aspekte der Religion, indem er diese als konkreten Vorgang vollzog: als Regression; Rückbindung als Rückgang zum Ursprung, zur frühesten Form der Existenz, die noch durch die reine Sinnlichkeit, durch die biologische Energie bestimmt ist. (Und diese werden nun vom Erwachsenen erlebt, nicht als Rausch, nicht als Betäubung, sondern, im Falle der »Gipfelerfahrung«, als höchste Luzidität.) In dieser ersten Phase der Halluzinogenwirkung führt die Regression zu einer Selbstwahrnehmung des Lebens, des Lebensprinzips, wobei sich der Mensch als Teil einer kosmischen, »göttlichen« Energie erlebt (was als zutreffend erscheint, da jedes Individuum ja dem Strom der Lebensenergie entstammt, die im Kosmos wirkt. Man vergleiche Reichs Schriften über das Orgon und Learys anschauliche Schilderungen; jene von Watts sind ähnlich). Dieser Zustand besteht aus einem Daseinsgefühl extremer Intensität, die zugleich mit einem Gefühl der »Sinnhaftigkeit«, der »Sinnfülle« verschmolzen ist, die der eigenen Seinssubstanz entströmt. Zu dieser Erfahrung gehört ein »Mitfühlen mit den anderen Lebewesen«, ein »Gefühl der Verbundenheit mit allem Lebendigen«. (Man könnte es mit Platos Eros vergleichen, der Kraft, die das Lebendige zusammenführt; Freud nahm diesen Gedanken auf.) Das Staunen über das »Sein als solches«, über das »Wunder der bloßen Existenz« läßt sich als eine zweite Phase verstehen, als eine Innewerdung des Lebens selbst und somit als eine erste Reflexion wie auch als eine erste halbe Wendung nach außen. Die Erfahrung, daß die Welt »neu, wie zum erstenmal gesehen wird«, kann man als eine dritte Phase betrachten, als ersten Schritt der Rückkehr in Form der Wahrnehmung des Außen durch die nun gereinigten, erneuerten Organe. Am Ende steht die neue »Hinwendung zur Wirklichkeit«, zu den Mitmenschen (und nicht die Auflösung ins Nirwana, was Huxley mehrfach betont). – Es vollzieht sich jene Umkehrung des Bewußtseins, die die Philosophen von jeher erstrebten (ein Erwachen aus der Seinsvergessenheit oder auch eine Innewerdung des *experimentum mundi*); sie wird durch den Ausstieg aus dem Ego bewirkt, das ein Gebilde aus gesellschaftlichen Konditionierungen ist, aus gelernten Reflexen, die unbewußt und automatisch geworden sind und so die Identität, die Persönlichkeit entstehen lassen, die sich als gesellschaftliches Wesen kennt und die Welt mittels gesellschaftlich vorgegebener Symbole wahrnimmt. – Die Heilswirkung der »Gipfelerfahrung« läßt sich daraus ableiten, daß die Regression bis in die noch nicht gesellschaftlich geformten, verformten Teile der Seele, des Körpers (die hier noch eins sind) gelangt (falls nötig: bis vor pränatale Frustrationen), das heißt, der Mensch erlebt sich als heil, als sich selbst gehörend; er hat seinen Lebenskern, sein »Lustzentrum« (Leuner) in sich wiedergefunden und damit Heilung und Heil. Der »göttliche Urgrund« ist der Grund des Menschen, seine biologische Grundlage; in der Ekstase ist er nicht außer sich, sondern ganz und gar bei sich selbst, bei seinen tiefsten, frühesten Wünschen und Phantasien. Von diesem heilen Grund seiner selbst aus kann er dann die Welt neu sehen und zu neuen Wertungen und Bezugssystemen gelangen, zu neuen Arten des Kontakts und der Kommunikation.

Huxley empfiehlt ein bis zwei Halluzinogensitzungen pro Jahr als seelisch-geistige Hygiene, um so jeweils die ideologische Verschmutzung, der der Mensch in der heutigen Welt mit ihrer Aggressivität, ihrem Kult des Narzißmus und ihren sogenannten Sachzwängen ausgesetzt ist, abzuwaschen. Diese Sitzungen hätten die Funktion der Feste und Riten in primitiven Religionen, die ja (nach Eliade) auf die periodische Auslöschung der Zeit, der Geschichte und auf eine Regenerierung des Seins abzielten. Wenn Huxley von Religion spricht, so meint er nicht die historischen Machtstrukturen und deren ideologische Verherrlichung (nicht Kreuzzüge, Inquisition, Ausrottung, Sklaverei, Faschismus und Aktienpakete; was ganz ähnlich auch für den Islam, den Hinduismus etc. gilt), sondern die ursprüngliche religiöse Erfahrung, die offenbar gerade nicht die Unterwerfung unter Machtgebilde, sondern den Ausstieg daraus zum Ziel hatte und ein erstes, noch archaisches Streben nach Befreiung und Selbstfindung enthielt; diese Erfahrung ist aber (wohl schon seit dem Beginn der Hochkulturen in Sumer und Ägypten) nur noch von wenigen gemacht worden.

Was Huxleys Schriften so anregend und provozierend macht, ist die Tatsache, daß er nicht für den Rückzug ins Private plädiert, sondern seine Erkenntnisse auf den gesellschaftlichen Bereich anwendet. Da die ursprüngliche religiöse Erfahrung durch die Halluzinogene nun für alle zugänglich werden kann, gelangt Huxley zu seiner Utopie einer Republik der Erleuchteten, die auf eine »endgültige Revolution« folgen wird. Der Gedanke mag im ersten Moment abseitig wirken, aber Huxley steht damit in der zentralen Tradition der Moderne: Die Wissenschaft führte in den letzten zweihundert Jahren zur Entfaltung von Technik und Industrie, zugleich aber auch zu einem neuen Verständnis von Gesellschaft und Psyche, das mit der Forderung nach Revolution verbunden wurde. Seit Hegel und Marx wird die gesellschaftliche Revolution als Überwindung des »Reiches der Notwendigkeit« und als Errichtung des »Reiches der Freiheit« verstanden, was nicht nur die Abschüttelung äußerer Herrschaft, sondern zugleich die Befreiung von verinnerlichten gesellschaftlichen Zwängen bedeutet. Jener innere Bereich ist im selben Zeitraum erforscht worden. Die Entdeckung des Unbewußten begann mit Mesmer und seinen Schülern, sie wurde in der Romantik weitergeführt (de Quincey und Baudelaire arbeiteten schon mit Halluzinationen), Freud brachte dann den großen Durchbruch, auf den nun, seit etwa dreißig Jahren, ein weiterer Schritt gefolgt ist; man kann von einer zweiten Phase der Psychoanalyse sprechen: Mit dem späten Reich, dessen Schüler Lowen war, bei dem Janov lernte, mit den Narzißmuskonzeptionen von Kohut, Kernberg, Grunberger und vor allem den Halluzinogenforschern wie Leuner und Grof sind die Wurzeln der seelisch-geistigen Entwicklung des Individuums bekannt geworden. Der uralte Wunsch nach Selbsterkenntnis und innerer Befreiung kann jetzt verwirklicht werden. Huxley war der erste, der diesen Weg beschritt; zugleich hat er die möglichen Folgen in bezug auf die Gestaltung der Gesellschaft gezogen: Das neue Menschenbild ist die Grundlage der Utopie von *Eiland*, wo die »endgültige Revolution« schon stattgefunden hat. Huxley entwirft ein dezentralisiertes politisches System, eine an die ökologischen Erfordernisse angepaßte Technik, ein von den Fähigkeiten und Bedürfnissen der Kinder ausgehendes Schulsystem; das gesamte Zusammenleben der Inselbewohner basiert auf den Erkenntnissen der heutigen Psychologie; alle werden in die *moksha*-Medizin eingeweiht, wobei die Erleuchtung als Gemeinschaftserfahrung vollzogen wird. – Huxley war realistisch genug, die Bedrohungen, denen ein solches Staatswesen ausgesetzt wäre, zu sehen; er beläßt seine Insel in der heutigen Welt, und so fällt sie schließlich deren politischer und ökonomischer Machtgier zum Opfer. Daß die Herrschenden Huxleys utopischen Gedanken tatsächlich fürchten, zeigte sich auch in der Gesetzgebung: Die Halluzinogene wurden in den sechziger Jahren verboten; Forschung und Therapie hörten fast auf (auch die Wissenschaftler und Ärzte unterwarfen sich, worauf Leuner in dankenswerter Offenheit hinweist). Leary, der Huxleys Botschaft weiter verbreitete, verlor zuerst seine Stellung als Dozent in Harvard, dann wurde er zu dreißig Jahren Gefängnis verurteilt. Nachdem ihn die Untergrundgruppe der Weathermen befreit hatte, suchte er schließlich in Afghanistan Zuflucht. Offenbar wurde er von der US-Regierung als große Gefahr angesehen (es war 1972, die Zeit des Vietnamkrieges, als man Kanonenfutter brauchte und keine Erleuchteten), ein CIA-Kommando flog nach Kabul, kidnappte Leary und brachte ihn zurück ins US-Gefängnis.

Im Hinblick auf die heute drohende atomare oder ökologische Katastrophe erscheint Huxleys utopisches Postulat notwendiger denn je; zugleich hat es angesichts der herrschenden ökonomisch-politischen Machtgebilde zur Zeit nicht die geringste Chance. Sollte diese Katastrophe aber nicht eintreten, dann könnte die technische Entwicklung zu einer weitgehend arbeitsfreien Zukunft führen (die der Club of Rome 1982 im Zusammenhang mit der Mikroelektronik prophezeite) und Huxleys Utopie realisierbar werden: Alle Menschen hätten dann die Zeit, Philosophen zu werden (was sich zum Beispiel der junge Marx vorstellte), und die *moksha*-Medizin würde ihnen den Weg dahin öffnen.

Oskar Sahlberg

Bibliographische Angaben finden sich bei Leuner (1981) sowie bei J. v. Scheidt/W. Schmidbauer: *Handbuch der Rauschdrogen*, 6. vollst. überarb. Auflage, München 1981. Der von Grof (in *Realms of the Human Consciousness*, 1976, dt. 1978) angekündigte Band »Principles of LSD Psychotherapy« existiert bisher nur als Manuskript. Ein Beispiel aus der Arbeitsgruppe H. Schmidt werde ich demnächst veröffentlichen (einige kurze Teile daraus erschienen 1976 in *Kursbuch 45*). Erwähnt sei noch der informative Überblick von L. Grinspoon/J. B. Bakalar: *Psychedelic Drugs Reconsidered*, 1979, als Paperback 1981.

Quellennachweis

Kapitel 1: »Eine Abhandlung über Drogen«, in: *The Chicago Herald and Examiner*, 10.10.1931; nachgedruckt unter dem Titel »Drugs« in: *Nash's Pall Mall Magazine*, März 1932, S. 54

Kapitel 2: »Auf der Suche nach einem neuen Lustgefühl«, in: *Music at Night, and Other Essays*, Chatto & Windus, London 1931; nachgedruckt in: *Collected Works*, Chatto & Windus, London 1970, S. 248–257

Kapitel 3: »Soma«, in: *Schöne Neue Welt – Dreißig Jahre danach*, R. Piper Verlag, München Zürich (Übersetzung: Herberth E. Herlitschka), S. 65–68 und S. 84–90

Kapitel 4: »Propaganda und Pharmakologie«, in: *The Olive Tree, and Other Essays*, Chatto & Windus, London 1936; nachgedruckt in: *Collected Works*, a.a.O., S. 28 f.

Kapitel 5: »Eine unendliche Bewußtseinslosigkeit«, in: *Zeit muß enden*, R. Piper Verlag, München 1961 (Übersetzung: Herberth E. Herlitschka), S. 174–181

Kapitel 6: »Transzendenz nach unten«, in: *Die Teufel von Loudun*, R. Piper Verlag, München 1955, [2]1978 (Übersetzung: Herberth E. Herlitschka), S. 372– 375 und S. 385 f.

Kapitel 8: »Ein Maimorgen in Hollywood«, in: *Aldous Huxley zum Gedächtnis* R. Piper Verlag, München 1969, S. 125 – S. 137 (für die vorliegende Ausgabe neu übersetzt von Kyra Stromberg)

Kapitel 10: »Die Pforten der Wahrnehmung«, in: *Die Pforten der Wahrnehmung – Himmel und Hölle*, R. Piper Verlag, München 1970, [10]1981 (Übersetzung: Herberth E. Herlitschka), S. 9–11 und S. 43–48

Kapitel 12: »Meskalin und die ›Andere Welt‹«, in: *Proceedings of the Round Table on Lysergic Acid Diethylamide and*

Mescaline in Experimental Psychiatry, anläßlich des Jahrestreffens der amerikanischen Vereinigung für Psychiatrie, Atlantic City, N.J., 12.5.1955, Grune & Stratton, New York 1956, S. 46–50

Kapitel 14: »Unbeachtet in der Dunkelkeit«, in: Laura Huxley: *This Timeless Moment: A Personal View of Aldous Huxley*, Chatto & Windus, London 1969, S. 143–149

Kapitel 16: »Himmel und Hölle«, in: *Die Pforten der Wahrnehmung – Himmel und Hölle*, a.a.O., S. 103–106

Kapitel 17: »Dreißig Jahre danach«, in: *Esquire*, Juli 1956; nachgedruckt unter dem Titel »Brave New World Revisited: Proleptic Meditations on Mother's Day, Euphoria and Pavlov's Pooch« in: *The Armchair Esquire*, New York 1958, S. 236–244

Kapitel 19: »Die Geschichte der nervösen Spannung«, aus einem Vortrag anläßlich einer Konferenz über »Meprobamate and Other Agents Used in Mental Disturbances«, abgehalten von der New Yorker Akademie der Wissenschaften, 18. und 19.10. 1956; nachgedruckt in: *Annals of the New York Academy of Sciences*, *Nr. 67*, Mai 1957, S. 675–684

Kapitel 21: »Chemische Beeinflussung«, in: *Schöne Neue Welt – Dreißig Jahre danach*, a.a.O., S. 315–324

Kapitel 23: »Drogen, die den Geist der Menschen formen«, in: *Collected Essays*, Chatto & Windus, London 1960, S. 336–346

Kapitel 26: »Die Kunst der Prosadichtung«, in: *The Paris Review*, Nr. 23, Frühjahr 1960, S. 66–69 (das Interview wurde von George Wickes und Ray Frazer geführt); nachgedruckt in: *Writers at Work, Second Series*, Secker & Warburg, London 1963

Kapitel 27: »Pilze zum Lunch«, in: *High Priest*, New American Library, New York 1968, S. 64–67

Kapitel 28: »Bericht über eine Harvard-Sitzung«, hervorgegangen aus Notizen anläßlich einer von der psychedelischen Forschungsgruppe an der Harvard-Universität veranstalteten Psilocybin-Sitzung

Kapitel 30: »Das Londoner Interview«, aus einem von John Chandos geführten und auf Band aufgenommenen Interview; Landowne Studios, London, Juli 1961

Kapitel 31: »Visionäre Erfahrung«, in: *Proceedings of the XIV International Congress of Applied Psychology*; wörtliche, leicht bearbeitete Transkription; nachgedruckt in: *Clin. Psych.* und von der International Federation for Internal Freedom

Kapitel 32: »Die Grenzgebiete des Bewußtseins erforschen«, in: *Fate Magazine, Bd. 15, Nr. 9*, September 1962, S. 36–43

Kapitel 33: »Liebe und Arbeit«, in: *Laura Huxley: This Timeless Moment*, a.a.O., S. 163–186

Kapitel 35: »Moksha«, in: *Eiland*, R. Piper Verlag, München 1973 (Übersetzung: Marlys Herlitschka), S. 163–169

Kapitel 37: »Die Kultur und das Individuum«, in: *Playboy Magazine*, November 1963, S. 84–88 und S. 175–179; nachgedruckt unter dem Titel »Culture and the Individual« in: *LSD: The Consciousness-Expanding Drug*, New York 1964, S.29 f.

Kapitel 38: »O Edelgeborener«, in: *Laura Huxley: This Timeless Moment*, a.a.O., S. 295–308

Register

Aldous Huxley

Affe und Wesen

Ein Roman aus der Zeit nach dem Atomkrieg.
Aus dem Englischen von Herbert Schlüter.
1984. 151 Seiten. Serie Piper 337

Eiland

Roman. Aus dem Englischen von Marlys Herlitschka.
5. Aufl., 28. Tsd. 1987. 344 Seiten. Serie Piper 358

Glücklich bis ans Ende ihrer Tage

Erzählungen. Aus dem Englischen von Herberth E. Herlitschka und Herbert Schlüter.
1985. 163 Seiten. Serie Piper 423

Der kleine Mexikaner

Erzählungen. Aus dem Englischen von Herberth E. Herlitschka und Herbert Schlüter.
1986. 180 Seiten. Serie Piper 456

Die Kunst des Sehens

Was wir für unsere Augen tun können.
Aus dem Englischen übertragen und mit einem Nachwort von Christoph Graf.
4. Aufl., 23. Tsd. 1986. 167 Seiten. Serie Piper 216

Nach vielen Sommern

Roman. Aus dem Englischen von Herberth E. Herlitschka.
1986. 298 Seiten. Serie Piper 496

Narrenreigen

Roman. Aus dem Englischen von Herbert Schlüter. 2. Aufl., 10. Tsd. 1985. 295 Seiten.
Serie Piper 310

Die Pforten der Wahrnehmung – Himmel und Hölle

Erfahrungen mit Drogen.
Aus dem Englischen von Herberth E. Herlitschka.
11. Aufl., 62. Tsd. 1984. 134 Seiten. Serie Piper 6

PIPER

Die Welt ist ein Versuch

23 Erzählungen
Ausgewählt von Ernst Reinhard Piper.
1986. 374 Seiten. Serie Piper 544

»Die Welt ist ein Versuch« – dieser Satz steht in einer Erzählung Ingeborg Bachmanns, bei Ernst Bloch findet sich eine erweiterte Fassung: »Die Welt ist ein Versuch, und der Mensch hat ihr zu leuchten.« Dieses Licht in der Dunkelheit der Welt zu finden und aufzustecken ist das Anliegen aller großen Erzählkunst, als deren Zeugen aus dem 19. Jahrhundert hier Jean Paul und Dostojewski stehen, und daneben eine illustre Reihe von Autoren unseres Jahrhunderts – schon klassische, wie Aldous Huxley, Federigo Tozzi und Albert Paris Gütersloh, und solche, deren Bedeutung gerade erst erkannt wird: Cynthia Ozick, Ludwig Fels oder Antonio Skármeta.
Jede dieser in sich abgeschlossenen Erzählungen bietet einen literarischen Baustein für das immer noch im Bau begriffene Haus der Menschheit, ist ein Entwurf im Experiment Welt und ihrem großen Laboratorium, der Literatur.

PIPER

Albert Paris Gütersloh

Die Fabel von der Freundschaft

Ein sokratischer Roman. 1985. 231 Seiten. Serie Piper 460

Albert Paris Gütersloh (1887–1973), Maler und Schriftsteller, ist eine der ganz großen künstlerischen Erscheinungen des 20. Jahrhunderts, deren Bedeutung erst langsam erkannt wird. »Die Fabel von der Freundschaft« ist Güterslohs Auseinandersetzung mit dem Faust-Stoff – der Pakt zwischen dem Guten und dem Bösen gewinnt in seiner ironisch-räsonierenden Erzählform eine überraschend neue Gestalt: Da werden die Mühen deutlich, denen sich der Teufel zu unterziehen hat, will er seine diabolische Gestalt ablegen und als Mensch erscheinen, als Freund – und so verführt wird von seinem eigentlichen Opfer.

Vom gleichen Autor liegen vor:

Der Lügner unter Bürgern

Roman. 1984. 193 Seiten. Serie Piper 335

Eine sagenhafte Figur

Ein platonischer Roman. 1985. 313 Seiten. Serie Piper 372

Sonne und Mond

Ein historischer Roman aus der Gegenwart.
Einleitender Essay von Helmut Heissenbüttel.
2. Aufl., 10. Tsd. 1984. IX, 822 Seiten. Serie Piper 305